AF569076

Elektrosensibel

Strahlenflüchtlinge in einer funkvernetzten Gesellschaft

Christine Aschermann (Hrsg.)
Cornelia Waldmann-Selsam

Christine Aschermann (Hrsg.)
Cornelia Waldmann-Selsam

Elektrosensibel

Strahlenflüchtlinge in einer funkvernetzten Gesellschaft

Shaker Media

Bibliografische Information der Deutschen Nationalbibliothek
Die Deutsche Nationalbibliothek verzeichnet diese Publikation in der Deutschen Nationalbibliografie; detaillierte bibliografische Daten sind im Internet über http://dnb.d-nb.de abrufbar.

Disclaimer
Dieses Buch wurde von den Autorinnen Cornelia Waldmann-Selsam und Christine Aschermann nach bestem Wissen erstellt. Eine Verantwortung für die Richtigkeit kann jedoch weder von den Verfasserinnen noch von Christine Aschermann in ihrer Eigenschaft als Herausgeberin noch vom Verlag übernommen werden. Literaturhinweise sollen wesentliche Aussagen im Text wissenschaftlich belegen, auf Vollständigkeit wurde verzichtet. Soweit Internetlinks und andere Quellenverweise im Internet genannt werden, übernehmen die Autorinnen und die Herausgeberin keine Verantwortung für die dort dargestellten Inhalte. Außerdem haften sie nicht für die Richtigkeit der medizinischen Empfehlungen und weisen ausdrücklich darauf hin, dass die Lektüre dieses Buches nicht die Untersuchung und Behandlung durch einen Arzt ersetzt.

Copyright Shaker Media 2017
Alle Rechte, auch das des auszugsweisen Nachdruckes, der auszugsweisen oder vollständigen Wiedergabe, der Speicherung in Datenverarbeitungsanlagen und der Übersetzung, vorbehalten.

Printed in Germany.

ISBN 978-3-95631-622-7

Shaker Media GmbH • Postfach 101818 • 52018 Aachen
Telefon: 02407 / 95964 - 0 • Telefax: 02407 / 95964 - 9
Internet: www.shaker-media.de • E-Mail: info@shaker-media.de

Danksagung

Herzlichen Dank an alle, die dies Buch ermöglicht haben: zuallererst an die elektrosensiblen Menschen, die den Verfasserinnen ihre Berichte und Krankenunterlagen zur Verfügung gestellt haben. Sie haben uns immer wieder inspiriert. Namen und persönliche Daten wurden von uns zum Schutz der Personen – bis auf eine Ausnahme – verändert.

Dank und Anerkennung auch an die vielen Menschen, mit denen wir zusammenarbeiten durften und die mit ihren kritischen Überlegungen, Vorschlägen und Anregungen, mit ihren technischen Kenntnissen und nicht zuletzt mit Korrekturlesen zum Gelingen beigetragen haben!

Ein besonderer Dank gilt der Kompetenzinitiative zum Schutz von Mensch, Umwelt und Demokratie e.V., die den Druck des Buches großzügig finanziell unterstützt hat.

Inhaltsverzeichnis

Vorwort

Was ist Elektrosensibilität?
Eine Beschreibung für die Praxis

Wenn Sie an vielen verschiedenen Beschwerden leiden, ganz wörtlich „von Kopf bis Fuß", wenn Sie sich sehr unwohl fühlen, sich nichts mehr merken können, wenn Schlafstörungen, Schmerzen und Juckreiz Ihnen das Leben zur Qual machen, dann **könnte** die Ursache in Geräten oder Sendemasten in Ihrer Nähe liegen, die hochfrequente Strahlung (HF bzw. elektromagnetische Felder, EMF) aussenden.

Merke: Gehirn, Nervensystem und Sinnesorgane, Haut, Muskeln, Gelenke, innere Organe, Schlaf und Leistungsfähigkeit können betroffen sein. Nach längerer Einwirkungszeit treten Energiemangel, Ausgebranntsein, Burn-out-Syndrom auf.

„Unsinn! Man kann nicht so viele verschiedene Symptome auf eine einzige Ursache zurückführen!"

Das ist die übliche Gegenrede derjenigen, die der Mobilfunkindustrie nahestehen. Sie wissen nichts von den Ursprüngen des Lebens.

Denn: Leben vollzieht sich mit Bioelektrizität. Wir Menschen sind von Natur aus elektromagnetische Wesen und damit **elektro-sensibel**. Unter dem natürlichen elektromagnetischen Einfluss der Sonne und der Erde haben wir uns zu dem entwickelt, was wir heute sind.

„Was geschieht im menschlichen Organismus?"

Beim Lebenden werden elektrische Spannungen an der Zellmembran aufrechterhalten, und es fließen Ströme. Seit Jahrzehnten kennt die medizinische Heilkunde diese sehr geringen Ströme und leitet sie ab für diagnostische Maßnahmen: EKG (Elektrokardiogramm), EEG (Hirnstromkurve), Nervenleitgeschwindigkeit, Hautwiderstand.

Der Mobilfunk mit seiner unsichtbaren elektromagnetischen Strahlung greift in diese körpereigenen Vorgänge störend ein. Es beginnt oft mit Veränderungen an den Zellmembranen. Wenn diese irgendwann nicht mehr repariert werden können, nach längerer Einwirkdauer oder auch sofort, je nach Vorbelastung, gerät der gesamte Organismus aus dem Gleichgewicht.

Alle Funktionen, die feinste elektromagnetische Impulse nutzen, sind gefährdet: der Mineralientransport in den Ionenkanälen der Zellmembran, die Sekretion der Hormondrüsen, die Befehlskette vom Gehirn an die Nerven und Muskeln, die Regulierung des Herzschlags und vieles mehr.

Unter der künstlichen Strahlung bilden sich im Stoffwechsel vermehrt die giftigen freien Radikale, die diese Abläufe beeinträchtigen. Langfristig wird die Energieproduktion des Organismus gedrosselt, es kommt zum Burn-out oder zu körperlichen Krankheiten. Die individuelle Reaktionslage entscheidet darüber, welche Symptome wann beim Einzelnen auftreten.

Wenn Sie jedoch die Quelle der künstlichen Strahlung, DECT-Schnurlostelefon, Handy und Smartphone, WLAN und Bluetooth oder anderes meiden und der von außen kommenden Strahlung der Funkmasten ausweichen oder sie weitestgehend verringern, verschwinden die Symptome über kurz oder lang! Dadurch wird der Beweis geliefert, dass die Strahlung die Beschwerden auslöst.

Demzufolge besteht die einzige echte Therapie und die beste Vorsorgemaßnahme darin, sich aus dem störenden elektromagnetischen Feld zu entfernen oder die Strahlenquelle abzuschalten.

„Wieso spüren nicht alle Menschen die künstliche Strahlung?“

Wir Menschen, die einem westlichen Lebensstil nachgehen, sind in unserem Denken und Fühlen weit von den natürlichen Lebensvorgängen entfernt und haben uns in mehr als 100 Jahren in gewissem Maße der ständigen elektromagnetischen Überreizung angepasst. Entspannte Menschen streben unbewusst von der Strahlenquelle fort. Das kann man gut am schlafenden Kleinkind beobachten, das sich intuitiv vom Babyphone wegbewegt. Ins Bewusstsein dringt normalerweise nur, was nicht mehr vom Organismus reguliert werden kann.

Es gibt viele Menschen, die unter der heutzutage üblichen Strahlenbelastung zwar Beschwerden entwickeln, aber den Zusammenhang mit technischen Quellen nicht erkennen. Die Wahrscheinlichkeit ist hoch, dass sie an typischen sogenannten Zivilisationskrankheiten (wie Bluthochdruck, Herzinfarkt, Diabetes, Rheuma, Demenz) erkranken werden oder schließlich an Krebs.

Daneben gibt es Menschen, die auf verhältnismäßig geringe Strahlendosen bereits körperliche und psychische Stress-Symptome entwickeln und, wenn sie die Ursache erkannt haben, dadurch die Strahlung bewusst wahrnehmen können. Diese Empfindlichkeit ist einer Allergie vergleichbar, bei der auch kleinste Mengen ausreichen, um Irritationen (z. B. Asthmaanfall, Hautausschlag) auszulösen. Die hohe Reaktionsbereitschaft auf elektromagnetische Einflüsse wird neuerdings **Elektrohypersensibilität** genannt.

Man kann es auf die Kurzformel bringen:
Die einen spüren die Strahlung, die anderen nicht - gefährdet sind beide auf lange Sicht.

Anmerkung: In der Umgangssprache, in den Medien und auch in der wissenschaftlichen Literatur wird meist, ohne weitere Unterscheidung, von Elektrosensibilität gesprochen. Dem schließe ich mich im vorliegenden Buch an.
Für den Fall, dass Sie auf die anderen Begriffe stoßen, gebe ich hier eine kurze Definition.

Elektrosensibilität im eingeschränkten Sinne: Stress-Syndrom mit Entwicklung von Symptomen, der Zusammenhang mit EMF wird bewusst nicht hergestellt.

Elektrohypersensibilität: gesteigerte Wahrnehmung von elektromagnetischen Feldern und Entwicklung von Symptomen bei vergleichsweise sehr niedrigen Belastungen. Er wird im Deutschen entsprechend dem im englischen Sprachraum verwendeten Begriff „electrohypersensitivity" benutzt.

Elektrosensitivität: Fähigkeit, elektromagnetische Felder (EMF) wahrzunehmen (im Zentralnervensystem begründete Fähigkeit), nicht gekoppelt an Symptome. Der Begriff wurde besonders von Leitgeb herausgehoben (*s. Kapitel „Die Verflechtungen von Industrie, Wissenschaft, Politik und Medien")*.

Ursprünglich aus einem Workshop für Chemikaliensicherheit der Weltgesundheitsorganisation hervorgegangener Begriff: **Idiopathische Intoleranz für Umweltfaktoren,** hier speziell: **die den elektromagnetischen Feldern zugeschrieben werden (IEI-EMF)**. Mit diesem Begriff wird suggeriert, dass ein Zusammenhang zwischen Gesundheitsstörungen und elektromagnetischen Feldern nur in der Sicht des Betroffenen besteht.

Einleitung
Was zwei Ärztinnen unabhängig voneinander bewog, sich mit dem Thema Mobilfunk zu befassen

Dr. med. Christine Aschermann berichtet

Ich war als Nervenärztin und Psychotherapeutin mit eigener Praxis in L. tätig, einer kleinen Stadt mit vielen eingemeindeten Ortschaften, und behandelte Patienten mit unterschiedlichen psychischen Erkrankungen wie z. B. Depressionen und Ängsten, psychosomatischen Störungen, Sucht und Persönlichkeitsstörungen, daneben auch Menschen mit Psychosen (Schizophrenie, bipolaren Störungen).

Ab Mitte der neunziger Jahre des vorigen Jahrhunderts beobachtete ich Veränderungen bei den Krankheitsbildern. Es betraf Patienten, die schon längere Zeit bei mir in Behandlung waren, aber vor allem auch neu in meine Praxis kommende. Sie wirkten zum Teil körperlich krank, psychisch sehr aufgeregt, ängstlich oder depressiv, mürrisch, irgendwie „durcheinander". Schon ihr Aussehen war ungewöhnlich. In vielen Fällen hatten sie ein geschwollenes rotes oder im Gegenteil sehr blasses Gesicht, Lidschwellungen, mit „glasigen", glänzenden Augen wie bei Fieber. Im Gespräch merkte ich rasch, dass sie unkonzentriert waren, mich entweder mit einem Redeschwall überfielen und abschweiften oder aber sehr müde und erschöpft mir gegenüber saßen.

Patienten, die ich von früheren Therapiesitzungen her kannte und die bisher lebhaft zu schildern verstanden, welche Probleme sie mit pubertierenden Kindern, dem Partner, Eltern oder Vorgesetzten hatten, klagten jetzt in monotoner, abgehackter Sprechweise über ständige Kopfschmerzen, Schwindel, Schlafstörungen und Unwohlsein.

Einige der neuen Patienten musste ich an den Hausarzt rücküberweisen, da der Verdacht bestand, dass sie eine ernsthafte körperliche Erkrankung hatten, mit Fieber, Glieder- oder Gelenkschmerzen, Kopfdruck, Haarausfall. Die Untersuchungen waren jedoch unergiebig und die Laborwerte meist wenig aussagekräftig.

Nach und nach kristallisierten sich weitere Störungen heraus:

- Gedächtnisstörungen, vor allem das Kurzzeitgedächtnis war betroffen.
- Schwere Konzentrationsstörungen mit Fehlerhäufung bei der Arbeit.
- Wortfindungsstörungen, d. h. die Patienten verwendeten falsche Wörter, teilweise waren sie sich dessen bewusst, dass es das falsche Wort war, aber das richtige kam nicht über ihre Lippen.
- Unsinnige Fehlhandlungen, über die die Patienten selten spontan sprachen, vermutlich, weil sie sich schämten.

Im Laufe der Monate hatte ich achtzehn ähnlich gelagerte Fälle gesammelt. Ich konnte mir das plötzliche Auftreten dieser ungewöhnlichen neuen Gesundheitsbeeinträchtigungen ganz und gar nicht erklären.

Bei aller Unterschiedlichkeit der körperlichen Symptome hatten die Patienten alle etwas gemeinsam: Es waren die obengenannten neuropsychiatrischen oder hirnorganischen Störungen, d. h. das Gehirn funktionierte nicht richtig beim Denken und Konzentrieren, Gedächtnis und Handlungen waren beeinträchtigt.

Wie viele dieser Patienten haben mir erzählt, dass sie beim Einkaufen ratlos im Geschäft stünden, da sie nicht mehr wüssten, was sie kaufen wollten, und den Einkaufszettel vergessen hätten!

Wenn das Gehirn nicht normal arbeitet, ist das ein alarmierendes Zeichen!

Ich schrieb an die regionalen Gesundheitsämter und das Robert-Koch-Institut[1] in Berlin und schilderte die Fälle, mit der Frage, ob eine neuartige Erkrankung z. B. durch ein Virus bekannt geworden sei, telefonierte sogar lange mit einer Amtsärztin.

Leider konnten sie alle meine drängende Frage nach der Ursache nicht beantworten. Und es kamen immer neue Fälle hinzu, auch mit sehr schlimmen körperlichen Symptomen wie Schlaganfällen, Thrombosen, Hormonstörungen. Patienten, die des öfteren Großstädte besuchten, erzählten mir, dass es dort viele ähnliche Fälle gebe.

Erst nach über zwei Jahren stieß ich auf eine mögliche Erklärung.

Ich besuchte eine Informationsveranstaltung, auf der es um den geplanten Bau einer Mobilfunksendeanlage an einem Einzelgehöft ging. Dort erfuhr ich, dass seit Jahren massive Schäden an den Tieren landwirtschaftlicher Betriebe bekannt geworden seien, bei Rindern, Schweinen und Hühnern, jeweils nach Inbetriebnahme eines nahegelegenen Funkmasten. Es handelte sich um Verkalbungen (Fehlgeburten bei Rindern), Missbildungen, Blindheit, Absterben von Hühnerembryonen und plötzliche Todesfälle bei großen und kleinen Nutztieren.

Sollte es einen Zusammenhang zwischen den plötzlich aufgetretenen Gesundheitsstörungen meiner Patienten und Mobilfunk geben? Woher nahmen wir Menschen die Gewissheit, dass uns nicht etwas Ähnliches wie den Tieren passieren könnte?

Gab es in L. schon Mobilfunkantennen? Oder in den Häusern die DECT[2]-Schnurlostelefone, die praktischen kleinen dauerfunkenden Sender?

Ich erkundigte mich, ob und wo sich derartige Mobilfunkstationen in L. befänden. Es gab damals zwei, in dem einem Fall waren die üblichen drei Sektorantennen an einem großen Funkturm mit Radio- und Fernsehfunk angebracht, und die andere Anlage stand auf dem Dach eines Hochhauses.

Ich sichtete daraufhin die Akten der auffälligen Patienten der letzten Jahre und zog den Stadtplan zu Rate.

Das Ergebnis war erschütternd: Alle Erkrankten wohnten in der Nähe eines der beiden Sender. In der dichtbebauten Altstadt fanden sich keine Betroffenen, aber in den Häusern an dem ansteigenden Hang gegenüber dem hohen Sendemasten, trotz größerer Entfernung.

Ich besorgte mir Informationsmaterial zu dem Thema, und je länger ich mich damit befasste, desto klarer wurde für mich, dass die Mobilfunksender oder Funktelefone die Ursache für die neuartigen Gesundheitsstörungen meiner Patienten waren.

Wenn sich neue Patienten meldeten, befragte ich sie zu DECT-Schnurlostelefonen in der eigenen oder Nachbarwohnung und empfahl, diese durch ein kabelgebundenes Telefon zu ersetzen.

Mein Interesse an dieser für mich ganz neuen umweltbedingten Erkrankung war geweckt. Keiner der Patienten meiner Praxis ahnte, dass es einen Zusammenhang zwischen seinen Beschwerden und der neuen Funktechnik geben könne. Die meisten kannten die Senderstandorte gar nicht, und keiner bezeichnete sich als elektrosensibel.

Ich führe dies deshalb an, da oft von Behördenvertretern gesagt wird, dass es die Angst vor den Sendern sei, die krank mache. Für meine Patienten galt dies mit Sicherheit nicht!

Nun knüpfte ich Kontakte zu Ärzten für Umweltmedizin, Barbara Dohmen und Dr. Peter Germann, und zu Dr. Wolf Bergmann, einem Arzt für Allgemeinmedizin und Homöopathie, die sich schon länger mit dem Thema Mobilfunk beschäftigt hatten. Daraus ging schließlich 2002 der **„Freiburger Appell“** hervor, der weltweit sehr große Anerkennung fand.

In ihm wurde dargestellt, dass es eindeutige zeitliche und örtliche Zusammenhänge zwischen den verschiedensten Erkrankungen und Funkbelastung gebe. Neue gesundheitsverträgliche Kommunikationstechniken wurden gefordert und als Sofortmaßnahmen und Übergangsregelung

„ - *massive Reduzierung der Grenzwerte, Sendeleistungen und Funkbelastungen auf ein biologisch vertretbares Maß speziell in Schlaf- und Regenerationsbereichen*
- *kein weiterer Ausbau der Mobilfunktechnologie, damit die Strahlungsbelastung nicht noch um ein Vielfaches zunimmt*
- *Mitspracherecht der Bevölkerung und der Gemeinden bei der Standortplanung der Antennen, was für eine Demokratie selbstverständlich sein sollte*
- *Aufklärung der Bevölkerung und speziell der Handynutzer über die Gesundheitsrisiken elektromagnetischer Felder und somit bewussterer*

Umgang, Handyverbot für Kinder und Nutzungseinschränkung für Jugendliche

- *Verbot der Handybenutzung in Schulen, Krankenhäusern, Altenheimen, Veranstaltungsstätten, öffentlichen Gebäuden und Verkehrsmitteln analog dem Rauchverbot*
- *handy- und mobilfunkfreie Zonen analog autofreien Bereichen*
- *Überarbeitung des DECT-Standards für Schnurlos-Telefone mit dem Ziel, die Strahlungsintensität zu reduzieren und auf die tatsächliche Nutzungszeit zu begrenzen sowie die biologisch kritische Pulsung zu vermeiden*
- *industrie-unabhängige Forschung, endlich unter Einbeziehung der reichlich vorhandenen kritischen Forschungsergebnisse und unserer ärztlichen Beobachtungen."*

Im Laufe der Jahre lernte ich immer mehr Menschen kennen, die sich selber als „elektrosensibel" oder „elektrohypersensibel" bezeichneten, Menschen, die auf geringste Intensitäten künstlicher elektromagnetischer Strahlung reagierten und sich der Verbindung zwischen Beschwerden und EMF-Belastung bewusst waren. Sobald sie z. B. Mobilfunk ausgesetzt waren, entwickelten sie Symptome, entweder sofort oder mit zeitlicher Verzögerung.

Gab es körperliche Voraussetzungen, die sie in dieser Weise reagieren ließen und in ihrer Bewegungsfreiheit einschränkten?

Diese und andere Fragen beschäftigten mich, und ich begann, neben meiner Praxistätigkeit, mich Schritt für Schritt in das Thema der mobilfunkbedingten Erkrankungen einzuarbeiten. Es hat mich bis heute nicht losgelassen.

In spontan entstandenen Bürgerinitiativen organisierten meine Mitstreiter und ich viele Veranstaltungen, um die Bevölkerung aufzuklären. Diese waren regelmäßig gut besucht.

Aus den Erfahrungen an meinem Wohnort zog ich den Schluss, dass eine Vielzahl ernsthafter Gesundheitsstörungen auftreten kann. Leider haben die Bürger wenig Möglichkeiten, geplante Mobilfunkanlagen zu verhindern. Denn selbst wenn an der einen Stelle ein Sender verhindert wird, dann findet sich häufig ein Ort in der Nachbarschaft oder jenseits der Landesgrenze, wo es weniger Widerstand gibt.

Inzwischen ist das Telefonieren mit Handy in Deutschland in bewohnten Gebieten fast überall möglich, und der Bundesminister für digitale Infrastruktur hat versprochen, auch die letzten Funklöcher zu schließen. Für die Elektrosensiblen bedeutet dies eine weitere Verschlechterung ihrer Lage.

Dr. med. Cornelia Waldmann-Selsam berichtet

Ich war früher als junge Ärztin im Krankenhaus in verschiedenen Abteilungen (Kinderheilkunde, Anästhesie, Chirurgie, Innere Medizin, Onkologie) tätig und engagierte mich später umweltpolitisch im Bereich Atomenergie und Ökologie.

Die Mobilfunksendeanlagen, die man in B. seit Mitte der neunziger Jahre auf Hausdächern und Hügeln errichtete, wurden zunächst nicht als Risiko wahrgenommen. Erst als man plante, im Frühjahr 2004 an mehreren Standorten der Stadt die 3. Mobilfunkgeneration UMTS[3] zu installieren, wurde ich als Mitglied des Stadtrates angesprochen.

Denn viele Bürgerinnen und Bürger der Stadt lehnten die neue Erweiterung der Mobilfunktechnik ab. Sie forderten die Mediziner auf, sich mit dem Verdacht der Ärzte des „Freiburger Appells“ auseinanderzusetzen und öffentlich Stellung zu beziehen. Einige Kollegen hatten bereits die Erfahrung gemacht, dass Menschen nach Inbetriebnahme von Sendeanlagen oder schnurlosen DECT-Telefonen erkrankt waren. Von mehreren Bürgerinitiativen wurde ich persönlich sehr eindringlich um Abwendung dieser Risikotechnik gebeten.

Im Juli 2004 veröffentlichten 130 Ärzte den **„Bamberger Appell“**, mit der Kernaussage, dass sie den weiteren Ausbau des Mobilfunknetzes für bedenklich hielten. Dr. Eger stellte in Naila die Ergebnisse einer Studie vor, die er zusammen mit vier niedergelassenen Kollegen zum Thema „Einfluss der räumlichen Nähe von Mobilfunksendeanlagen auf die Krebsinzidenz“

durchgeführt hatte. Darin wurde nach fünf Jahren eine starke Erhöhung der Krebsrate im Umkreis von 400 Metern um eine Sendeanlage beschrieben.

Nach dem Bekanntwerden des „Bamberger Appells“ wandten sich Hunderte funkgeschädigter Menschen aus Bayern, aber auch aus anderen Bundesländern an die Ärzte-Initiative mit der Bitte um Rat und Hilfe. Als Kontaktperson der Initiative erhielt ich die verzweifelten Berichte per Telefon, Brief, Mail oder Fax aus erster Hand.

Ein Zitat aus dem Schreiben eines hochrangigen Beamten eines anderen Bundeslandes: „*Im Frühjahr (...) wurde auf dem Nachbarwohnhaus in einer Entfernung von nur 10 bis 12 Metern eine Mobilfunksendeanlage der Firma X (...) errichtet. Seitdem leiden meine Frau und ich in unserem Haus an vorher nicht gekannten Beschwerden (Herzrhythmusstörungen, Schlafstörungen, Alpträumen und nächtlichen Schweißausbrüchen, kaum noch beherrschbarem Bluthochdruck sowie Tinnitus, der aber nur in den der Anlage zugewandten Räumen auftritt). Eine Messung der Strahlungsdichte (...) hat erschreckend hohe Werte ergeben (über 20.000 $\mu W/m^2$), die allerdings noch weit unter den in Deutschland gültigen Grenzwerte liegen. (...), dass wegen dieser Beschwerden D. und F. (mehrere Nachbarn) mittlerweile ausgezogen sind und nun in Z. wohnen.*“

Er erkundigte sich, ob auch anderswo derartige Erfahrungen gemacht wurden.

Für mich war die Notwendigkeit unübersehbar, dass diese Krankheitsfälle dokumentiert und den Behörden bekannt gemacht werden mussten.

Deshalb besuchte ich zwischen 2004 und 2007 über 1600 Personen zu Hause oder am Arbeitsplatz an insgesamt über 250 Mobilfunkstandorten. Ich hielt die Symptome in einem Fragebogen fest und führte orientierende Summen-Messungen der Leistungsflussdichte in den Wohn- und Schlafräumen durch.

Diese Hausbesuche waren zutiefst erschütternd. Viele Anwohner litten unter einer Fülle oft unerträglicher Symptome. Häufige Beschwerden waren Schlafstörungen, Kopfschmerzen, Konzentrationsprobleme, Energielosigkeit, Infektanfälligkeit, depressive Stimmung und körperbezogene

Beschwerden wie Gelenk-, Glieder- und Herzschmerzen, Allergien, Sehstörungen, Geräusche im Kopf, Tinnitus und anderes.

Weil viele Menschen in ihrem Bett keinen Schlaf mehr fanden, hatten sie ihre Matratzen in Küche, Bad oder Keller auf den Boden gelegt. Dort konnten sie schlafen, und mein Messgerät zeigte, dass sie sich intuitiv den Platz mit der niedrigsten Hochfrequenzbelastung ausgewählt hatten. Manche konnten nur noch im Auto oder im Wald Schlaf finden. Andere hatten probeweise bei Bekannten oder in Ferienwohnungen gelebt und erfahren, dass ihre quälenden Symptome nach ein bis zwei Tagen verschwunden waren. Einige hatten bereits Fliegengitter aus Metall an Fenstern oder ganzen Hauswänden angebracht und dadurch ihre Beschwerden gelindert.

Auf mich wirkten die Schilderungen vollkommen glaubhaft, und mein bereits anfänglich bestehender Verdacht, dass die Mobilfunkstrahlung die Menschen krank mache, erhärtete sich immer mehr und trieb mich zu weiteren Hausbesuchen an.

In den Fällen, in denen ein schnurloses DECT-Telefon die einzige Hochfrequenzquelle in der eigenen Wohnung war, konnte es sofort außer Betrieb genommen werden. Wenn es beim Nachbarn stand, musste dieser ebenfalls aufgeklärt und gebeten werden, stattdessen ein Schnurtelefon zu nutzen.

Die telefonischen Rückmeldungen jeweils eine Woche später bestätigten mir, dass es mit dem DECT-Apparat zusammenhing, wenn z. B. berichtet wurde, dass die Kinder wieder schlafen könnten und keine Kopfschmerzen mehr hätten.

Schwieriger war es, eine akzeptable Lösung zu finden, wenn die Hochfrequenzbelastung von einer Basisstation außerhalb des Hauses stammte.

Auf dem Bamberger Mobilfunk-Symposium im Januar 2005 präsentierten Professor Hecht, Dr. Oberfeld, Dr. Eger und Dr. Warnke die seit 1930 vorliegenden Ergebnisse wissenschaftlicher Forschung. Mehrere Anwohner von Senderstandorten berichteten über ihren eigenen Krankheitsverlauf unter Hochfrequenzexposition.

Dr. Jandrisovits, Prof. Wilhelm und Dr. Aschermann referierten über Fälle aus ihrer Praxis, und wir vereinbarten eine Zusammenarbeit.

Im April 2005 wurde die erste Auflage der Broschüre „Dokumentierte Gesundheitsschäden unter dem Einfluss hochfrequenter elektromagnetischer Felder“ mit 26 Fallbeispielen veröffentlicht, die auf großes Interesse stieß.

Im Juni 2005 besuchten Frau Dr. Aschermann und ich eine Tagung des EMF-Projektes der Weltgesundheitsorganisation[4] in Genf. Das Thema lautete „Mobilfunkbasisstationen und Gesundheit“. Auf Grund unserer ärztlichen Erfahrungen forderten wir die teilnehmenden Wissenschaftler eindringlich auf, Untersuchungen und Studien an den langzeitexponierten Anwohnern von Mobilfunksendeanlagen durchzuführen.

In der Folgezeit wandte ich mich mit zahlreichen Schreiben an die zuständigen Behörden, immer in der Hoffnung, dass ein Umdenken stattfände, wenn die Krankheitsfälle, die in Bamberg und bayernweit, aber auch außerhalb Bayerns auftraten, mehr publik würden.

In den Antwortbriefen hieß es jeweils ähnlich lautend, dass die Grenzwerte eingehalten würden und unterhalb der Grenzwerte bisher keine Schäden nachgewiesen seien. Diese Aussagen standen jedoch in klarem Widerspruch zu dem tatsächlich vorhandenen wissenschaftlichen Kenntnisstand.

Über die „Kompetenzinitiative zum Schutz von Mensch, Umwelt und Demokratie e.V.“ kamen Frau Dr. Aschermann und ich in Kontakt mit dem Theologieprofessor Werner Thiede. Er verfasste drei wissenschaftliche Bücher zum Thema Mobilfunk und seinen gesellschaftlichen Folgen: „Mythos Mobilfunk“, „Die digitalisierte Freiheit“ und jüngst „Digitaler Turmbau zu Babel“. Letztlich gaben die Gespräche mit ihm die Anregung zu unserem gemeinsamen Buchprojekt.

Wir Ärztinnen hoffen, mit diesem Buch mehr Menschen auf das Schicksal von Elektrosensiblen, die unbemerkt mitten unter uns oder weit entfernt in der Einöde leben, aufmerksam zu machen. Da jene kaum öffentlich in Erscheinung treten und keine Lobby haben, ist viel zu wenig bekannt, dass es sie überhaupt gibt und noch weniger, dass es sich zumeist um kluge, tüchtige und tapfere Menschen handelt.

Selbstverständlich muss unsere Gesellschaft als Ganzes für die Menschen, die durch Mobilfunk erkrankt sind, eine besonders geschützte Umgebung schaffen, in der sie wieder ein lebenswertes Leben führen können *(zu Einzelheiten s. Kapitel „Weiße Zonen“)*. Darüberhinaus liegt es in unser aller Interesse und noch mehr im Interesse der künftigen Generationen, dass die elektromagnetische Belastung jetzt sofort massiv gesenkt wird. Um menschliches, tierisches und pflanzliches *(s. folgende Kapitel)* Leben und das, was uns Menschen als geistig-seelische Wesen ausmacht, wirksam zu schützen und zu erhalten, dürfen wir nicht länger zögern.

CA und CWS 22.03.2017

Falldarstellungen

Anfälle durch Mobilfunk (CA)

Die Beschwerden

Seit ich Beatrix zum ersten Mal getroffen habe, ist sie auf der Suche nach einer elektrosmogarmen Unterkunft.

Sie erzählte mir, wie ihr ihre Elektrosensibilität nach und nach bewusst wurde.

Ich konnte damals mit diesem Begriff kaum etwas anfangen, und vieles, was sie sagte, kam mir fantastisch vor - elektrischen Strom spüren? Verschiedene Arten von Funk unterscheiden können?

Blond und schlank, mit ausdrucksvoller Mimik, meist gutgelaunt, wirkte Beatrix nicht krank. Wir waren unter verschiedensten, teilweise schwierigen äußeren Umständen zusammen. Doch sie beschwerte sich nie, z. B. dass hier zu viel Funk sei oder dass sie dieses oder jenes Essen nicht vertrage. „Haltung bewahren“ war ihr wichtig. Erst als wir uns besser kannten, erlaubte sie sich gelegentlich, über ihre Situation und das, was sie erlebt hatte, zu klagen.

Sie beschrieb mir die verschiedenen Symptome, die sie spürte und die von der Art der Frequenzen abhingen.

Haushaltsstrom nahm sie anders wahr als die Strahlung der ersten (C-Netz) oder der zweiten (GSM)[5] und der folgenden dritten Mobilfunkgeneration (UMTS-Standard), die von Handys oder den Masten ausgingen. Wiederum anders wirkten WLAN[6] und DECT-Schnurlostelefone auf sie.

Sie führte an: „Migräne, Schmerzen wie ein Ring um den Kopf oder Druck, Stechen, Kribbeln und Nadelstiche im Körper. Sehstörungen, Schwindel, Übelkeit bis zum Erbrechen, Schwanken wie bei Trunkenheit, Atemnot, Vergesslichkeit, Gefühl, dass das Herz flattert, kurze Bewusstseinsstörungen und unwillkürliche Bewegungen der Arme, so dass mir etwas aus der Hand fällt. An Krankheiten wurden u. a. vom Internisten eine Schilddrüsenentzündung, Herzrhythmusstörungen und Hormonabweichungen nachgewiesen, vom Neurologen eine Polyneuropathie (vielfache Nervenentzündung) und epileptische Anfälle. Man vermutet, dass bei Amalgamgeschädigten die Metallteilchen im Körper den Strom leiten und die Nervenendigungen reizen.

Nach Einschalten von UMTS konnte ich drei Tage nicht aufstehen, nicht einmal etwas trinken, weil ich sofort erbrach. Ähnlich war es bei Inbetriebnahme des digitalen Fernsehens. Wenn chemische Belastungen, wie z. B. Abgase dazu kommen, ist es noch schlimmer. Wenn der Funk für mich zu stark war, hatte ich den Eindruck, dass meine Beine wie von selber wegrannten, eine richtige Fluchtreaktion, die der Organismus bei Lebensbedrohung einschaltet.

Damals, Anfang der neunziger Jahre, hatte ich – selbstverständlich - ein Handy, das mit GSM 900 Megahertz funktionierte. Es war ja so praktisch, und ich war beruflich viel unterwegs. Ich benutzte es ein paarmal und gab es dann im Geschäft zurück, mit den Worten, dass da wohl etwas nicht in Ordnung sei. Ich hatte das Gefühl, als würde man mir durch den Kopf schießen, ein merkwürdiger Schmerz! Der Angestellte im Geschäft murmelte etwas von elektromagnetischer Unverträglichkeit und nahm es anstandslos zurück. Ich dachte nicht weiter darüber nach und hatte auch nicht das Bedürfnis, einen neuen Versuch mit Handy zu unternehmen.

Ich arbeitete zu dieser Zeit stundenweise als Lehrerin in der Erwachsenenbildung. Eines Tages, während des Unterrichts, als ich dreißig Schüler vor mir hatte, hatte ich plötzlich eine Empfindung, als würden mir die Gedanken aus dem Hirn gezogen. Mir fiel nicht mehr ein, was ich sagen wollte, und ich musste mich an meinen schriftlichen Vorbereitungspapieren ‚festhalten'. Nach der Stunde rannte ich sofort nach draußen, hatte aber jede Orientierung verloren und fand in den vielen Fluren den Unterrichtsraum fast nicht mehr wieder! Ich war total durcheinander.

Der Betriebsarzt überwies mich gleich zum Neurologen, der ein EEG ableitete und mich krank schrieb. Nach einer Reha wurde ich in Rente geschickt. Was der Neurologe festgestellt hatte, habe ich nicht erfahren und habe wohl auch nicht gefragt. Mit nicht einmal fünfzig Jahren war ich hundertprozentig erwerbsunfähig!

Erst später wurde mir eine Diagnose mitgeteilt. Es passierte an einem Morgen, dass ich aus dem Bett aufstand, dann bewusstlos wurde und später an der entgegengesetzten Seite des Zimmers lag. Der ganze Körper schmerzte, und ich brauchte lange, um mich zurechtzufinden. Ich rief den Nachbarn an, er solle einen Transport ins Krankenhaus bestellen. Ich wollte unbedingt in ein Krankenhaus für Naturheilverfahren. Nachdem dort ein EEG gemacht worden war, verlegte man mich gleich in das zentrale Krankenhaus, dort wurde ich komplett durchuntersucht.

Ein Arzt sprach sehr nett mit mir. Ich hätte ein Anfallsleiden vom Petit-Mal-Typ[7]. Das zurückliegende Ereignis könne ein Grand-mal-Anfall[8] gewesen sein.

Mir selber war schon aufgefallen, dass ich des öfteren unwillkürliche Bewegungen mit den Armen machte und für Sekunden Störungen des Bewusstseins hatte. Trotzdem wollte ich die Diagnose nicht akzeptieren und lief von einem Neurologen zum anderen. Jeder bestätigte mir das Anfallsleiden.

Dann ging es über Monate darum, das richtige Medikament für mich zu finden. Die Mittel machten mich sehr müde und vergesslich. Nach längerem Ausprobieren verordnete ein Neurologe Tabletten, mit denen ich gut zurechtkam.

An eine Verbindung zwischen meinen Anfällen und dem Ausbau des Mobilfunks dachte ich lange nicht. Erst viel später hörte ich von Bekannten, dass an einem hohen Sendemast in der Nähe der Schule Mobilfunkantennen angebracht worden seien. Der Funkstrahl traf nach mehreren hundert Metern auf den Boden oder genauer, auf das Schulgebäude. Ich konnte im Nachhinein nicht mehr klären, ob mein Verwirrtheitszustand gerade zu dem Zeitpunkt eintrat, als der Mobilfunk eingeschaltet wurde. Oder dauerte es Wochen oder Monate, bis meine Reserven erschöpft waren?“

In der Öffentlichkeit und in der Ärzteschaft war damals über solche Zusammenhänge noch nichts bekannt.

Leben mit Krankheit und die Genesung

Ich begegnete Beatrix in größeren Abständen wieder, bei Veranstaltungen oder wenn sie mich besuchte, um mich auf eine Besichtigungstour mitzunehmen. Nach und nach erfuhr ich Einzelheiten aus ihrem Leben.

Sie konnte unglaublich spannend und auch humorvoll erzählen.

So belastend manches erschien - dennoch blitzte ihr in bestimmten Situationen der Schalk aus den Augen, sie lachte gern und hatte die Gabe, alle Dinge in einem positiven Licht darzustellen. Ihre Bildung und vielseitigen Interessen sprachen mich an.

Über manche Details wunderte ich mich. Warum schlief sie, inzwischen als schwerbehindert anerkannt, auf Reisen im Auto? Konnte sie sich keine Hotelübernachtung leisten? Sie war sehr hilfsbereit anderen Menschen gegenüber, aber erkannte sie nicht, wie wenig ihr das gedankt wurde?

Ich bat sie, mir die wichtigsten Ereignisse ihres Lebens in einer Übersicht aufzuschreiben und mit mir zu besprechen.

„Ich stamme aus einer erblich belasteten Familie. Rheuma, Diabetes, Kryptopyrrolurie[9], eine Schwäche von Enzymen zur Schadstoffentgiftung liegen väter- und mütterlicherseits vor. Mein Vater und meine Großmutter hatten die Parkinsonsche Erkrankung, meiner Mutter wurde wegen Altersdiabetes ein Bein amputiert, so dass sie jahrelang, bis zu ihrem Tode, auf einen Rollstuhl angewiesen war.

Ich wurde während des Krieges geboren und habe als Säugling viele Nächte im Luftschutzkeller und in den Ruinen der Hauptstadt erlebt. Nach dem Krieg kamen wir als Flüchtlinge auf dem Land unter. Erst zogen wir von einem Behelfsheim zum andern, dann in ein feuchtes Haus mit Schimmel. Die Familie war arm, meine Geschwister und ich unterernährt. Tuberkulose war verbreitet, ich war auch betroffen. Ich war während vieler Jahre kränklich, im Alter von vierzehn hatte ich in einem Schuljahr mehr Fehltage als Schulbesuche. Meinen Eltern wurde empfohlen, mich vom Gymnasium zu nehmen und auf der Realschule die Mittlere Reife absolvieren zu lassen. Ich wäre so gern weiter zur Schule gegangen!

Ich hatte sehr schlechte Zähne, bekam früh Amalgamfüllungen[10], die in den Folgejahren immer wieder ausgetauscht wurden. Das war damals ja noch gängige Praxis. Dass mein Kränkeln auf die Quecksilberbelastung zurückzuführen sein könnte, ahnte ich nicht. Ich wäre lieber wie die anderen Kinder gewesen, gesund und leistungsfähig. Meine Mutter wollte von Krankheiten absolut nichts hören, sie verstand mich nicht.

Ich war so froh, als ich nach der Schule meinem Elternhaus entfliehen konnte! Ich absolvierte eine kaufmännische Lehre, ging dann für mehrere Jahre ins Ausland. Das war eine spannende Zeit! Später holte ich das Abitur nach und studierte. Nach dem Examen zog ich in den Süden Deutschlands.

Aber ich war weiter anfällig, kam wegen verschiedener Beschwerden immer wieder, oft als Notaufnahme, ins Krankenhaus, wurde mehrmals operiert. Ich reagierte immer stärker auf Chemikalien, was von den Ärzten nicht erkannt wurde...

Erst Dr. Daunderer, ein bekannter Internist und Umweltmediziner in München, hat mich aufgeklärt: dass alle meine Organe durch das aus den Zahnplomben stammende Quecksilber belastet seien und ich deswegen so oft krank geworden sei.

Ich schloss mich einer Selbsthilfegruppe für Amalgamgeschädigte an, in der ich mich gründlich informieren konnte. Später ließ ich eine umfangreiche Sanierung meines Gebisses durchführen. Das Amalgam wurde entfernt und durch Zement oder Keramik ersetzt, auch die Kronen, die aus einer Gold-Palladium-Legierung bestanden, wurden beseitigt. Palladium ist billiger als Platin und gilt als ‚Spargold‘, ist aber viel schlechter verträglich als Platin.

Ich litt als späte Folge der vielen Amalgamfüllungen und Wurzelbehandlungen an Entzündungen im Kiefer und musste eine Reihe von Operationen über mich ergehen lassen. Nach und nach verlor ich alle Zähne, erst die im Oberkiefer, dann auch im Unterkiefer. Das ist natürlich eine Einschränkung: dass ich nicht mehr richtig zubeißen kann, in einen knackigen Salat oder ein knuspriges Brötchen! Trotzdem: Nach Abschluss dieser teuren und schmerzhaften Maßnahmen fühlte ich mich wie neugeboren. Keine Krankenhauseinweisungen, keine chirurgischen Eingriffe mehr!

Da ich mich jetzt so kräftig fühlte, entschloss ich mich, so weit es mir möglich war, bei der Aufklärung der Menschen über das schädliche Amalgam mitzuhelfen. Es machte mir richtig Spaß!

Zur Ehe: Ich hatte meine große Liebe geheiratet und bekam zwei Töchter. Im Laufe der Jahre verlor mein Mann, ein beruflich sehr beanspruchter Ingenieur, das Interesse an mir, seiner ewig kränkelnden Frau. Ich meinerseits litt unter seiner Alkoholsucht. Schließlich zog er aus. Es gab jahrelange Auseinandersetzungen um Vermögen und Haus, in dem ich mit den heranwachsenden Töchtern wohnen blieb. Als er während des Scheidungsprozesses von mir erfuhr, dass ich mich den Naturheilverfahren zugewandt hatte und Amalgam entfernen ließ, lachte er nur spöttisch.

Mobilfunk - eine unerwartete neue Belastung

Mein neues, gesundes und glückliches Leben wurde jäh unterbrochen durch den Mobilfunk.

Anfangs hoffte ich, dass Handys nur außerhalb der Wohnungen und Häuser benutzt würden. Es hatte ohnehin jeder einen Festnetzanschluss zu Hause, warum wollte er mit dem Handy telefonieren und die schlechte Sprachqualität und die viel höheren Kosten in Kauf nehmen? Aber da kamen die Schnurlostelefone auf und immer mehr kabellose Anwendungen.

Auch mein eigenes Haus wurde immer stärker von Funk durchdrungen, der von den großen Sendern und den DECT-Telefonen aus den Nachbarhäusern stammte. Und dann sollten die Handys in den letzten Winkel der Tiefgarage reichen, weshalb die Leistung mehr und mehr erhöht werden musste!

In meiner Selbsthilfegruppe, die sich in den früheren Jahren mit den Schäden durch Amalgam befasst hatte, begann man nun, sich den Problemen mit dem Mobilfunk zuzuwenden.

Überall entstanden Bürgerinitiativen, die gegen neue Masten kämpften, oder es fanden sich Menschen zusammen, die elektrosensibel geworden waren. Von solchen Gruppen gab es immer mehr.

In Zeitung und Fernsehen und durch lokale Vereine wurde viel gutes Informationsmaterial verbreitet, das über die Gesundheitsrisiken der Mobilfunktechnik unterrichtete. Zu jener Zeit waren wir alle sehr aktiv! Die Selbsthilfegruppe erarbeitete Resolutionen und schickte Vertreter in die Bundeshauptstadt oder nach Brüssel. Sogar der Umweltausschuss des Europaparlaments und die Weltgesundheitsorganisation befassten sich mit dem Krankheitsbild Elektrosensibilität. Ich erfuhr, dass in einigen Rentenverfahren diese Diagnose schon berücksichtigt wurde. Die Freude war groß, und ich schöpfte Hoffnung."

Die Freude bei den Betroffenen hielt nicht lange an.

Parallel mit den Fortschritten bei der Aufklärung gelangten neue Techniken auf den Markt, und in den Medien wurden die schnurlosen Telefonmodelle intensiv beworben.

Ich entsinne mich, dass eine Reihe von Aktionen gegen die Versteigerung der UMTS-Frequenzen in den Jahren 2000 und 2010 (die zweite Versteigerung war ursprünglich für 2008 geplant) durchgeführt wurden, z. B. Demonstrationen und Briefe an die Behörden.

Neil Cherry in Neuseeland hatte 2000 seine Kritik der ICNIRP-Richtlinien *(s. auch Kapitel „Was sagt die Wissenschaft?")* veröffentlicht. Darin hielt er seine schockierende Entdeckung fest, dass von der ICNIRP viele wissenschaftliche Studienergebnisse verfälschend wiedergegeben worden waren. Die Kritik wurde 2002 ins Deutsche übersetzt und sorgte für großes Aufsehen bei den Bürgerinitiativen.

Eine Arbeit von Franz Adlkofer und Mitarbeitern wurde 2008 veröffentlicht. Sie hatte ergeben, dass UMTS wesentlich stärker gentoxisch *(genschädigend)* wirkt als GSM. Auch ich war mir sicher, dass diese Erkenntnisse endlich zu einer Wende führen würden!

Jedoch: Die Regierung nahm bei der Versteigerung im Jahr 2000 100 Mrd. DM ein und steht seitdem in der Schuld der Industrie. Wenn die Mobilfunkunternehmen mit den erworbenen Frequenz-Linzenzen nicht die erhofften großen Gewinne machen können, droht die Gefahr, dass die Regierung auf Schadensersatz verklagt wird.

Schließlich wurden WiMAX[11], der Behördenfunk TETRA[12] und LTE[13] eingeführt. Wieder einmal, ohne dass gesundheitliche Folgen bei Langzeitbelastung untersucht worden waren...Auf die analogen CT-1-Schnurlostelefone für daheim folgten die digitalen...

Inzwischen gibt es strahlenreduzierte Schnurlostelefone (sog. Eco-DECT-Telefone[14]), die aber teilweise nur geringfügig strahlengemindert sind, oder die Eco-Funktion muss sogar erst aktiviert werden. Wissen dies die Benutzer?

Als elektronische Rechner sich auch im häuslichen Gebrauch durchsetzten, kamen bald drahtlose Netzwerke in Mode. Sie sind bequemer als solche mit Kabelverbindungen, die zu Stolperfallen werden können. Rundfunk und Fernsehen wurden schrittweise auf digitale Technik umgestellt. Und ein Ende ist noch nicht abzusehen!

Ich fragte Beatrix, wie sie die Chips, Pyramiden, Anhänger, Heilsteine und anderes beurteile, die auf esoterischen Märkten angeboten werden und die angeblich vor Elektrosmog schützen, indem sie die „Aura stärken" oder die „innere Balance" herstellen.

Beatrix überlegte.

„Die Selbsthilfegruppe erhielt viele Angebote. Manches schien tatsächlich zu helfen, ohne dass man die Wirkung erklären konnte. Mir tat z. B. ein Mineralienpulver gut, das ich in einem Döschen am Körper trug. Die Gefahr dabei ist, glaube ich, dass man sich übernimmt und davon abhängig wird. Zuletzt musste ich das Döschen sogar nachts bei mir haben.

Das ging so lange, bis ich bei einer Veranstaltung mit einem Herzinfarkt zusammenbrach. Als ich ins Krankenhaus eingeliefert wurde, konnte ich nur noch stammeln: ‘Nicht unter diese Leuchtröhren legen, ich bin elektrosensibel’, bevor ich wegdämmerte. Trotzdem schob man die Untersuchung eine Stunde lang hinaus, wahrscheinlich, weil man mich als psychiatrischen Fall ansah. Erst später schaffte es meine Begleitperson, eine Krankenschwester, durch ihr energisches Auftreten, dass man wenigstens ein EKG ableitete. Danach sprangen die Ärzte aus allen Richtungen herbei! Vor einem Herzinfarkt unter Strahlenbelastung hat das Pulver mich also nicht bewahren können. Heute verwende ich nichts mehr in dieser Art.“

Bei einem unserer Treffen erwähnte ich, dass eine Bekannte vermute, sie sei nach einer Borrelien-Infektion elektrosensibel geworden. Beatrix stimmte mir lebhaft zu.

„Ich selber habe auch Borreliose, wie mein Arzt für Umweltkrankheiten herausgefunden hat. An einen Zeckenbiss kann ich mich nicht erinnern, aber an meine neurologischen Symptome. Ich war vorher so oft beim Arzt, deshalb bin ich ausnahmsweise mal nicht zum Arzt gegangen, d. h. ich hätte gar nicht **gehen** können, man hätte mich auf einer Liege transportieren müssen. Glücklicherweise verschwanden die Lähmungen von alleine nach ein paar Tagen. Viele Elektrosensible, die ich kenne, leiden an Borreliose. Allerdings lässt sie sich manchmal mit den üblichen Labormethoden gar nicht nachweisen.

Die lange Suche nach einem Funkloch

Im Zentrum meiner Heimatstadt und auch in den Randbezirken wurde es immer unerträglicher. Ein großer Sender war direkt in mein Wohngebiet gerichtet, die Nachbarn schafften sich DECT-Telefone an, vom Flugzeugradar bekam ich auch etwas mit.

In der Selbsthilfegruppe erhielt ich viele Auskünfte, auch darüber, wo es noch Gegenden gebe, die weniger durch Sender belastet sein sollten.

Einige, die schwer betroffen waren, machten sich auf die Suche nach einem Haus in einem ‚Funkloch‘. Da ich selber an so schlimmen Beschwerden durch den Mobilfunk litt und ich es in der Stadt immer weniger aushielt, fand ich diese Idee sehr gut.

Ich fragte, ob mich jemand mitnehmen könnte. Weil ich selber nicht Auto fuhr, war ich darauf angewiesen. Und es gab immer wieder hilfsbereite Personen, aus der Gruppe oder unter Nachbarn und Verwandten. Meist fuhren wir zum Wochenende irgendwohin, es waren teilweise sehr strapaziöse Fahrten - wenn es auf der Autobahn einen Stau gab oder die Zufahrten schlecht waren.

Viele der Objekte konnten wir gleich aussortieren: zu sehr heruntergekommen, zu teuer, für kranke Menschen ungeeignet.

Einmal besichtigten wir ein idyllisch gelegenes Forsthaus, das einen äußerst starken UKW-Radio-Empfang aufwies. Es hatte schöne Zimmer, einen großen Wohnraum mit holzvertäfelten Wänden, eine Fußbodenheizung – für Elektrosensible war dies aber gänzlich unpassend! Darüber hinaus war es viel zu teuer, und, von der Entstehungszeit her, mussten wir befürchten, dass es mit Holzschutzmitteln behandelt worden war.

Bei einer Almhütte in den Bergen störten nicht nur die primitiven sanitären Anlagen, sondern auch die elektrischen Weidezäune vor der Haustür. Diese sind seit einigen Jahren elektronisch gepulst[15] und wirken dadurch viel stärker als die früheren.

Oder es lag ein Militärgebiet in der Nähe.

So endeten die hoffnungsvoll begonnenen Fahrten regelmäßig mit einer Enttäuschung.

Manchmal wurde uns erlaubt, ‚probezuwohnen', wenn wir das Haus als geeignet ansahen.

In anderen Fällen verbrachte ich die Nacht im Auto, die Mitfahrenden schliefen in kleinen Plastikzelten nebenan. Ich konnte natürlich nicht richtig schlafen und lag die meiste Zeit wach. Wenn ich doch einmal einnickte, wurde ich unsanft geweckt durch einen elektrischen Schlag, sobald ich mich umdrehte. Offenbar entlud ich mich über die Metallteile des Wagens. Während die Fahrerin in ihrem Zelt nicht das Glück hatte, die elektrische Spannung ableiten zu können. In einer Nacht erlitt sie einen schweren Hörsturz, und wir schafften nur mühsam den Weg zurück nach Hause.

Es gab auch lustige Situationen, wenn wir uns in einem größeren Kreis trafen und in der Runde zelteten, in der Mitte ein Lagerfeuer. Das erinnerte mich an meine Jugend.

Und wenn du wissen möchtest, warum wir unter so primitiven Bedingungen kampierten: Die meisten von uns hatten, je länger ihre Elektrosensibilität dauerte, immer weniger Geld zur Verfügung, weil sie ihre Arbeit verloren hatten oder keine oder nur eine geringe Rente bekamen."

Zu einem späteren Zeitpunkt sprach sie über ein Objekt, das geradezu ideal erschien und mich verlockte, es mir selber anzuschauen.

„Es ist ein wunderhübsches Haus in einer Geländevertiefung, der starke Fernsehsender geht mit seiner Strahlung darüber hinweg. - Dass Anhöhen und Berghänge nicht in Frage kommen, ist uns ja schon längst klar geworden. - Es gehört zu einem Komplex aus mehreren Gebäuden, in denen sich ein Kurheim mit physiotherapeutischen Einrichtungen befunden hatte. Das größte Haus soll jetzt zu einem Seniorenheim umgebaut werden. Die Umgebung ist sehr ansprechend, mit Bäumen, einem Wasserfall, einem Bächlein, das durch die Wiesen fließt. Ein Gasthaus steht an der Zufahrtsstraße. Wir malten uns schon aus, wie wir auf der Terrasse einkehren würden.

Wir haben mit den sehr freundlichen Heimbetreibern ausgehandelt, dass wir probeweise in dem leerstehenden Haus übernachten dürfen. Sie würden es uns sogar auf Dauer zur Verfügung stellen.

Im unteren Stockwerk fanden früher Anwendungen wie Massagen und Bäder statt, und oben verfügten einige Zimmer noch über Teile der Einrichtung von Büros und Patientenzimmern.

Der Strom war abgeschaltet, wir wanderten mit Taschenlampen durch die Räume und schliefen in unseren Schlafsäcken auf alten Matratzen, die wir auf den Boden oder die verbliebenen Bettgestelle legten. Es herrschte eine fröhliche Stimmung wie bei einer Schulklasse in der Jugendherberge. Weil aber die erste Nacht in einer neuen Umgebung meistens gestört ist durch die elektrische Aufladung von der Herfahrt, vereinbarten wir, ein weiteres Mal und dann für mehrere Tage herzukommen."

Dieser Besuch fand sechs Wochen später statt. Ich war nach der ersten Übernachtung dazu gestoßen und brannte darauf, das Haus und die Umgebung kennenzulernen.

Beatrix erzählte:

„Der zuständige Herr empfing uns gestern Abend in mürrischer Verfassung. Es hat sich herausgestellt, dass das inzwischen mit einigen Senioren belegte Haupthaus mit einer Funkanlage für den Notruf ausgestattet wurde. ‚Das ist Vorschrift', heißt es. Leider reicht der Funk bis in das weiter entfernt stehende Gebäude.

Dementsprechend fiel die Nacht auch aus. Es hat überhaupt keinen Sinn, noch eine Nacht dranzuhängen."

Beatrix und ich, ihre Mitfahrerinnen sowie mehrere der neuen Heimbewohner aßen zusammen im hell und freundlich möblierten Speisesaal zu Mittag. Hier war der Funk der Rufanlage sehr deutlich spürbar. Die Senioren an den anderen Tischen wirkten alle sehr deprimiert, fast wie versteinert, trotz der schönen Umgebung.

Ich erinnerte Beatrix daran, dass der Verwalter beim letzten Mal so sehr nett gewesen war. Was war in ihn gefahren?

„Vielleicht hat er es sich anders überlegt und will uns das Haus nicht überlassen! Oder - könnte es nicht sein, dass er mit seiner Gemütsverfassung auf den Funk reagiert? Das kennen wir doch auch von uns!"

Der nächste Kontakt zu Beatrix ergab sich erst Jahre später.

Was hatte sich in der Zwischenzeit ereignet?

„Ich hatte schon das Wohnen in meinem Keller ausprobiert, das für mich anfangs eine Erleichterung war. Bis es mir durch die Nachbarn rechts und links, technikversessene Männer, die ihren Hobbyraum in den Keller verlegt hatten, unmöglich gemacht wurde. Sie gingen allen erdenklichen elektronischen Spielereien nach. Der Stahlbeton vibrierte regelrecht. Danach nutzte ich jede Gelegenheit, aus meinem verstrahlten Haus zu entfliehen.

Einmal hauste ich für längere Zeit in einem umgebauten Schafstall in einer Schlucht. Sie war gut gegen terrestrischen *(von der Erde ausgehenden)* Funk abgeschirmt, aber leider fiel durch die Lücken zwischen den Felswänden der Satellitenradar ein. Wie zu erwarten, war es auch feucht in dem Unterschlupf. Trotzdem wäre ich gern länger geblieben, hätten nicht die Besitzer Ansprüche angemeldet. Ich suchte Höhlen und alte Bergwerke auf, in denen ich mich pudelwohl fühlte. Aber wenn sie abends geschlossen wurden, musste ich das Feld räumen.

Einige Monate lebte ich in einem Wohnwagen auf einem großen waldreichen Privatgrundstück. Für mich als Frau ohne Auto war es sehr umständlich und anstrengend. Ein hilfsbereiter Bekannter brachte mir die Kisten mit Mineralwasser zum Trinken. Essen war mir ziemlich unwichtig, für mich ging es ums Überleben. Ich ernährte mich von Brot oder Dosenmahlzeiten. Gelegentlich reiste ich mit dem Bus zu meiner Wohnung, zum Duschen und um die Kleidung zu waschen.

Da draußen in der Einsamkeit packten mich nachts manchmal solche Panik und Unruhe, dass ich, mit der Taschenlampe in der Hand, den langen Weg zur Haltestelle ging und nach Hause fuhr. Die vielen Geräusche, die nachts im Wald zu hören sind, sind sehr unheimlich!

Trotzdem – ich hatte keine Wahl - stellte ich bei der Stadtverwaltung einen Bauantrag für dieses Gelände und bat um eine Sondergenehmigung. Der Grundbesitzer und der Bürgermeister hatten zugestimmt.

Nach vielen Schreiben hin und her und Gesprächen mit dem Landrat wurde der Antrag leider endgültig abgelehnt. Später wurde es einem Stromunternehmen als Versuchsgelände für eine neue Technik übergeben.

Ich erkannte, dass es nicht hatte sein **dürfen!** Was wäre aus mir geworden, wenn ich dort für teures Geld ein Haus gebaut hätte und die Überlandwerke nebenan?

Der Verwaltungsbeamte des Landkreises hatte übrigens gar kein Verständnis für elektrosensible Menschen. Als ich bei ihm vorsprach, wies er auf den Sendemasten vor dem Gebäude hin, den man vom Fenster aus sehen konnte, und meinte, was **er** denn sagen solle!

Später las ich in der Zeitung, dass er bereits zum vierten Male wegen eines Zusammenbruches im Krankenhaus aufgenommen worden sei, man habe aber keine Ursache gefunden.

Mich hat es nicht gewundert.

Gelegentlich mietete ich mich in Gasthöfen ein und verbrachte dort angenehme Tage. Damals hatten die meisten noch kein WLAN-Netz. Aber das ist auch eine Frage der Finanzen!

Schließlich gab ich die Sucherei nach einem funkfreien Plätzchen auf und fügte mich in mein Schicksal, in meinem Haus mein Ende abzuwarten. Doch es kam anders, wie ein Fingerzeig von oben.

Ein Zufluchtsort

Ganz überraschend rief eine Maklerin an, sie habe eine Meldung über ein Anwesen, das sich für ein Öko-Projekt eignen würde. Ich fuhr mit zwei Frauen dort hin, und wir verliebten uns sofort. Das Haus war wie aus dem Bilderbuch, Alleinlage, gepflegte Umgebung, geringer Renovierungsbedarf, annehmbarer Preis. Und vom Funk her war es gut verträglich, unser Messtechniker fand nichts Auffälliges.

Wir drei bildeten eine kleine Wohngemeinschaft. Jede hatte ihren eigenen Bereich, aber es gab auch einen Raum für Geselligkeit. Endlich hatten wir ein Zuhause gefunden, das uns vor dem Mobilfunk ausreichend schützte. Die Hügel ringsum schirmten uns von den Sendern ab. Es war ein glückliches Leben!

Leider war die vorhandene geringe Strahlenbelastung - vom niederfrequenten Haushaltsstrom, vom Radiosender - für manche noch zu hoch. Eine gute Freundin, die mich besuchte, meckerte herum, dass ihrer Ansicht nach viel zu viel Strahlung vorhanden sei. Es ist eben individuell sehr unterschiedlich, auf welche Frequenzen man reagiert!

Aber im Laufe der Jahre verschlechterte sich wie so häufig die Situation mit der hochfrequenten Strahlung. Die Mobilfunkfirmen orteten auf ihren Landkarten die noch vorhandenen Funklöcher und erreichten mit einer neuen Technik unseren Zufluchtsort. Es war ein riesiger Schock für uns!

Letztlich blieb uns nichts anderes übrig, als das Haus wieder zu verkaufen, alles sehr frustrierend und anstrengend. Und zudem verliert man einiges an Geld dabei. Den beiden Mitbewohnerinnen ging es unter der stärkeren Funkbelastung und dem seelischen Druck wieder schlechter. Sie kehrten zu ihrer Familie zurück und suchten anderswo nach funkarmen Plätzen, je nachdem, wie weit ihre Kräfte reichten.

Wieder auf der Suche und endlich Erfolg

Ich wanderte in der folgenden Zeit von einem Haus zum anderen: ein verschimmeltes Bauernhaus, bei dem ich es nur auf der trockenen Tenne aushielt, eine mit Holzofen beheizbare Hütte - toll, wenn bei Tiefdrucklage einer Chemikaliensensiblen der Rauch ins Gesicht geblasen wird!“

Als wir einmal telefonierten, fragte ich nach, ob die Hütte wenigstens funkfrei sei.

Beatrix stöhnte: „Ein Sender ist in drei Kilometer Entfernung. Es glaubt mir kein Mensch, dass ich darauf reagiere. Ich leide wie ein Hund! Ich musste aber dieses Häuschen nehmen, weil ich aus dem anderen herausgedrängt wurde. Es gab unfreundliche Vermieter, die mich traktierten.

Zeitweise wohnte ich in Ferienhäusern, die ich bloß für ein paar Wochen mieten konnte. Ich lebte praktisch aus dem Koffer und fuhr nur ab und an zu Bekannten, bei denen ich Einrichtungsgegenstände und meine Kleidung gelagert hatte, um etwas zu holen. Es war abenteuerlich, für eine kranke Frau wie mich nicht das Wahre!“

Sie wirkte deprimiert, vergesslich und etwas konfus. Dass sie klagte, war ich von ihr nicht gewohnt. Ich machte mir Sorgen um sie und war erst wieder beruhigt, als ich einige Monate später von ihr am Telefon positive Neuigkeiten hörte. Ich erfuhr, dass sie endlich eine neue Eigentumswohnung bezogen hatte. Ihre Stimme klang hell und frisch, und sie hatte sich offenbar gut regeneriert.

Beatrix sagte dazu: „Absolut funkfrei - das gibt es heute nicht mehr. Meine jetzige Wohnung wurde vor meinem Einzug mit einem speziellen Baumaterial abgeschirmt. Ich habe mich ausführlich bei den Baubiologen informiert, und die Vorbesitzer gingen netterweise auf meinen Vorschlag ein. Ich wäre ja nicht in der Lage gewesen, ohne Auto und als chemikaliensensible Frau, solche Arbeiten am Haus durchführen zu lassen. Hier ist genügend Platz für meine Möbel, und ich habe vor, die Ferienwohnung nebenan an meine elektrosensiblen Freundinnen zu vermieten.

Seit ich hier eingezogen bin, habe ich keine Beschwerden, ich kann gut schlafen und leide selten unter Kopfschmerzen. Das große Problem bleibt jedoch bestehen: dass jeder Gang in die Stadt zum Einkaufen oder um mich mit Bekannten vom Seniorenkreis zu treffen, für mich eine ungeheure Anstrengung bedeutet. Ich benötige ein bis zwei Tage, um mich davon zu erholen.

So bleibt mir nichts anderes übrig, als mich den größten Teil der Zeit in der Einsamkeit zu verkriechen. Nur die Besuche meiner Töchter mit den Enkeln oder die enger Freunde bringen Abwechslung in mein Zuhause."

Beatrix hat für sich eine befriedigende Lösung gefunden, aber um welchen Preis? Weil die allgegenwärtige Funkstrahlung ihr so heftige gesundheitliche Probleme bereitet, muss sie auf vieles verzichten, auf die sonst selbstverständlichen Kontakte zu anderen Menschen, Teilnahme am sozialen und kulturellen Leben, auf Reisen. Menschen, die zu ihr kommen, müssen ihr Handy ausschalten und dürfen keine Duftstoffe verwenden. Zu dieser Rücksichtnahme sind längst nicht alle bereit.

Gehirn in Not

Beatrix leidet an epileptischen Anfällen, die offenbar durch Mobilfunk ausgelöst werden. Wie sie schildert, sind es vor allem „kleine", sog. Petit-mal-Anfälle, nur ein- oder zweimal hatte sie ein Grand-mal. Letzteres verläuft unter dem auch Laien bekannten Bild: plötzliche Bewusstlosigkeit, Starre und folgende rhythmische Zuckungen des ganzen Körpers, teilweise mit Zungenbiss.

Bei Petit-mal-Anfällen setzt das Bewusstsein kaum merklich aus oder ist nur getrübt, und es werden entweder ruckartige Bewegungen des Oberkörpers, der Arme oder Verdrehungen der Augen ausgeführt, eventuell von Stürzen gefolgt. Hauptsächlich treten sie bei jungen Kindern bis zur Pubertät auf, bei einem Teil gesellt sich eine Grand-mal-Epilepsie dazu. Falls die Betroffenen bei Anfallsbeginn gerade am Sprechen oder Schreiben sind, kommt es zu unkoordinierten Lauten oder verwackelter Handschrift, Wortwiederholungen.

Anfälle können erblich bedingt sein, durch eine Gewalteinwirkung auf das Gehirn hervorgerufen oder durch äußere Schadfaktoren wie Chemikalien oder regelmäßig pulsierendes Licht (Disco-Effekt!) ausgelöst oder begünstigt werden. Bei Letzterem spricht man von photosensiblen (lichtempfindlichen) Anfällen.

Entsprechend dazu scheint es „funksensible“ Anfälle zu geben, die noch wenig erforscht sind. Eine erhöhte Erregbarkeit der Hirnzellen dürfte eine Rolle spielen.

2006 erschien eine Studie, die nachwies, dass Mobilfunk bei Ratten nach Vorbehandlung mit einer erregungssteigernden Substanz epileptische Anfälle auslösen kann (**Lopez-Martin 2006**[16]).

2015 führten **Curcio**[17] und seine Mitarbeiter eine Untersuchung durch an zwölf Freiwilligen mit einer fokalen (Herd-)Epilepsie. Die Belastung mit einem GSM-900-Mobiltelefon erbrachte zwar keine Zunahme anfallstypischer Wellenformen, aber eine Steigerung anderer besorgniserregender Erscheinungen (verstärkte Kohärenz, d. h. Synchronisation der Betawellen, also der Wellen des denkenden Wachbewusstseins, zwischen den beiden Hirnhälften).

Der Vorsitzende der Russischen Strahlenschutzkmmission, Yuri Grigoriev, richtete 2012, zehn Jahre nach seinem ersten Appell, über das Kinderhilfswerk der Vereinten Nationen, UNICEF, eine eindringliche Warnung an die Weltöffentlichkeit. Nach mehrjähriger Forschung hatten russische Wissenschaftler herausgefunden, dass bei Schulkindern, die häufig Mobiltelefone nutzten, Störungen des Zentralnervensystems um 85 Prozent zunahmen, andere neurologische Störungen um 58 Prozent. Darunter fallen Lern- und Konzentrationsstörungen, epileptische Anfälle und Stimmungsschwankungen.

Petit-mal-Anfälle treten oft in Serien auf und führen beim Patienten zu Erschöpfung. Auf uneingeweihte Beobachter können sie wie hysterische Zuckungen wirken, was dazu führt, dass die Betroffenen von Eltern oder Lehrern streng getadelt werden. Während besonders die Grand-mal-Anfälle als bedrohlich und erschreckend empfunden werden.

Früher glaubte man, dass die Kranken „von bösen Geistern besessen“ seien, und sie wurden auf dem Lande noch zu Anfang des zwanzigsten Jahrhunderts oft von der Familie „weggesperrt“.

Auch heute werden Anfallskranke sozial ausgegrenzt. Bestimmte Berufe und der Führerschein oder das Führen eines Kraftfahrzeugs sind ihnen verwehrt, mit gutem Grund. Da die Patienten selber ihre Anfälle nicht bewusst wahrnehmen und, aus Angst vor Diskrimierung, durchgemachte Anfälle häufig verleugnen, ist Epilepsie immer noch ein gesellschaftliches Tabuthema.

Auch Beatrix war in ihren Äußerungen sehr zurückhaltend. Sie meinte, schon die Elektrosensibilität, für sich genommen, werde in der Öffentlichkeit nicht akzeptiert, und dann noch Anfälle obendrein - das werde nur zu verstärkter sozialer Ablehnung führen. Sie habe durch ihre Medikamente ihr Leiden im Griff, so dass seit vielen Jahren kein Anfall mehr aufgetreten sei. Aber sie merke genau, wenn sie durch höhere Funkbelastung in große Anspannung gerate. Dann nehme sie sofort eine zusätzliche Tablette ein.

Wie kommt es, dass die moderne Funktechnologie so stark in die Funktionen des Gehirns eingreift? Die hochfrequenten extrem schnellen Schwingungen (bei GSM 1800 Megahertz sind es z. B. 1,8 Millionen pro Sekunde) werden mit langsameren Wellen „gepulst“ und „moduliert“, d. h. an- und ausgeschaltet und in Amplitude und Frequenz verändert, mit der Regelmäßigkeit einer Maschine. Vor allem werden für die Modulationen die Frequenzen unter 1000 Hertz genutzt, in genau dem Bereich, den der Organismus selbst für die Informationsübermittlung verwendet und in dem biologische Wirkungen zu erwarten sind, so bei der Nervenleitung, dem Gehirn, dem Herzen. Beim GSM-Funk wird die Frequenz von 900 Megahertz mit 217 Hertz gepulst, bei WLAN mit 10 Hertz u. a.

Die 10-Hertz-Frequenz liegt im Bereich der Alphawellen des menschlichen Gehirns (zwischen 8 und 12 Hertz), ihr Auftreten ist ein Zeichen für einen entspannten Wachzustand. Im Unterschied zu den technischen Frequenzen sind diese im Gehirn nicht ganz starr durchgetaktet, sondern leicht hin- und herschwingend, mit ständigem Wechsel zwischen geringfügig schnellerem und langsamerem Rhythmus und höherer oder niedrigerer Amplitude.

Im epileptischen Anfall wird die Tätigkeit der betroffenen Nervenzellknoten „synchronisiert“, d. h. gleichgeschaltet, sie entladen sich anfallsartig alle gleichzeitig. Nach der Entladung kommt es häufig zu einer Phase, in der sie weniger erregbar sind, und so können kurz nach einem Anfall (Tage, Wochen) Zeichen für ein Anfallsleiden im EEG fehlen.

Übrigens ist auch der Herzschlag variabel und passt sich veränderten Bedingungen an (sog. Heart rate variability, Herzfrequenzvariabilität, HRV) - im Bereich zwischen 50 und 180 Pulsschlägen pro Minute, die vom sog. Sinusknoten, dem Taktgeber im rechten Herzvorhof, stammen. Wenn die Variabilität eingeschränkt ist, was an speziellen EKG-Ableitungen abgelesen werden kann, weist dies auf eine Schädigung des Organismus hin. Er ist also nicht mehr in der Lage, je nach den Anforderungen, die Pumpfunktion des Herzens zu regeln.

Diese Veränderungen der HRV liegen einem Test zugrunde, mit dem die gestörte Funktion des vegetativen Nervensystems z. B. unter WLAN-Belastung nachgewiesen werden kann **(Tuengler, von Klitzing 2013**[18]**)**.

Andere Organe haben andere Eigenschwingungen. Alle können mit den niedrigen technischen Frequenzen in Resonanz gehen. Da Kinder eine geringere Körpergröße (z. B. hundert Zentimeter) und eine dünnere Schädeldecke haben als Erwachsene, reagieren sie auf kürzere Wellenlängen bzw. höhere Frequenzen als Erwachsene.

Es wird häufig argumentiert, dass die Leistung eines Senders mit dem Quadrat der Entfernung abnehme und deshalb keine Wirkungen mehr zu erwarten seien, sofern der Abstand einige hundert Meter oder mehrere Kilometer betrage, je nach Art der verwendeten Technik.

Auch ein kilometerweiter Abstand und entsprechend geringere Leistung bedeuten jedoch nicht, dass die Strahlung biologisch unerheblich ist. Lebewesen nutzen bereits äußerst niedrige elektromagnetische Leistungen, z. B. die natürliche Strahlung, zur Orientierung, und, innerhalb des Organismus, für die Verständigung der Zellen untereinander, sagen die Forscher.

Auf welch zerstörerische Weise Mobilfunk das Gehirn beeinflusst (auch bei denen, die glauben, nicht darauf anzusprechen) und damit das Leben von Menschen, wird hier am Beispiel der epileptischen Anfälle deutlich. Beatrix reagiert schon auf sehr geringe Strahlendosen und gibt an, noch in großem Abstand die Auswirkung von Mobilfunk- und TETRA-Sendern zu spüren. Und mit ihren Anfällen ist sie keine Ausnahme, wie die russische Untersuchung an jugendlichen Handynutzern zeigt.

Es gilt, bleibende Nerven- und Gehirnschäden bei der heranwachsenden Generation zu verhindern. Sofortmaßnahmen, die die Strahleneinwirkungen begrenzen, sind dringend erforderlich. Ärzte und Wissenschaftler sind aufgerufen, sich mit Eltern, Lehrern und Erziehern zu verbünden und die Politiker an ihre Pflicht zu erinnern, Schaden von der Bevölkerung abzuwenden.

Wachstumsstörung und ADHS[19] (CWS)

Thilo Cremer war ein normal entwickelter zehnjähriger Junge, gut durchschnittlich intelligent, und von der Größe her entsprach er dem Altersmittel. Er hatte altersgemäße Freundschaften und Interessen und besuchte die vierte Grundschulklasse, seine Leistungen wurden als ausreichend für das Gymnasium angesehen.

Erste Symptome: Konzentrationsstörungen, Depression, Kopfschmerzen

Plötzlich, wie aus heiterem Himmel, trat im Juni 1998 eine Veränderung ein. Thilo wurde depressiv und missmutig, klagte über Kopfschmerzen und Müdigkeit, war in der Schule unaufmerksam und machte viele Fehler bei der Rechtschreibung. Bei der Aufnahmeprüfung für das Gymnasium versagte er, so dass er auf der Hauptschule verbleiben musste. Aber auch dort nahmen seine Leistungen kontinuierlich ab, er konnte sich überhaupt nicht mehr konzentrieren. Daneben bestanden Gereiztheit, Ohrgeräusche, Kreislaufstörungen, er gab an, weiße Blitze zu sehen, und seine Sehfähigkeit verschlechterte sich. Seit dem fünften Lebensjahr trug er eine Brille wegen Weitsichtigkeit, jetzt nahm der Sehfehler an beiden Augen rapide zu. Außerdem fiel der Mutter, einer Physiotherapeutin, auf, dass er keinen Zentimeter mehr gewachsen war.

Frau Cremer war sehr beunruhigt und stellte ihn deshalb bei mehreren Ärzten und Heilpraktikern vor: drei Augenärzten, zwei Ärzten für Naturheilverfahren, drei Heilpraktikern, zwei Osteopathen und zwei Kinderpsychiatern. Zuletzt wandte sie sich in ihrer Not sogar an den Leiter einer Sonderschule für Sehbehinderte.

Keiner der Ärzte konnte eine Erklärung für die ungewöhnliche Symptomkombination geben.

Frau Cremer machte sich ernsthafte Sorgen. Sie überlegte, ob der Junge in der letzten Zeit zu kurz gekommen wäre. Da sie ihre physiotherapeutische Praxis in ihrem Wohnhaus betrieb, konnte sie Beruf und Familie gut vereinbaren. Auch passten die extreme Weitsichtigkeit, die sich so abrupt entwickelt hatte, und der Wachstumsstillstand nicht zu einer seelischen Ursache.

Der Kinderpsychiater diagnostizierte eine Aufmerksamkeits- und Hyperaktivitätsstörung und verordnete Methylphenidat, was die Mutter jedoch nicht verabreichte. Die Brille wurde um 3,5 Dioptrien verstärkt.

Nun begann Frau Cremer zu erforschen, ob es im Haus oder im Umfeld ihres Hauses Veränderungen gegeben habe. Auf einem der Nachbargebäude, in ungefähr 80 Meter Entfernung, war ihr schon seit einiger Zeit ein neuartiges Gebilde aufgefallen. Ein paar Monate später erfuhr sie von der Gemeindeverwaltung, dass es sich um eine Mobilfunkantenne handele. Daraufhin beschaffte sie sich Informationsmaterial eines mobilfunkkritischen Verbandes und arbeitete sich in das Thema ein. Offenbar gab es Zusammenhänge zwischen Gesundheitsstörungen und Mobilfunksendeanlagen!

Allerdings konnte sie nicht so richtig glauben, was sie las. Sie sagte sich: Wenn diese Technik wirklich so schädlich wäre, würde der Staat sie verbieten, schließlich gebe es ein Grundgesetz, das die körperliche Unversehrtheit garantiere.

Auswärtige Übernachtung

Dennoch ließ sie Anfang des nächsten Jahres den Jungen probeweise mehrere Nächte bei seiner Großmutter in einem funkarmen Ort übernachten. Ein Teil der Symptome ging tatsächlich zurück, aber nicht alle. Weil das Kind wieder zur Familie und in sein eigenes Zimmer drängte, brach sie den Versuch ab. Aber unter häuslichen Bedingungen verschlechterte sich Thilos Gesundheit erneut.

Deshalb entschloss sich Frau Cremer, gemeinsam mit Thilo und dem ersten Sohn Erik in den Keller bei ihrer Mutter einzuziehen. Sie verbrachten dort die Nächte, ansonsten blieb der Tagesablauf für die Kinder gleich (Schulbesuch, Hausaufgaben zu Hause). In dieser Zeit wurden zwei Zimmer ihres Hauses senderseitig mit Abschirmvorhängen versehen, um den Aufenthalt bei Tag zu ermöglichen.

Die Familie wohnte seit neun Jahren in dem nach baubiologischen Gesichtspunkten errichteten Gebäude. Es war an einem Hang gelegen und verfügte über einen Garten. Bis zur Errichtung des Mobilfunksenders hatte kein Mitglied Beschwerden der beschriebenen Art erlebt.

Innerhalb der ersten drei bis vier Wochen, in denen Frau Cremer und die Söhne bei der Großmutter schliefen, verschwanden alle unmittelbar beeinträchtigenden Symptome bei Thilo, nur die Wachstums- und Sehstörungen blieben bestehen. Auch die neu aufgetretenen Beschwerden der Mutter und des älteren Sohnes, die sie nicht in Verbindung mit dem Sender gebracht hatten, wie Augenreizungen, Tinnitus, nächtlicher Harndrang, Gewichtsabnahme und Gedächtnisstörungen, bildeten sich zurück. Somit war für Frau Cremer bewiesen, dass die Mobilfunkanlage die Schäden bei ihnen hervorgerufen hatte.

Während dieser Zeit wurde Thilo bei den schriftlichen Arbeiten Klassenbester und konnte nach Ablauf des Schuljahres ohne Prüfung auf das Gymnasium wechseln.

Als sie einmal den Schlüssel zur Wohnung der Großmutter vergessen hatten, mussten sie unfreiwillig in ihrem eigenen Haus schlafen, und sogleich kamen die Beschwerden wieder. Thilos Rechtschreibung war schon nach dieser einen Nacht in typischer Weise verändert: Er ließ i-Pünktchen, t-Striche und ganze Silben weg.

Die Erwartung an die Behörden und die Enttäuschung

Was sollten sie tun? Die Mobilfunksendeanlage in der unmittelbaren Nachbarschaft durfte selbstverständlich nicht bestehen bleiben, wenn sie weiterhin in ihrem Haus leben wollten. Sie hatten ja nun den Beweis vorliegen.

Frau Cremer setzte sich telefonisch mit dem Bundesumweltministerium (BMU) in Verbindung: „Wir sind obdachlos. Wer ist zuständig? An wen soll ich mich wenden?"

Das Ministerium erklärte sich in der Sache für zuständig, und so verfassten die Eltern eine Eingabe an den Minister.

„(...) Wir bitten Sie, auf Basis aller heute (weltweit) zugänglichen Informationen die Rechtmäßigkeit der bestehenden Verordnung zu überprüfen. Als Bundesumweltminister sollten Sie darüber hinaus Wert darauf legen, dass Ihnen seitens der ehemals bundeseigenen Telekom auch die unterdrückten Ergebnisse zur Verfügung gestellt werden. Die bisherigen Grenzwerte berücksichtigen lediglich thermische (Wärme-) Effekte. Die athermischen *(nicht durch Wärme bedingten, Erg. d. Hrg.)* Wirkungen wurden nicht untersucht. Mit Inkrafttreten der derzeit gültigen Grenzwerte wurde mindestens grob fahrlässig das allgemeine Vorsorgeprinzip verletzt. Schon damals war bekannt, dass bei Bestrahlung mit gepulster Hochfrequenz (D-Netz 900 MHz) weit unterhalb der Grenzwerte 60% der Nervenzellen falsch reagieren.

(...) Die gesundheitlich besonders betroffenen Mitglieder unserer Familie müssen mittlerweile zur Reduzierung der durch die Strahlenbelastung verursachten Beschwerden nachts und teilweise auch tagsüber das Haus verlassen. Wir bitten daher um eine schnelle Antwort innerhalb von zehn Tagen."

Im Juli wandte sich Frau Cremer erneut an den Umweltminister:

„In unserem Haus wurden ‚nur' 520 Nanowatt pro Quadratzentimeter (nW/cm^2) *(dies entspricht 5200 Mikrowatt pro Quadratmeter [µW/m^2], Erg. d. Hrg.)* gemessen, rund ein Tausendstel des in der 26. Bundesimmissionsschutzverordnung[20] festgelegten Grenzwertes für D-Netze. **Trotzdem sind wir krank.** Selbst Familien, deren Wohnungen 200 Meter von dem Sender entfernt liegen, berichten über Schlafstörungen, Kopfschmerzen und Konzentrationsprobleme besonders der Kinder.

Die Grenzwerte sind falsch. Wenn man das Problem wirklich lösen wollte, wäre das nur durch die Beobachtung der Realität möglich. Aber genau das wird vermieden. Bis sich eventuell Krebs entwickelt, können viele Jahre vergehen, aber die vorher auftretenden Beschwerden wurden nicht überprüft *(Herv. d. Hrg.).* Auch die gesundheitlich geschädigten Menschen, die sich an das Bundesumweltministerium gewandt haben, werden dort statistisch nicht erfasst.

(...) Es geht hier nicht um einige Bäume, die abgeholzt werden, oder um Ameisen, die vertrieben werden, sondern um die Gesundheit unserer Kinder (...)."

Im September desselben Jahres schrieb das Ehepaar Cremer an Prof. Dr. Heyo Eckel, den Leiter des Umweltausschusses der Bundesärztekammer.

„Betreff: Gesundheitsstörungen durch Mobilfunksender

Sehr geehrter Herr Professor Eckel,

mit Freude haben wir Ihr Engagement als Vertreter der Ärzteschaft in Sachen Mobilfunkstrahlung zur Kenntnis genommen.

Ein ca. 80 Meter von unserem Haus entfernt installierter D1-Mobilfunksender (...) verursacht bei den Angehörigen unserer Familie gesundheitliche Störungen. Nach umfangreichen Recherchen mussten wir feststellen, dass es statt Anhaltspunkte für die Unschädlichkeit der Mobilfunkstrahlung tatsächlich jedoch jede Menge Hinweise auf deren Schädlichkeit für die Anwohner im Umfeld von Sendeanlagen gibt.

Die bei uns gemessene Strahlung von 520 Nanowatt pro Quadratzentimeter liegt über der Dosis im Fall ‚Schnaitsee', über den in der Fernsehsendung Y. berichtet wurde. Hier kam es zu Fehlgeburten, Missbildungen und Verhaltensstörungen bei Kühen, neben den gesundheitlichen Beschwerden bei Menschen. Diese Beobachtungen wurden durch eine zweijährige Studie, in die mehrere Bauernhöfe einbezogen wurden, bestätigt.

Sie erhalten hiermit zu Ihrer Information verschiedene Unterlagen."

Später reichte Frau Cremer eine ICNIRP[21]-Kritik ihres älteren Sohnes Erik nach. Dieser wies auf unlogische Argumentation der ICNIRP hin und dass bei der Grenzwertfestsetzung nicht auf Langzeitexposition eingegangen werde.

Aufgrund der Korrespondenz mit Professor Eckel wurde Frau Cremer im folgenden Frühjahr (zwei Jahre nach Beginn der Probleme) zu einer Anhörung der Bundesärztekammer zum Thema Mobilfunk eingeladen.

Anwesend waren der Leiter des Umweltausschusses, Professor Eckel, und weitere Vertreter der Ärzteschaft, z. B. ein Arzt für Umweltmedizin, die ihre Sicht vortrugen.

Frau Cremer gab einen schriftlichen Bericht zu ihrer Situation ab.

„Wir haben alle bisher schon viel gehört über Studien, wissenschaftliche Beweisbarkeit, Grenzwerte, rechtliche Situationen, wirtschaftliche Vorteile, die Notwendigkeit, Sendeanlagen in Wohngebieten aufzustellen, und die Ängste der Anwohner.

Ich möchte Ihnen nun die menschliche Tragödie schildern, die ahnungslose Anwohner von Sendeanlagen erleiden müssen, und die aussichtslose Lage, in die sie durch die Haltung unseres ‚Rechtsstaates' gelangen *(Herv. d. Hrg.).“*

Nun schilderte sie die Krankheitssymptome Thilos sowie der übrigen Familie und berichtete darüber, dass sie monatelang die Nächte auswärts verbracht und inzwischen Abschirmmaßnahmen durchgeführt hätten.

(Unter der außerhäuslichen Übernachtung) „waren wir zwar nicht mehr so krank, aber das Leben, das wir führten, war auf Dauer so nicht zumutbar. Bei meiner Mutter übernachteten wir in einem ungemütlichen Keller.

Unsere Ehe hätte dieser Belastung auch nicht mehr lange standgehalten. Es musste also eine andere Lösung gefunden werden.

Wegen der Vorgaben der 26. Bundesimmissionsschutzverordnung haben wir auf rechtlichem Weg keine Chance, uns zu wehren.

Deshalb wandte ich mich hilfesuchend an das Bundesumweltministerium, jedoch ohne Erfolg. Ich dachte früher einmal, dass nach Artikel 2 des Grundgesetzes jeder Mensch ein Recht auf körperliche Unversehrtheit hätte. Doch offensichtlich wird in Deutschland das Recht der Mobilfunkfirma auf finanziellen Profit höher bewertet als das Grundgesetz. Uns blieb also nur noch die Selbsthilfe.

Wir schirmten unser Haus für 40 000 DM notdürftig ab (mit feinmaschigem Hasengitter und Abschirmstoffen), so dass wir nach viermonatigem Exil endlich wieder zu Hause übernachten konnten. Eine Nachmessung ergab, dass wir die Hochfrequenzstrahlung um 98 bzw. 99 % reduzieren konnten und jetzt in den Wohn- und Kinderzimmern noch mit zirka 6 Nanowatt pro Quadratzentimeter *(60 Mikrowatt pro Quadratmeter, µW/m², Erg. d. Hrg.)* gepulster Hochfrequenzstrahlung belastet werden. In den Betten konnten wir durch doppelte Abschirmmaßnahmen die Werte sogar auf unter 0,01 Nanowatt pro Quadratzentimeter *(0,1 µW/m²)* senken, also auf baubiologisch empfohlene Werte. Die Abschirmung war zwar ein voller Erfolg, aber **trotzdem kann ich meine Kinder nicht zum Spielen in den Garten lassen, wir können uns im Sommer nicht auf die Terrasse setzen und das wöchentliche Rasenmähen wird, wie letztes Jahr, wieder zur Tortur werden** *(Herv. d. Hrg.)*. Deshalb entschlossen wir uns im Februar, auch unseren Garten durch entsprechende Bepflanzung abzuschirmen. Die Kosten dafür beliefen sich noch einmal auf etwa 20 000 DM."

(Erg. im Nachhinein: Die Bambuspflanzen, die üblicherweise bis zehn Meter hoch werden können, wuchsen nur bis zu einer Höhe von 2,5 Meter.)

Es folgte der Bericht über die Besserung der Symptome bei der Mutter und den Söhnen *(s. o.)*.

„Allerdings leiden zurzeit alle Familienangehörigen noch an einer Immunschwäche, die sich durch erhöhte Infektanfälligkeit, verstärkte Allergien und erhöhte Anfälligkeit für Pilzerkrankungen äußert. Außerdem besteht eine starke Empfindlichkeit gegen gepulste Hochfrequenzstrahlung. Ob die Ursache dieser Beschwerden in der relativ niedrigen

Strahlendosis, der wir tagsüber ausgesetzt sind, zu suchen ist, oder ob die Beschwerden als Dauerschaden anzusehen sind, wissen wir noch nicht.

Wir wissen nur, dass unsere Reaktion auf die Hochfrequenz kein genetisch bedingtes, familieninternes Problem ist. Unser neuerworbener Hamster war nur vierzehn Tage lang der Strahlung in unserem Haus ausgesetzt, bis er mit uns ins Exil ging. Auch er litt an Allergien und Wachstumsstillstand. Er blieb monatelang so klein, dass er zwischen den Gitterstäben des Käfigs hindurchschlüpfen konnte. Nach neunmonatigem Aufenthalt in einer strahlungsarmen Umgebung verschwanden seine Allergien völlig, und er erreichte seine normale Körpergröße, allerdings mit erheblicher zeitlicher Verzögerung.

Das Schicksal unseres Hamsters lässt uns aber hoffen, dass wir wieder völlig gesund werden könnten, wenn sich die politisch Verantwortlichen endlich ihrer Verpflichtung der Bevölkerung gegenüber erinnerten und entsprechend handelten. Die Hoffnung, dass wir in Deutschland doch noch zu unserem – im Grundgesetz verankerten – Recht auf körperliche Unversehrtheit kommen, haben wir noch nicht ganz aufgegeben und wandten uns deshalb an den Petitionsausschuss des Deutschen Bundestages. Seine Entscheidung steht noch aus."

(*Spätere Erg.*: Das Resultat war wiederum enttäuschend. Das Umweltministerium, das um Stellungnahme gebeten wurde, wiederholte die bekannten Behauptungen, dass es bisher keinen wissenschaftlichen Nachweis für mobilfunkbedingte Gesundheitsstörungen gebe.)

2005 nahmen Cremers an dem 1. Bamberger Mobilfunksymposium teil und stellten ihren Fall dar.

Sie wiesen ausdrücklich darauf hin, dass genau wie Thilo auch ihr junger Hamster vom Wachstumsstillstand betroffen gewesen sei.

Als Ursache der schweren Erkrankungen sah Frau Cremer die hohen Strahlenwerte an. *(Hier bei GSM-900-Sendeanlagen*[22]) Sie brachte die bestehende Situation auf den Punkt: „Zur Zeit leben wir verbarrikadiert hinter einem Abschirmdraht und Abschirmstoffen. Mein Mann und ich gehen nur noch kurzzeitig für die notwendige Pflege in den Garten. Unsere Kinder waren schon seit fünf Jahren nicht mehr im Garten. Das ist der Preis für unsere Gesundheit."

Kein Krankheitswert?
Ärztliche Befunde und Gutachten zu Thilo

Kinderarzt:

Zwischen November 1998 und Dezember des nächsten Jahres Wachstumsstillstand bei 146 Zentimeter. Erst im folgenden Februar wieder Wachstum nachweisbar.

Kommentar d. Hrg.: Erst sechs Monate, nachdem der Junge in das nun abgeschirmte Haus eingezogen war, begann er, wieder zu wachsen, in den folgenden neun Monaten 6,5 Zentimeter, was normal ist für dieses Alter.

Kinderpsychiater: *(Die Untersuchung erfolgte zu einem Zeitpunkt, als die Eltern noch nichts von dem Mobilfunksender wussten):*

Im Bericht vermerkte der Arzt erhöhte Ablenkbarkeit, verminderte Konzentration und Aufmerksamkeit, eingeschränktes Kurzzeitgedächtnis, Einengung auf Prüfungs- und Schulängste, Klage über den Verlust von Freunden.

Der körperliche und neurologische Befund waren unauffällig.

EEG: Altersentsprechend.

Psychologische Tests ergaben keine bedeutsamen Abweichungen.

Schreibprüfung: Auffälliges Schriftbild mit Größen- und Richtungsinkonstanz, Schwierigkeiten, die Zeilen einzuhalten, orthographische Schwäche, Flüchtigkeitsfehler.

Diagnose: Aufmerksamkeitsstörung vom hyperaktiven Typ.

Therapeutisch wurden Stimulanzien (Methylphenidat) empfohlen.

Laborwerte:

Es fanden sich keine wesentlichen Normabweichungen, lediglich im Blutbild Anzeichen für Infektionen (zweimal),

Hinweis auf eine Allergie Typ I (Heuschnupfen). Eine Zöliakie (Unverträglichkeit von Weizenprotein und Reaktion auf Muskelfasern) wurde ausgeschlossen.

2005 geringe Bilirubinerhöhung, ähnlich auch beim Bruder, wahrscheinlich Hinweis auf die relativ harmlose, häufiger bei Männern vorkommende Stoffwechselstörung Morbus Meulengracht.

Augenärztliche Untersuchungen:
Die Weitsichtigkeit nahm kurz nach Inbetriebnahme der Sendeanlage und in den folgenden Monaten zu (von +5 auf +8,25 Dioptrien am rechten Auge und +3,75 auf +6,75 Dioptrien am linken Auge). Sie bildete sich nach Einzug in das abgeschirmte Haus wieder um 1,5 Dioptrien zurück.

Anmerkg. d. Hrg.: Schwieriger ist es, die Wachstumsstörung des Jungen einzuordnen. Laut Arztbericht lag der nach Stimulation gemessene Wert des Wachstumshormons (Somatotropes Hormon, STH) im Normbereich.

Das Wachstum kann beeinträchtigt werden durch:

1. unzureichende Bildung von STH in der Hirnanhangdrüse (am höchsten in der Pubertät bzw. während des Nachtschlafs) oder
2. ungenügende Produktion des „Insulinähnlichen Wachstumsfaktors (IGF-1)" in der Leber (durch STH-Anregung) oder
3. es sind keine funktionstüchtigen Rezeptoren für IGF-1 in den Zellen vorhanden.

Tatsache war, dass bei Thilo erst nach sechs Monaten, die dem Einzug in das abgeschirmte Haus folgten, wieder - anlässlich einer ärztlichen Kontrolle - ein Längenwachstum nachgewiesen wurde.

Dafür ist anscheinend ein Mechanismus verantwortlich, der auch bei Pflanzen und Tieren wirksam ist und gleichermaßen durch technische Strahlung gestört werden kann. Denn, wie beschrieben, wuchs auch der Hamster monatelang nicht, und der Bambus, der nicht ausweichen konnte, stellte sein Wachstum bei 2,5 Meter Höhe ein.

In einem medizinischen Gutachten schrieb der Kinderarzt, dass Thilo von ihm seit fünf Jahren hausärztlich betreut werde. Er registrierte den **ein Jahr lang anhaltenden Wachstumsstillstand, die Verschlechterung der schulischen Leistungen und die plötzliche Zunahme der Weitsichtigkeit, für die sich,** wie er erläuterte, **keine Ursache habe finden lassen, z. B. in einer Erkrankung der endokrinen Drüsen oder einer anderen**

Erkrankung. Nach zwischenzeitlich erfolgten Abschirmmaßnahmen gegen gepulste Hochfrequenzstrahlung sei nach mehr als einem Jahr wieder ein normales Längenwachstum zu beobachten. (…) Für den Leistungsabfall sei, nach sorgfältiger Anamnese, keine andere Ursache als durch gepulste Hochfrequenzstrahlung verursachter Stress gefunden worden. Die schulischen Leistungen hätten durch Übernachtung außer Haus, beziehungsweise durch Abschirmmaßnahmen wieder das vorherige Niveau erreicht. (...) Auch die Verschlechterung der Weitsichtigkeit falle zeitlich mit der Exposition durch gepulste Hochfrequenzstrahlung zusammen.

Jeder einzelne Befund wäre möglicherweise nicht beweisend für eine ursächliche Wirkung der gepulsten Hochfrequenzstrahlung. In der Gesamtschau lasse sich jedoch eine gesundheitsschädigende Wirkung der Hochfrequenzstrahlung, mit an Sicherheit grenzender Wahrscheinlichkeit, annehmen *(Alle Herv. durch d. Hrg.).*

Ihm seien die Kritik Neil Cherrys[23] an den ICNIRP-Richtlinien, Untersuchungen an Tieren und die bayerische „Rinderstudie“ bekannt. Insbesondere seien bereits früher athermische Effekte der hochfrequenten Strahlung auf die Zellfunktion und das Nervensystem nachgewiesen worden.

Eine sonstige Ursache für die beobachteten Gesundheitsschäden habe, trotz sorgfältiger Untersuchung, nicht gefunden werden können.

Ein Arzt aus dem Gesundheitsministerium argumentierte in seinem Antwortschreiben nach üblichem Muster:

Es lägen nach seinem Kenntnisstand keine belastbaren wissenschaftlichen Ergebnisse vor, die einen solchen Schluss zuließen. Darüberhinaus kämen nationale und internationale Fachgremien übereinstimmend zu dem Ergebnis, dass bei Einhaltung der Grenzwerte der 26. Bundes-Immissionsschutzverordnung der Schutz der Gesundheit sichergestellt sei.

Er bat den Kinderarzt, seine Einschätzung näher zu begründen.

Die Erwiderung des Kinderarztes war von überzeugender Logik:

Die Gremien hätten allerdings Hinweise auf schädigende Wirkungen der gepulsten Hochfrequenz gefunden. Soweit ihm bekannt sei, sei in die Bewertung keine einzige Studie einbezogen worden, die die Auswirkungen einer 24-stündigen Daueremission im Niedrigdosisbereich untersuche, insbesondere keine Beobachtungen an Kindern.

Kinder reagierten bekanntlich viel empfindlicher auf jede Art von Noxe *(Schadfaktor)*. Da keine Studien zur Langzeitexposition an Kindern einbezogen und wohl auch nicht durchgeführt seien, sei die Schlussfolgerung falsch, dass die Grenzwerte die gesamte Bevölkerung schützten, zumindest was die Dauerbestrahlung von Kindern angehe. Symptome, die sein Patient zeige, seien bisher nicht Gegenstand einer Studie gewesen.

Die zahlreichen Effekte, die bei Kurzzeitexposition beschrieben worden seien, hätten aufgrund der Fähigkeit zur Gegenregulation[24] beim gesunden Erwachsenen keinen Krankheitswert, *(d. h. seien nicht krankhaft, Erg. d. Hrg.)*. Wie es sich bei einer Dauerexposition verhalte, sei nicht erforscht. Studien zu langzeitexponierten Kindern gebe es bisher nicht. Zur Zeit könne man nur auf Beobachtungen aus dem Radarbereich oder dem Fernseh- und Rundfunkbereich, z. B. auf die Symptome bei beruflich exponierten Personen zurückgreifen.

Eine biologische Wirkung gepulster Hochfrequenzstrahlung lasse sich nicht dadurch ausschließen, dass keine Studien zur Langzeitwirkung vorlägen oder dass es kein schlüssiges Erklärungsmodell für eine Wirkung gebe *(Herv. d. Hrg.)*.

Für ihn als Hausarzt könne es nicht die Aufgabe sein, derartige Studien durchzuführen oder ein Erklärungsmodell zu erarbeiten.

Er fügte eine Anzahl von Studien bei, die athermische Effekte belegten.

Die politischen Aktivitäten der Eltern im Einzelnen

Das Ehepaar ließ nichts unversucht. Herr und Frau Cremer schrieben innerhalb kurzer Zeit an alle zuständigen Ämter und Institutionen. Speziell erkundigten sie sich nach Langzeitstudien zu Mobilfunk.

Sie wandten sich an die beteiligte Telekommunikationsfirma, an das Landratsamt, die Regulierungsbehörde, die Strahlenschutzkommission und das Bundesamt für Strahlenschutz (BfS), an das Bundesgesundheits- und das Bundesumweltministerium (BMU), an das Bundeswirtschaftsministerium, an die Rheinisch-Westfälische Hochschule Aachen, an den

Bundeskanzler, an die WHO und die ICNIRP sowie an den Petitionsausschuss des Bundestages und des Bayerischen Landtages.

In einer Antwort vom BMU hieß es:

(…) Richtig sei, dass immer wieder Wirkungen (erg.: von Mobilfunksendeanlagen) festgestellt worden seien. Nicht jede Wirkung stelle aber zugleich eine gesundheitsschädliche Wirkung dar. Nur bei gesundheitsschädlichen Wirkungen oder einem begründeten Verdacht auf solche Wirkungen könne der Gesetzgeber eingreifen.

Frau Cremer nahm auch an der Verbändeanhörung zu Mobilfunk im Bundesumweltministerium teil.

Sie trug dort die Krankheitssymptome ihrer Familie nach Inbetriebnahme eines Senders vor und zog folgendes Fazit:

Erkrankungen träten schon weit unterhalb der gesetzlichen Grenzwerte von 450.000 nW/cm² *(4,5 W/m²)* (D-Netz) auf.

Die 26. BimSchV. biete keinen Schutz, da sie lediglich die Körpererwärmung begrenze, aber nicht vor den athermischen Wirkungen – insbesondere der Pulsung – schütze.

Der grundgesetzlich garantierte Schutz der körperlichen Unversehrtheit werde durch die BimSchV. nicht unterstützt - im Gegenteil.

Ihre praktischen Forderungen:

„Keine Sender in Wohngebieten und in der Nähe von Kindergärten und Schulen,

- drastische Grenzwertsenkung,
- Übernahme des Vorsorgeprinzips,
- Beschränkung auf die kleinstmögliche Dosis,
- Übergang auf eine Technik mit ungepulster Hochfrequenzstrahlung,
- unabhängige Forschung zur Ermittlung sachgerechter Grenzwerte,
- Hinzuziehung von Fachleuten,
- richtige Fragestellungen (auf die Qualität der Untersuchungen kommt es an),
- Langzeituntersuchungen und Bewertung wie bei Medikamentenzulassung,

- Errichtung einer Zentralstelle beim BMU zur Sammlung der Fälle von Gesundheitsstörungen (je zur Hälfte mit Fachleuten aus beiden Lagern besetzt), jährliche Berichterstattung, Bekanntmachung bei der Bevölkerung.“

Diese allemal berechtigten und sorgfältig erarbeiteten Forderungen sind durch den rasanten Ausbau des Mobilfunks und verwandter Techniken inzwischen längst überholt.

Einen Monat nach der Anhörung wurde der Familie mitgeteilt, dass zwei neue Studien vorlägen zu der Einwirkung eines Mobiltelefons auf das Gehirn, durchgeführt vom Bundesamt für Arbeitsschutz und Arbeitssicherheit. Es handelte sich aber wiederum nicht um eine Untersuchung zu 24-stündiger oder längerer Hochfrequenzexposition an einer Basisstation.

Nun formulierte Herr Cremer, da seine wiederholte Frage nach Studien, die den Beweis oder Anhaltspunkte für die Unschädlichkeit des Mobilfunks lieferten, nicht beantwortet worden sei, in einem Brief an das BfS: Vielleicht lägen gar keine Langzeitstudien zu Mobilfunk vor? Oder wenn doch, dann deuteten sie möglicherweise nicht auf Unschädlichkeit hin?

Trotz seiner Bitte um „präzise Antwort“ erfolgte nur eine ausweichende Reaktion.

Nach einer freundlichen Einleitung hieß es, dass die beschriebenen Beschwerden wie Hyperaktivität des Sohnes, Kopfschmerzen, Unwohlsein der ganzen Familie sicher unangenehm seien, aber keinen direkten Zusammenhang mit Expositionen durch elektromagnetische Felder zeigten. Auch aus den Angaben zur Exposition ließen sich keine Hinweise auf schädliche Wirkungen durch hochfrequente Strahlung von Mobilfunkanlagen entnehmen.

Es wurde ihnen, wie in solchen Fällen üblich - siehe auch das Fact sheet 296[25] der WHO - empfohlen, auch andere *(d.h. auch psychische, wie aus dem Fact sheet ersichtlich, Erg. d. Hrg.)* Ursachen in Betracht zu ziehen und mit einem Arzt ihres Vertrauens über das weitere Vorgehen zu beraten.

Nach sieben Monaten wurde die Petition der Familie an den Bayerischen Landtag im Ausschuss für Landesentwicklung und Umweltfragen behandelt und Folgendes beschlossen:

Die Unterlagen an die damit befassten Bundesministerien (für Umwelt, für Verbraucherschutz, für Wirtschaft und für Gesundheit) zu übersenden, ebenso an die Bayerische Staatsregierung, zusammen mit dem Vorschlag des Abgeordneten H., nämlich, dass sie trotz aller gesetzlichen Beschränkungen versuchen würden, auf freiwilliger Basis die Antenne so lange abzustellen oder umzusetzen, bis das geklärt sei – laut Vorschlag von H.: dieser Fall näher untersucht und eine Bestätigung gefunden habe oder aber eine Ablehnung.

Der Beschluss wurde nicht verwirklicht *(Herv. d. Hrg.)*.

War es der Widerstand der Mobilfunkbetreiber, der diese einfach durchzuführende Maßnahme scheitern ließ? In der Medizin gilt es als wichtige, diagnostisch verwertbare Methode, dass ein eventuell schädigender Faktor vorübergehend ausgeschaltet wird, um zu überprüfen, ob er tatsächlich verantwortlich für die Symptomatik ist (z. B. bei Risikofaktoren oder bei Allergien oder sonstigen Unverträglichkeiten).

2005 verlautete von offizieller Seite gegenüber einer Bürgerinitiative, dass der strittige Sendekanal mit Richtung auf Cremers Haus inzwischen abgebaut worden sei. Die Familie widersprach und konnte anhand einer Messung durch einen staatlich anerkannten Experten belegen, dass die Aussage nicht zutraf.

Schutz durch Abschirmmaßnahmen

Unter der Abschirmung ging es den Familienmitgliedern in den folgenden Jahren zunehmend besser. Auch Thilos extreme Empfindlichkeit gegenüber Hochfrequenz ließ nach. Als zusätzliche Maßnahmen wurden eine Schwermetallausleitung sowie homöopathische Behandlungen durchgeführt.

Dass zu einem späteren Zeitpunkt weitere Hochfrequenzbelastungen mit Auslösung neuartiger Symptome (wie z. B. Nasenbluten) hinzukamen, bei denen Cremers wiederum für Abhilfe sorgen mussten, ist eine andere Geschichte.

Depression - wie lebendig begraben (CWS)

Ein Hilferuf

Im November 2007 wandte sich Herr Frank verzweifelt an die Bamberger Ärzteinitiative und bat um eine Begutachtung:

„Ich schreibe Ihnen in einer existenziellen Notlage, die sich sicherlich eindeutig durch die massiven Gesundheitsprobleme durch Hochfrequenz-Mobilfunksendeanlagen ergeben, mich in eine berufliche und persönliche Ausweglosigkeit geführt hat, dass bei mir sogar schon Suizidgedanken aufkommen, da ein sinnerfülltes Leben nicht mehr möglich ist.

Um überhaupt noch eine Chance zu haben, zu einem nochmal normalen Leben, auch zu meinen Berufen als Publizist und Buchautor zurückzukehren, wäre ich Ihnen sehr dankbar, wenn Sie mir helfen könnten! (...) Das Drama für mich ist, dass ich meinen Beruf nicht mehr ausführen konnte, daher in die Zuständigkeit des Arbeitsamtes bzw. des Sozialamtes gelangte, natürlich keine finanziellen Mittel mehr habe, um noch umziehen zu können, die einzige Lösung für meine Situation ein Wohnungswechsel in eine geeignete Wohnung ist, bei Abhängigkeit vom Sozialamt aber ein Umzugsgrund vorliegen muss. Da das Sozialamt jedoch das Mobilfunkthema als Umzugsgrund ablehnt, entstand in diesem Jahr ein aufwendiger (Rechts-, d. Verf.) *Streit mit Widersprüchen.*

(...) Die Widersprüche wurden somit abgelehnt und damit auch die für mich nunmehr einzige Möglichkeit, noch umziehen zu können. Ich habe nun fristgemäß einen Monat Zeit, um Klage zu erheben, was ich als letzte Möglichkeit auch tun muss. Ein Anwalt wurde schon im Juni gefunden, der die Vertretung vor Gericht übernehmen will."

Kurz darauf besuchte ich Herrn Frank in seiner Wohnung im vierten Obergeschoss eines größeren Mehrfamilienhauses. Er arbeitete als Redakteur, Fotograf und Buchautor mit den Spezialgebieten Wissenschaft und Technik, Astronomie und Raumfahrt. Exaktes wissenschaftliches Arbeiten mit intensivem Bücherstudium lag ihm sehr, wie man auch aus seiner umfangreichen Bibliothek mit sehr vielen Fachbüchern erkennen konnte.

Wir saßen in seinem Arbeits- und Schlafzimmer, das er als einzigen Raum seiner Wohnung für einen längeren Aufenthalt nutzte, nachdem er ihn mit Aluminiumfolie ausgekleidet hatte. Ich empfand die Atmosphäre in diesem Zimmer als sehr beklemmend. Das über drei Stunden dauernde Gespräch mit dem hochintelligenten Mann ging mir nahe.

Herr Frank, ein eher kleiner, schlicht gekleideter Mann wirkte sehr ernst und traurig, als hätte er einen großen Schmerz erlitten. Die qualvollen Jahre, die er unter Funkbelastung lebte, hatten Spuren in seinem Gesicht hinterlassen.

In der Hoffnung, endlich eine Ärztin gefunden zu haben, die Gesundheitsstörungen durch Mobilfunksendeanlagen nicht von vornherein ausschloss, erzählte er seine Geschichte, genau und gründlich, wie er als Redakteur zu arbeiten gewohnt war. Außerdem übergab er mir Unterlagen, die seine Aussagen untermauerten, ärztliche Berichte, seine Schreiben an Behörden und deren Antworten sowie seine eigenen Aufzeichnungen.

Bis Mitte der achtziger Jahre des vorigen Jahrhunderts arbeitete er bei einer Tageszeitung in der DDR. Daneben war er Chefredakteur eines Technikmagazins. Weil er gegen die politischen Verhältnisse in der DDR protestiert und einen Ausreiseantrag gestellt hatte, wurde er durch den Staatssicherheitsdienst verhaftet und zu längerem Freiheitsentzug verurteilt. Nach 13 Monaten politischer Haft durfte er nach Westdeutschland ausreisen.

Anschließend lebte er in einer bayerischen Stadt. Er fand eine Stelle als Redakteur bei einer kleinen Zeitung und leitete ein Museum. In den neunziger Jahren baute man Stellen ab, und er wurde arbeitslos. Während verschiedener beruflicher Projekte, z. B. einer vom Arbeitsamt geförderten Weiterbildung, Schreiben eines Sachbuches, Recherchen für Fortsetzungsbände blieb er von den Zahlungen des Arbeitsamtes abhängig. Zu dieser Zeit bestanden keinerlei gesundheitliche Probleme, und er konnte sich auf sein geistiges Leistungsvermögen verlassen.

Lärm und Mobilfunksender - krankmachende Faktoren?

Da das Haus, in dem sich seine Wohnung befand, abgerissen wurde, war er gezwungen, umzuziehen.

„Mit dem Bezug dieser Ersatzwohnung im dritten Obergeschoss kam es von heute auf morgen zu gesundheitlichen Problemen, Kopfschmerzen und Schlafproblemen,“ schilderte er in einem Bericht von 2007.

Von der ersten Nacht an schlief der damals 42-Jährige nicht mehr gut. Er wachte morgens wie gerädert auf und fühlte sich vollkommen erschöpft. Bald kamen Dauerkopfschmerzen hinzu. Er konnte sich nicht mehr konzentrieren – schlimm für einen Geistesarbeiter. Er wurde extrem geräuschempfindlich und hatte ständig ein Ohrenklingeln rechts. Zudem litt er unter Antriebsmangel, Unlust, Niedergeschlagenheit mit Grübeln, Vergesslichkeit, Nervosität und Benommenheit, und er verlor den Appetit. Ihm wurde anfallsweise heiß und kalt, er schwitzte nachts stark, sein Blutdruck stieg. Nacken- und Armmuskeln schmerzten, ebenso die Gelenke. Zeitweise verspürte er einen stechenden Schmerz hinter dem rechten Augapfel und Brennen der Augen. Seine Stimmung wurde immer gereizter und aggressiver, dabei fühlte er sich innerlich hilflos.

Er vermutete, dass der Lärm der angrenzenden verkehrsreichen Straße die Ursache seiner Symptome sei. Daher drängte er den Vermieter, Schallschutzfenster einzubauen. Doch nach dem Einbau wurde es nicht besser.

Da der Sommer 2000 sehr heiß war und er wegen des Lärms die Fenster nicht öffnen konnte, hoffte er auf Linderung, wenn es im Herbst kühler würde. Vergeblich!

Seit September 2000 empfand er wiederholt ein unangenehmes Druckgefühl im linken Brustraum. Eine Blutdruckmessung in einer Apotheke ergab einen mäßig erhöhten Wert von 160/100 mmHg. An einem Oktoberabend hatte er plötzlich auf der linken Seite des Brustkorbs einen so starken Druck, dass er mit der Befürchtung, einen Herzinfarkt zu erleiden, in die Notaufnahme des Krankenhauses fuhr. Außer einer Blutdruckerhöhung wurde jedoch kein krankhafter Befund erhoben.

Herr Frank war verzweifelt. Er fühlte sich zu Hause immer schlechter, und er hatte keine Ahnung, wieso.

Ein Lichtblick war für ihn, wenn er sich außerhalb seiner Wohnung aufhielt. Sobald er sich zwei Tage an einem anderen Ort befand, kehrten erholsamer Schlaf, Lebensfreude und Konzentrationsfähigkeit wieder zurück.

Daher richtete er es so ein, dass er ab 2001 jeden Monat seine Eltern besuchte und dort jeweils zwei Wochen blieb. In einem Ferienzimmer, das er in einem dünn besiedelten Tal gefunden hatte, verschwanden seine Symptome ebenfalls innerhalb kurzer Zeit.

Wenn sich sein körperlicher, seelischer und geistiger Zustand jeweils durch Ortswechsel prompt besserte, konnte die Ursache nicht in ihm selbst liegen, folgerte er. Gab es außer dem Lärm und der Hitze Einflüsse, die sich so stark auf sein körperliches und seelisches Befinden, auf sein Denkvermögen auswirkten? Er überlegte hin und her, ohne Ergebnis.

Im September 2002 suchte er Rat bei mehreren Fachärzten. Alle körperlichen Untersuchungsbefunde waren normal. Eine Nervenärztin stellte die Diagnose **„Depressive Entwicklung“**. Sie hielt die quälenden Symptome und den daraus resultierenden Leidensdruck in einem Attest für das Wohnungsamt fest und empfahl dringend, den Umzug in eine ruhige Wohnung zu genehmigen.

„Herr Frank wurde von mir am ... 2002 untersucht. Seit seiner Wohnungsumsetzung in die gegenwärtige Wohnung im Frühjahr 2000 leidet Herr F. unter sehr starken Einschlafstörungen, starken Durchschlafstörungen, folgend hoher Müdigkeit, Kopfschmerzen, Druck auf die Augen und Augenbrennen, Konzentrationsmangel, Appetitmangel und auch Überreizbarkeit, Erscheinungen, die nur und ausschließlich in dieser Wohnung auftreten. Nach jeder Nacht in dieser Wohnung ist Herr F. unausgeschlafen, müde und ermattet.

Als Beweis, dass dies so ist, gibt Herr F. an, dass er in anderen normalen Wohnungen, z. B. während der Urlaubszeit, keinerlei Einschlaf- und Schlafprobleme hat, auch völlig kopfschmerz- und beschwerdefrei ist.

Völlig beschwerdefrei war Herr F. auch in seiner bisherigen Wohnung, in welcher er von 1988 bis zur Wohnungsumsetzung im März 2000 wohnte.

Bei der neuen Wohnung im vierten Stock kann Herr F. wegen ständigen Verkehrslärms, auch nachts, die Fenster nicht öffnen. Auch sind alle

Fenster der Wohnung zur Straße gerichtet. Da die Außenwandstärken dieser Wohnetage wesentlich dünner sind als in den Wohnungen aller anderen Stockwerke dieses Hauses, nimmt Herr F. selbst bei geschlossenen Fenstern den Verkehrslärm nachts störend wahr, was ihm einen normalen Schlaf unmöglich macht.

(...) Eine von Herrn F. angestrebte Tätigkeit als Schriftsteller ist in der gegenwärtigen Wohnsituation nicht möglich, wegen der erheblichen Schlafstörungen, Müdigkeit und Kopfschmerzen ist gegenwärtig auch jede andere Tätigkeit behindert.

(...) Durch diese Wohnungssituation, die Herrn F. veranlasste, nur noch im sehr engen Korridor, dem ruhigsten Raum in der Mitte dieser Wohnung, und nur noch bei völlig geschlossenen Fenstern und Türen, die Nachtruhe aber dennoch mit tagtäglichen Schlafstörungen zu verbringen, ist eine psychosomatische Schädigung auf Grund persönlicher Erfahrungen – Inhaftierung in der DDR aus politischen Gründen - nicht ausgeschlossen.

Während der vier Monate in Untersuchungshaft in M. wurde Herr F. nachts terrorisiert, so dass er kaum schlafen konnte. Nach einer Erholungskur vom Januar bis Februar 1988 war Herr F. bis zur Wohnungsumsetzung vollständig beschwerdefrei.

Auch um Zusammenhang mit psychosomatischen Folgen zu verhindern, ist nervenärztlicherseits dringend angezeigt, Herrn F. eine ruhige Wohnung umgehend zuzuweisen.

Dr. med. Z.“

Wenig später wurde Herr Frank durch eine Rundfunkendung hellhörig. Es gab eine Diskussion zum Thema Elektrosmog mit Herrn Dr. G., einem für Arbeitsschutz zuständigen Ingenieur, und einer Vertreterin des Gesundheitsministeriums.

Dabei ging es um die möglicherweise gesundheitsgefährdende Wirkung hochfrequenter Strahlung, der die Anwohner von Mobilfunkantennen rund um die Uhr ausgesetzt seien. Speziell sei dies anzunehmen, so der Ingenieur, wenn freie Sicht zur Antenne bestehe. Abhilfe könne in begrenztem Maße durch Metallgeflechte wie Fliegengitter oder leitfähige Tapeten geschaffen werden.

Bisher hatte Herr Frank den Mobilfunksendeanlagen auf dem Dach des Nachbarhauses (Entfernung zwischen 25 und 75 Meter) keine größere Beachtung geschenkt. Nach dem Radiobericht fragte er sich, ob seine Beschwerden, die ja nur und ausschließlich in dieser Wohnung auftraten, vielleicht mit der Hochfrequenzstrahlung der nahegelegenen Antennen in Verbindung standen.

Herr Frank sandte eine Lageskizze seiner Wohnung und der benachbarten Mobilfunkbasisstationen an Herrn Dr. G., beschrieb seine Symptome und fragte, ob es einen Zusammenhang zwischen diesen gesundheitlichen Störungen und den Sendern geben könne.

Gleich am folgenden Tag meldete sich Herr Dr. G. telefonisch.

Herr Frank notierte sich Einzelheiten zum Telefonat. Der Ingenieur habe seinen Verdacht bestätigt, dass seine gesundheitlichen Probleme mit den Sendern in Zusammenhang stehen könnten, habe eine Messung angeboten und seine Bereitschaft bekundet, dass er bei Gericht und für Gutachten zur Verfügung stehen würde. Zur Abhilfe habe er Metallfolien empfohlen, die um das Bett herum anzubringen seien.

Herr Frank versuchte es mit den empfohlenen Abschirmmaßnahmen für das Schlafzimmer, scheiterte jedoch an den Türöffnungen, so dass die Wirkung begrenzt war. Da er hoffte, dass ein Umzug eine entscheidende Verbesserung bringen würde, bat er Herrn Dr. G., ihn mit einem Schreiben für das Wohnungsamt zu unterstützen.

Er erhielt keine Antwort auf seine Bitte. Was war der Grund? Wurde dem zunächst so auskunftsfreudigen Ingenieur von seinem Vorgesetzten eine Weisung erteilt?

Nachdem er gelesen hatte, dass die Stadt F. gegen die Regulierungsbehörde für Telekommunikation und Post *(ab 2005 in Bundesnetzagentur umbenannt, d. Verf.)* in Bonn einen Prozess führen wollte, telefonierte er mit dem Leiter des Rechts-, Umwelt- und Ordnungsreferates der Stadt F.

In seiner Aktennotiz vom September 2003 heißt es, dass durch die Klage u. a. geklärt werden solle, ob Anwohner ein Einspruchsrecht hätten, speziell in diesem Fall, bei dem Wohnhäuser und Kindergärten sich in unmittelbarer Nähe befänden und gesundheitliche Beeinträchtigungen möglich seien. Erwähnt wird auch, dass die Strahlungsbelastung unterhalb der gesetzlichen Grenzwerte liege, aber nach einzelnen wissenschaftlichen Studien hier schon Gesundheitsstörungen auftreten könnten.

Im März 2004 konsultierte Herr Frank einen Facharzt für Psychotherapeutische Medizin und Innere Medizin. Dieser bescheinigte eine gravierende **psychosomatische Erkrankung** *(Herv. d. Verf.),* die durch Lärmbelästigung mitverursacht sei bei zugrundeliegender Stressempfindlichkeit durch seine DDR-Haft.

„Aus medizinischen Gründen benötigt Herr Frank möglichst rasch eine Wohnung in einer ruhigen Wohngegend", schrieb der Psychotherapeut in einer Bescheinigung für das Wohnungsamt.

Im Juli 2004 las Herr Frank in der Zeitung, dass eine wissenschaftliche Studie der Öffentlichkeit vorgestellt werden sollte, die eine Zunahme von Krebsfällen im Umkreis eines Mobilfunksenders nachgewiesen hatte. Er rief einen ihm bekannten Redakteur an und bat ihn, die Veranstaltung zu besuchen und darüber in der Zeitung zu schreiben.

Was er am Tag danach las, elektrisierte ihn förmlich. Die Untersucher, Dr. Horst Eger und vier weitere Ärzte aus Naila, Oberfranken, sprachen von einer Verdreifachung des Krebsrisikos innerhalb von fünf Jahren in einem Radius von 400 Metern um eine Mobilfunksendeanlage, verglichen mit den Stadtbezirken, die in größerer Entfernung lagen.

Anscheinend, überlegte Herr Frank, konnten Mobilfunksender nicht nur gesundheitliche Störungen wie die seinen verursachen, sondern auch eine Zunahme bösartiger Neubildungen. Er schrieb umgehend an die zuständige Wohnungsbaugesellschaft, die auf dem Block gegenüber seiner Wohnung zahlreiche Mobilfunkantennen hatte installieren lassen.

„Aufgrund der aktuellen medizinischen Studie über das hohe gesundheitliche Krebsrisiko in unmittelbarer Nähe von Mobilfunksendeanlagen werden Sie aufgefordert, sofort eine Abschaltung und umgehende Demontage der Mobilfunksendeanlagen vorzunehmen, die die Wohnungsbaugesellschaft für zusätzliche Einnahmen und somit eindeutig auf gesundheitliche Kosten ihrer Mieter zugelassen hat."

Die prompte Antwort war ablehnend:

„Ihre Behauptung, aufgrund einer aktuellen medizinischen Studie gäbe es ein hohes gesundheitliches Krebsrisiko in unmittelbarer Nähe von Mobilfunksendeanlagen, ist wissenschaftlich nicht belegt. Es handelt sich dabei möglicherweise um eine Mindermeinung. Dies kann nicht Richtschnur unseres Handelns sein. Für uns maßgeblich sind die geltenden Grenzwerte der 26. Bundesimmissionsschutzverordnung vom 16.12.1996. Bei der betreffenden Anlage werden diese Grenzwerte eingehalten."

In der Folgezeit suchte und fand Herr Frank aus eigenem Antrieb eine Wohnung, die außerhalb der Sichtweite von Mobilfunksendern lag. Dann stellte er mit Schrecken fest, dass er den Umzug aus seinen bescheidenen Mitteln nicht würde finanzieren können.

Anfang 2005 starb sein Vater. Dies trug zusätzlich dazu bei, dass Herr Frank in eine abgrundtiefe Verzweiflung geriet. Er hatte nicht mehr die Kraft, sich selber um eine andere Wohnung zu bemühen. Deshalb empfahl sein Arzt im März 2005 in einem Schreiben, ihm vorübergehend einen gesetzlichen Betreuer für den Bereich „Wohnung" und „Umzug" zur Seite zu stellen. Dem Patienten sei dabei ein Mitspracherecht bei Entscheidungen einzuräumen, und die Fachbibliothek sei als Existenzgrundlage zu erhalten. Die Diagnosen lauteten: ***Anpassungsstörung mit anhaltender depressiver Reaktion, Insomnie*** (Schlaflosigkeit*), **labile Hypertonie*** (schwankender Bluthochdruck).

Als Herr Frank mir das Attest vorlegte, reagierte ich sehr erstaunt. War ihm die Tragweite eines solchen Attestes nicht bewusst? Oder erschien ihm eine Betreuung als das kleinere Übel, weil er selber in seiner depressiven Verfassung nicht wusste, wie er Wohnungssuche und Umzug bewerkstelligen sollte?

Das Versorgungsamt attestierte einen Grad der Behinderung von 50 aufgrund von „seelischer Störung mit psychovegetativen Störungen", das Betreuungsgericht ordnete ihm, wie empfohlen, einen Betreuer bei.

Im Rückblick schrieb Herr Frank: *„Ich suchte nunmehr andere Ärzte auf (Hausarzt und Neurologe, auch CT-Untersuchung), um mittels Attesten eine Wohnung schneller zu finden. Die Ärzte sahen jedoch keinen Zusam-*

menhang zu Mobilfunkanlagen und nahmen dieses Thema nicht in Atteste auf. Auch meine ambulante Behandlung bei Dr. V. (Facharzt für Psychotherapie und Innere Medizin) bestätigte keinen Zusammenhang, sondern attestierte eine psychosomatische Erkrankung, die allerdings ***immer dann sofort gesundete, wenn man an an anderen Orten war*** *(Urlaub, bei den Eltern), was mir schon sonderbar vorkam, Dr. V. aber nicht überzeugte.*

Er schlug mir eine psychotherapeutische Behandlung vor, die über ein Jahr erfolgte, aber zu keiner Besserung führte. Mein Gesundheitszustand wurde immer dramatischer, täglich nun Schlaftabletten und Antidepressiva, ohne Besserung..."

Er deutete an, dass er kurz vor dem Selbstmord gestanden habe.

Demnach verschlechterte sich sein Zustand immer mehr, trotz der Therapiemaßnahmen. Der Wohnungswechsel verzögerte sich, weil das Sozialamt nicht bereit war, sich an den Umzugskosten zu beteiligen.

Wechsel zwischen neuer Wohnung und Ausweichquartier

Herr Frank war inzwischen die Wohnung gekündigt worden. Mithilfe seiner Betreuerin konnte schließlich in letzter Minute ein Appartement angemietet werden, in der auch seine Büchersammlung Platz hatte.

Er schrieb: *„Anfang April 2006 wurde dann noch notdürftig eine Wohnung gefunden, doch wieder unweit von fünf Mobilfunkanlagen rings um die Wohnung im vierten Obergeschoss...Die Hoffnung war, da nun kein unmittelbarer Verkehrslärm vor dem Wohnhaus bestand, dass das Hauptübel doch im Verkehrslärm, jedoch nicht in der Mobilfunkthematik zu suchen war (wozu weiter genaue Informationen fehlten).*

Die gesundheitlichen Probleme blieben aber, waren sogar noch dramatischer geworden als in der Vorwohnung.

Nach ca. 3,5 Stunden Aufenthalt in der Wohnung entstanden Kopfschmerzen, die nicht mehr aufhörten; nach einiger Zeit möchte man nur noch die Wohnung verlassen und tut dies auch (Schreiben oder Lesen, meine wichtigsten Arbeiten, waren unmöglich!). Eine normale Nachtruhe fand einfach nicht statt: Es waren sofort Einschlaf- und Durchschlafstörungen vorhanden, nahezu stündlich schaut man zur Uhr und schlägt sich in völliger Unruhe durch die Nacht; folglich ist man am frühen Morgen unausgeschlafen und müde; nach einiger Zeit entstanden auch rechtsseitig Ohrgeräusche. Es entstand eine zunehmende Tagesmüdigkeit, die schließlich in depressiven Phasen völliger Antriebslosigkeit endete.“

Bei meinem Besuch musste ich Herrn Frank Recht geben: Vom Balkon der neuen Wohnung im vierten Stock bestand in zwei Richtungen freie Sicht zu Mobilfunksendeanlagen, die in ungefähr 250 Meter Entfernung installiert waren.

In dieser Notlage bot der Pfarrer einer Freien Christengemeinde Herrn Frank an, vorübergehend in einem ihrer Gästezimmer zu wohnen. Herr Frank bezog es im Mai 2006 und spürte sehr bald, dass er sich erholte. Er konnte problemlos schlafen und bekam nach und nach wieder Kraft und Lebensmut. Aus Dankbarkeit unterstützte er die Gemeinde bei Organisations- und Computerarbeiten. Während kurzer Aufenthalte in seiner Wohnung traten regelmäßig heftige Kopfschmerzen auf.

Da ihm nun klar wurde, dass nicht die Medikamente oder die Psychotherapie zur Besserung führten, sondern nur der Wechsel zu einem mobilfunkfreien Ort, verschaffte er sich noch weitere Informationen über die Wirkung von Mobilfunksendern auf Menschen und Tiere.

So besuchte er eine Veranstaltung in X. zu dem Thema, die durch den BUND organisiert wurde, und stieß hier auf die Broschüre mit meiner ersten Fallsammlung.

Dort wurden Menschen beschrieben, die wie er schlagartig erkrankt waren und bei denen ebenso wenig wie bei ihm krankhafte Befunde erhoben werden konnten. Sie erholten sich jedoch durch zufälliges oder gezieltes Aufsuchen von funkarmen Orten.

Sein Verdacht, dass die Mobilfunksender verantwortlich für seine Beschwerden seien, verstärkte sich. Dazu passte auch, dass er sich intuitiv den Korridor in der Mitte der alten Wohnung zum Schlafen ausgesucht hatte, der am besten gegenüber der Außenwelt abgeschirmt war. Er begann deshalb, sich erneut um eine andere Wohnung zu bemühen, und achtete darauf, dass sie sich weitab von Sendeanlagen befand.

Dass sich sein Befinden so deutlich gebessert hatte, wirkte auch auf den Hausarzt überzeugend. In einem Attest für das Wohnungsamt von 2006 führte dieser jetzt die Mobilfunksendeanlagen an:

„Diese Beschwerdesymptomatik tritt jeweils nur bei Aufenthalt in dieser Wohnung auf. In unmittelbarer Wohnumgebung befinden sich fünf Mobilfunksendeanlagen. Herr Frank führt die gesundheitlichen Probleme auf die Mobilfunksendeanlagen zurück, da er bereits in seiner Vorwohnung, wo sich ebenfalls zehn Mobilfunksendeanlagen in der Nähe befinden, ähnliche Störungen hatte. Im Zeitraum von 2000 bis 2005 wurde der Zustand von Herrn Frank immer schlechter, verbunden mit psychosomatischen Reaktionen und depressiven Verstimmungen, welche eine medikamentöse Behandlung mit Einnahme von Schlafmittel und Antidepressiva erforderlich machten.

Herr Frank nutzt daher seit Ende Mai 2006 ausschließlich ein Gästezimmer in der Freien Christengemeinde, fernab von Mobilfunksendeanlagen und hat hier keinerlei gesundheitliche Probleme und benötigt keine Medikamente wie Schlafmittel oder Antidepressiva. Er hat seine gesundheitliche Stabilität wiedererlangt.

Es ist daher aus medizinischer Sicht durchaus sinnvoll, um eine dauerhafte Besserung seines Gesundheitszustandes zu erzielen, Herrn Frank einen Umzug in eine Wohnung am Stadtrand, entfernt von subjektiv als sehr belastenden Mobilfunksendeanlagen zu gewähren, um damit einer dauerhaften Arbeitsunfähigkeit vorzubeugen.“

Auf dieses Attest hin wurde Herr Frank im Dezember 2006 vom Sozialpsychiatrischen Dienst des Gesundheitsamtes zu einer nervenärztlichen Untersuchung einbestellt.

Er schilderte mir, dass die Ärztin ihn nicht befragte, ihn nicht einmal anhörte, sondern ihm auf den Kopf zusagte, er habe eine **Wahnerkrankung** und müsse mit Medikamenten behandelt werden.

Das verletzte ihn sehr. Zu oft hatte er nun die Erfahrung gemacht, dass seine geistige Leistungsfähigkeit - die Grundlage seines geliebten Berufs - unter dem Einfluss von Mobilfunksendern extrem absank, aber nach kurzer Zeit wiederhergestellt war, wenn er sich anderswo aufhielt. Er schrieb eine Beschwerde an das Gesundheitsamt.

In der Abschirm-Zelle

Im Februar 2007 musste Herr Frank aus dem Gästezimmer der Freikirche wieder ausziehen, da es von einem Gastpfarrer beansprucht wurde. Zurück in seiner Wohnung, versuchte er, die Außenwände eines Zimmers und der Küche sowie die Fenster mit Aluminiumfolie so weit abzuschirmen, dass er sich ohne Beschwerden aufhalten konnte. Aber dies misslang. Seine Gesundheit verfiel rapide. Er hatte nicht einmal genug Energie, seine Sachen auszupacken und einzuräumen.

Bei meinem Besuch neun Monate später stapelten sich noch die vollen Umzugskisten im Flur und im ungenutzten Wohnzimmer.

Er berichtete, dass aus seinen schier unerträglichen Kopfschmerzen („man will nur weg“) ein mittelschwerer Dauerkopfschmerz geworden sei. Die Schlafstörungen bestünden trotz der Abschirmung weiter. Er verbringe die Tage großenteils außerhalb seiner Wohnung (u. a. im Lesesaal der Stadtbibliothek). Bleibe er zu Hause, steige sein Blutdruck von morgens 140/80 auf mittags 170/105 mmHg.

Direkt lebensgefährlich wurde es beim Autofahren. Im Dunkeln habe er Entfernungen nicht mehr korrekt einschätzen können, meinte er. Seine verzögerte Reaktion und mangelnde Koordination hätten im September 2007 zu einem Auffahrunfall geführt. Seitdem vermeide er, bei Dunkelheit ein Auto zu steuern.

Wenn er seine Heimatstadt oder das funkarme Tal besuche, werde er aber jedes Mal rasch beschwerdefrei. Auch die Blutdruckwerte hätten sich nach wenigen Tagen normalisiert.

Im Auftrag der Agentur für Arbeit erstellte ein Nervenarzt im August 2007 ein Gutachten. Er fand zwar keine Hinweise auf eine Wahnerkrankung wie die Ärztin des Gesundheitsamtes, aber nahm eine **depressive Entwicklung mit Somatisierung und sich dann ausbildender über-**

wertiger Idee[26] (*Herv. d. Verf.*) an. Den Angaben seines Patienten, dass er abseits von Mobilfunksendern keine Beschwerden habe, maß er keine Bedeutung bei: Herr Frank sei auf der Suche nach einer Erklärung und lasse sich durch unseriöse Presseberichte beeinflussen.

Der Medizinische Dienst der Bundesagentur für Arbeit übernahm diese Diagnose. Zu der Frage nach möglichen Auswirkungen von Mobilfunksendeanlagen hieß es im Gutachten:

„Diesbezüglich ist aus sozialmedizinischer Sicht keine Aussage möglich, da bis dato keinerlei wissenschaftlich gesicherte Daten vorliegen, inwieweit eine von Mobilfunkmasten ausgehende Strahlung tatsächlich zu einer gesundheitlichen Beeinträchtigung führen kann. Zum anderen liegen keinerlei Informationen vor, ob in der von Herrn Frank aktuell bewohnten Wohnung tatsächlich eine erhöhte Strahlenbelastung, hervorgerufen durch Mobilfunkanlagen, nachzuweisen ist."

Diese Argumentation vernachlässigt die damals bereits vorliegenden wissenschaftlichen Studien, nach denen gesundheitliche Wirkungen durch gepulste Mobilfunkstrahlung weit unterhalb der Grenzwerte beobachtet wurden. Sie hingen also nicht davon ab, dass die Grenzwerte überschritten wurden.

Nachdem das Sozialamt die Unterstützung eines nochmaligen Umzuges abgelehnt hatte, legte Herr Frank mit Hilfe eines Rechtsanwaltes Widerspruch ein. - Soweit sein Bericht.

Am Ende meines ersten Hausbesuches führte ich orientierende Hochfrequenzmessungen durch. Verwendet wurde das Messgerät HF 38 B (Messbereich zwischen 800 MHz und 2500 MHz) der Firma Gigahertz-Solutions.

Auf dem Balkon ergab die Messung eine Leistungsflussdichte von 4.000 Mikrowatt pro Quadratmeter (μW/m²). Es bestand freie Sicht zu mehreren Mobilfunksendeanlagen. Im abgeschirmten Raum betrug der Messwert 30 μW/m². Da jedoch von der darunter gelegenen Wohnung Signale eines DECT-Telefons erfasst wurden (20 μW/m²), musste aufgrund der Aluminiumverkleidung mit vielfachen Reflexionen und Überlagerungen der verschiedenen Frequenzen gerechnet werden. Derartige Reflexionen können nach ärztlicher Erfahrung äußerst quälend wirken. Die Tatsache, dass auch die damals üblichen DECT-Telefone pausenlos Hochfrequenzsignale aussenden, war Herrn Frank nicht bekannt.

Ende November 2007 besuchte ich Herrn Frank ein zweites Mal. Er zeigte mir die Wohnung, in der er von 2000 bis 2006 gelebt hatte. Im Treppenhaus neben seiner ehemaligen Unterkunft im dritten Stock zeigte das Messgerät 8.000 $\mu W/m^2$ an, auf dem Dachboden 9.000 $\mu W/m^2$.

Danach gingen wir durch die Grünanlage des Wohnblocks. Die dort wachsenden Bäume wiesen schwere Schäden an den Kronen auf. Einzelne Exemplare waren frisch gefällt worden, wie wir an den übriggebliebenen Stümpfen erkennen konnten. Die dafür verantwortlichen Sektorantennen befanden sich auf der gegenüberliegenden Straßenseite in ungefähr 25 und 75 Meter Entfernung. Insgesamt standen im Jahr 2000 etwa zehn Sender auf dem Gebäude.

Anschließend führte Herr Frank mich zu dem Gästezimmer der Freien Christengemeinde. Im Außenbereich lag der Messwert bei 5 $\mu W/m^2$, im Gästezimmer selbst bei 0,5 $\mu W/m^2$. Die Werte betrugen damit von der Größenordnung her ungefähr ein Zehntausendstel des Wertes, der an seiner früheren Wohnung gemessen wurde, und ein Sechzigstel des Wertes in seinem mit Aluminium ausgekleideten Zimmer. Hier waren für die biologische Wirkung vermutlich nicht die vergleichsweise niedrige Leistungsflussdichte entscheidend, sondern die Frequenzmischung aus Mobilfunk- und DECT-Signalen, die durch die Abschirmung im Inneren des Raumes entstand.

Mit der Messung konnte überzeugend nachgewiesen werden, dass Herr F. nicht unter „Einbildungen“ oder einem „Wahn“ litt und seine Beschwerden abhängig von der Strahlenbelastung auftraten oder schwanden. Auch handelte es sich bei dem einsamen Tal, in dem er immer beschwerdefrei war, tatsächlich um ein „Funkloch“, wie ich bei mehreren Besuchen registrierte.

In einer ausführlichen ärztlichen Stellungnahme erläuterte ich, dass ein Zusammenhang zwischen Hochfrequenzexposition und dem Krankheitsbild bei Herrn Frank gesichert und deshalb ein Umzug erforderlich sei. Und es wurde ermittelt, dass seine beiden Wohnungen, verglichen mit dem Durchschnitt der bayerischen Wohnungen, sehr hoch durch Mobilfunk belastet waren.

Herrn Franks Rechtsanwalt nutzte meine Stellungnahme, um die Klage gegen das Sozialamt zu begründen. Nach einem Dreivierteljahr kam die erfreuliche Nachricht: Das Sozialamt stimmte einem Umzug zu und erklärte sich bereit, die Kosten zu übernehmen.

Dies war der letzte Stand. Ich freute mich für Herrn Frank und hoffte, dass er in seiner neuen Wohnung auflebte.

Wissenschaftliche Ergebnisse

Wie erwähnt, befanden sich die Mobilfunksender in Abständen zwischen 25 und 75 Metern bzw. in ca. 250 Meter zu den Wohnungen, die Herr Frank innehatte. In einer solchen Entfernung zu einem Senderstandort treten bei Anwohnern sehr häufig gesundheitliche Störungen auf.

2006/2007 lagen bereits Studien mehrerer Wissenschaftler vor: Santini et al. (2002), Hutter, Moshammer und Kundi (2002), Navarro und Gomez-Peretta (2003), Oberfeld (2004), Abdel-Rassoul (2006).

Abdel-Rassoul und seine Kollegen vom Institut für Umwelt- und Arbeitsmedizin der Universität Menoufiya, Ägypten, verglichen in einer Veröffentlichung aus dem Jahr 2006 85 exponierte *(der Strahlung ausgesetzte)* Personen (Durchschnittsalter 38 Jahre, hiervon 48 nur tagsüber während der Arbeit exponiert) mit einer unbelasteten Kontrollgruppe.

Tabelle (vereinfachter Auszug, CWS)

Neurologische Beschwerden unter Exponierten und Kontrollen

Neurologische Beschwerden	Exponierte Gruppe (N=85) Häufigkeit in %	Kontrollgruppe (N=80) Häufigkeit in %	p
Kopfschmerzen	23,5	10,5	<0,05
Gedächtnisveränderungen	28,2	5,0	<0,001
Tremor	9,4	0,0	<0,01
Schwindel	18,8	5,0	<0,01
Depressive Symptome	21,7	8,8	<0,05
Verschwommenes Sehen	22.3	15,0	>0,05
Schlafstörungen	23,5	10,0	<0,05
Reizbarkeit	27,1	20,0	>0,05
Konzentrationsstörungen	16,5	10,0	>0,05

Die neuropsychiatrischen Beschwerden wie Kopfschmerzen, Gedächtnisveränderungen, Tremor *(Zittern),* Schwindel, depressive Symptome und Schlafstörungen traten bei denen, die der Strahlung ausgesetzt waren, signifikant häufiger auf als bei der Kontrollgruppe. (Signifikanz-Niveau p unterhalb 0,05 bzw. 0,01.)

Bei Herrn Frank finden sich ganz ähnliche Symptome.

Derartige Beschwerden werden seit 70 Jahren in der wissenschaftlichen Literatur angeführt als typische Reaktionen von Menschen auf Hochfrequenzexposition. Professor Dr. med. Karl Hecht und Dr. Ulrich Warnke haben eine große Zahl von Studien ausgewertet und zusammengefasst. Offenbar kannten der begutachtende Nervenarzt und der Arzt vom Medizinischen Dienst der Agentur für Arbeit keine der genannten Untersuchungen.

Die behandelnden Ärzte reagierten ungläubig auf Herrn Franks Hinweis, dass er außerhalb seiner Wohnung völlig beschwerdefrei sei. Dies hatte er ja selber immer wieder quasi experimentell ausprobiert. Nahmen sie ihn nicht ernst? Schrieben sie seine Symptome seiner politischen Vergangenheit zu oder bislang unbekannten seelischen Konflikten?

Als Herr Frank später einen Zusammenhang mit Mobilfunksendern vermutete, wurde auch dies von seinen Ärzten nicht aufgegriffen. Sie versäumten es, in der wissenschaftlichen Literatur nachzuforschen, ob er Recht haben könnte. Verließen sie sich auf Berichte im Deutschen Ärzteblatt oder die Aussagen des Bundesamtes für Strahlenschutz, das gewissermaßen als Dogma verkündet: **„nach dem jetzigen Kenntnisstand sind bei Einhaltung der geltenden Grenzwerte keine schädlichen Auswirkungen zu erwarten“** *(Herv. d. Verf.)*? Im Ergebnis setzten sie sich nicht für eine funkarme Wohnung ein.

Es ist eine wahre Folter, nicht schlafen zu können, sagte ein Kollege, der jahrelang die Nächte außerhalb seines Hauses im Wald verbringen musste, weil er die Strahlung des benachbarten Mobilfunksenders nicht vertrug.

Schlafentzug ist wahrscheinlich eine der häufigsten Peinigungsmethoden diktatorischer Regimes, angewendet in Gefängnissen und Lagern. Er hinterlässt keine nachweisbaren Spuren und kann ohne großen Aufwand durchgeführt werden: Beleuchtung der Zelle mit auf den Häftling gerichteten Scheinwerfern, ständige Schlafunterbrechung durch nächtliche Verhöre und Appelle. Dies dient dazu, den Widerstand des Häftlings zu brechen.

Nach kurzer Zeit treten auf: Hypervigilanz *(übermäßige Wachheit)* mit gesteigerter Schreckreaktion, Konzentrationsstörungen, emotionale Ausbrüche mit Gereiztheit oder Depression, mangelndes Identitätsgefühl und Verwirrtheit, dazu verschiedene körperliche Störungen wie Schwindel, Kreislaufstörungen usw. Diese Symptome gleichen z. T. denen der Menschen, die unter Mobilfunksendern leiden.

Welche Diagnosen wurden genannt?

Folgende Diagnosen aus dem neurologisch-psychiatrischen Fachgebiet wurden gestellt:

- psychosomatische Erkrankung
- depressive Entwicklung mit Somatisierung *(körperlichen Symptomen)* und überwertiger Idee
- Wahnerkrankung
- Anpassungsstörung mit anhaltender depressiver Reaktion
- Posttraumatische Belastungsstörung

Psychiatrische Diagnosen dieser Art beruhen auf dem, was der Patient subjektiv schildert und dann vom Arzt interpretiert wird. (Mit psychologischen Tests kann der Schweregrad beurteilt werden.)

Die depressive Verstimmung bei Herrn Frank war für mehrere Ärzte offensichtlich. Dabei wurden innerseelische Vorgänge als die Ursache angesehen.

Nach lebensbedrohenden Erlebnissen entwickelt sich nicht zwangsläufig eine posttraumatische Belastungsstörung als Folge, sondern dies hängt auch davon ab, ob psychische Schutzfaktoren oder ein verständnisvolles Umfeld vorhanden sind oder nicht.

Aber: Wenn sich der Arzt nur auf die seelischen Symptome wie Depression oder Ängste konzentriert, werden objektive äußere Belastungen nicht erfasst, die sich seelisch auswirken und möglichst beseitigt oder gelindert werden sollten, wie z. B. unzumutbare Bedingungen am Arbeitsplatz, beengte Wohnverhältnisse, schwere Erkrankung. Sie müssen gesondert erfragt werden. Solche Aspekte der Realität in ihrer Bedeutung richtig einzuschätzen, erfordert vom Arzt ein hohes Maß an beruflicher und sozialer Kompetenz.

Um eine psychosomatische Erkrankung im Rahmen einer depressiven Entwicklung dürfte es sich nicht handeln, denn eine solche taucht nicht wiederholt binnen eines Tages auf oder verschwindet wieder.

Das Vorliegen einer „überwertigen Idee“ („Mobilfunksender sind schuld an meinem Leiden“), scheidet selbstverständlich aus, da das Krankheitsbild bereits im Jahr 2000 aufgetreten war und Herr Frank damals die Mobilfunksender noch nicht in Betracht gezogen hatte.

Es liegt auf der Hand, dass die Diagnose eines Wahns nicht gestellt werden darf ohne genaue Befragung. Mit dem Ausdruck „Wahn“ rückt die Überzeugung des Patienten eindeutig ins Krankhafte: weil entweder eine Psychose oder ein isolierter Wahn angenommen wird. Mit diesem Begriff sollten Ärzte äußerst vorsichtig umgehen, vor allem, wenn sie sich auf psychiatrischen Gebiet nicht auskennen. Wenn einmal das Etikett „Wahn“ von einem Mediziner vergeben wurde, ist es für andere Ärzte nicht so leicht, sich davon zu distanzieren.

Eine Anpassungsstörung tritt nach einer bedeutsamen Lebensveränderung auf, sie hält nicht jahrelang an.

Posttraumatische Belastungsstörung: Gegen diese Diagnose spricht, dass Herr Frank bis zu seinem Umzug im Jahre 2000 objektiv leistungsfähig war, im Beruf und im Ehrenamt, und seine Gedanken sich inhaltlich nicht um die Erlebnisse in der DDR drehten. Er nahm dennoch den Rat des Arztes an, sich in psychotherapeutische Behandlung zu begeben. Obwohl er es selbst absurd fand, dass seine Symptome mit der Haft in der DDR zu tun haben sollten, weil es ihm über 13 Jahre gut gegangen war, ließ er sich mit einem Fünkchen Hoffnung darauf ein, um nichts zu versäumen.

Uninformierte Ärzte - Diagnose verfehlt

Herr Frank war in seiner Wohngegend sicher nicht der Einzige mit derartigen Beschwerden. Er baute darauf, von Seiten unseres Gesundheitssystem Hilfe wegen unerträglicher Symptome zu bekommen. Als diese ausblieb, forschte er selber beharrlich nach einer Ursache, nachdem ihm aufgefallen war, dass er an Orten außerhalb seiner Wohnung nicht an Beschwerden litt.

Wie für viele Menschen war Mobilfunk für ihn ein neues und unbekanntes Thema. Mit seinen technischen Interessen stand er ihm nicht von vornherein ablehnend gegenüber. Indem er selber ausprobierte, an welchen Plätzen es ihm besser ging, gewann er allmählich die Überzeugung, dass ein Zusammenhang zwischen seinen Beschwerden und den Mobilfunkantennen bestand. Nun erlebte er - was viele Elektrosensible beklagen - , dass die behandelnden Ärzte ihn nicht für voll nahmen und sogar einen Wahn oder eine überwertige Idee diagnostizierten.

Waren es Überlastung und Zeitdruck, Gefangensein in Routine oder der Umstand, dass den Ärzten ein Patient, dessen Zustand sich trotz aller Bemühungen nicht besserte, schlicht „auf die Nerven ging"? Über den psychiatrischen Diagnosen geriet aus dem Blickfeld, dass die Symptome einmal in voller Stärke, ein andermal gar nicht vorhanden waren, je nach Aufenthaltsort. Einzig der Hausarzt griff schließlich in seinem letzten Attest die präzisen Bemerkungen des Patienten auf.

Ich hatte auf Herrn Franks Wunsch hin mit seinem Psychotherapeuten, einem Arzt, telefoniert und begegnete schierem Unglauben. Er meinte, wenn funkbedingte Gesundheitsschäden nachgewiesen wären, hätte er darüber sicher schon in den Fachzeitschriften gelesen. Dass es politische Gründe geben könnte, solche Ergebnisse nicht zu veröffentlichen, vermochte er sich anscheinend nicht vorzustellen *(s. Kapitel „Die Verflechtungen von Industrie, Wissenschaft, Politik und Medien")*.

Wie kam es zu dieser für Patienten gefährlichen Situation? Vielen Menschen, leider auch Ärzten, mangelt es an tiefer gehenden physikalischen Kenntnissen über elektromagnetische Strahlung und deren biologische Auswirkungen. Sie übernehmen daher unkritisch die von staatlichen Autoritäten vorgetragenen Behauptungen, dass unterhalb der Grenzwerte keine negativen Effekte auf die menschliche Gesundheit nachgewiesen worden seien.

Ganz allgemein erfahren Ärzte in ihrer Ausbildung eher wenig über Umweltfaktoren als Krankheitsauslöser (wie z. B. Chemikalien im Trinkwasser oder in der Luft), und entsprechend selten denken sie bei ihren Patienten daran.

Während in den ersten Jahren nach Einführung der modernen Mobilfunktechnik kritische Stimmen häufiger in den Medien zu finden waren, die einen Ausbaustopp und wissenschaftliche Untersuchungen forderten, tauchten diese umso weniger auf, je stärker der Ausbau vorangetrieben wurde und sich das drahtlose Telefonieren verbreitete. Und bis sich die Erkenntnisse der Wissenschaft in der Bevölkerung und auf der politischen Ebene durchgesetzt haben, kann es erfahrungsgemäß eine gewisse Zeit dauern. Gerade wenn sie sich, wie bei Mobilfunk, gegen die Profitinteressen einer milliardenschweren Wirtschaftsmacht richten.

Es liegt daher in der Verantwortung des einzelnen Arztes, wenn er seinen Beruf ernstnimmt, sich das erforderliche Wissen anzueignen, seine Informationsquellen zu hinterfragen und damit den unter der Funkstrahlung leidenden Patienten besser gerecht werden zu können.

Eine kranke Familie – Gereizt und wie unter Strom (CWS)

Eine Unzahl von Symptomen

„Glauben Sie, dass unsere Beschwerden mit der Mobilfunkanlage zu tun haben, die etwa hundert Meter von unserem Haus entfernt steht? Die ganze Familie ist krank, seit vier Jahren, bald nachdem der Sender eingeschaltet wurde!“

Die blass und bedrückt aussehende Frau, die in meinem Alter zu sein schien, schaute mich fragend an. Der hinter ihr stehende Ehemann nickte bestätigend.

Es war während einer Veranstaltung im Oktober 2004, als Mitglieder einer Ärzteinitiative einen Vortrag hielten zum Thema „Krankheitshäufung bei Anwohnern von Mobilfunkbasisstationen". Gleich an jenem Abend sprachen mich Betroffene an und baten um eine Untersuchung. In den nächsten Tagen läutete mein Telefon fast ununterbrochen.

Ein paar Wochen später fuhr ich zu jener Familie. Sie wohnte im eigenen Haus am Rande einer größeren Stadt. Von dem weitläufigen baumbestandenen Garten aus konnte man die Mobilfunkantennen auf dem angrenzenden Werksgelände sehen.

Frau Hausmann öffnete mir die Tür. Die 46-Jährige, leger gekleidet, mit kurzen blonden Haaren, wirkte etwas verlegen und hilflos. Spontan, dann auf Fragen nannte sie mir ihre gesundheitlichen Probleme.

„Ich bin von Beruf Grundschullehrerin, und als erstes ist mir im Jahre 2000 aufgefallen, dass mein Gedächtnis und die Konzentration nachließen. Ich bin ständig gereizt. Außerdem: diese Unruhe, Unwohlsein und Schwindel. Ich kann schwer einschlafen und wache nachts viele Male auf. Auch in Ferienzeiten, wenn es weder Schulstress noch Sorgen gibt, kann ich nur oberflächlich schlafen. Ich habe häufig Kopfschmerzen und bin immer müde. Mir fallen die Wörter nicht ein, die ich sagen will. Meine Augen lassen mich im Stich, ich sehe oft verschwommen. In den Ferien, in denen wir mit dem Wohnmobil ins Ausland reisen, habe ich diese Symptome nicht."

Sie fuhr fort: Außer einer Gallenblasenentfernung und Harnblasenentzündungen sei sie nicht krank gewesen. Es seien Knoten in der Schilddrüse festgestellt worden. Eine Ursache für ihre Beschwerden sei weder beim Hausarzt noch bei den Fachärzten gefunden worden.

Den Aufbau der Sender auf dem benachbarten Gelände habe sie mitverfolgt, ohne daran zu denken, dass sie Auswirkungen auf sie haben könnten. Erst, als die Gesundheitsstörungen bei ihr und den anderen Familienmitgliedern auftraten, habe sie die Sender in Betracht gezogen.

Ihr Vater lebe mit im Haus, die Mutter sei vor mehr als zehn Jahren an Krebs gestorben. Ihre drei Kinder seien Wunschkinder: eine Tochter von siebzehn Jahren, zwei Söhne von dreizehn und zehn Jahren.

Sie habe sich anfangs die Frage gestellt, ob es mit der Pubertät der Kinder zusammenhänge, dass es so häufig Streit gebe und alle schon bei nichtigen Anlässen explodierten. Sie selber habe dauernd das Gefühl, dass sie „ platzen“ könnte, als stünde sie unter Strom.

Es gebe Zeiten, in denen sie sich alles, was sie erledigen wolle, auf Zetteln aufschreiben müsse.

„Das Hirn spielt nicht so mit; der Geist ist nicht fit.“

In ihrem im Keller liegenden Arbeitszimmer könne sie sich noch am besten konzentrieren. Ihr Beruf, den sie in Teilzeit ausübe, habe ihr immer Freude gemacht.

Vor dem Einschalten der Sendeanlage sei bei ihnen in der Familie alles in Ordnung gewesen.

Sie wisse, dass ihre Nachbarn ebenfalls Beschwerden hätten. Sie habe eine Reihe von Briefen an Behörden und Politiker geschrieben und organisiere den Protest unter den Anwohnern mit Unterschriftensammlungen. Damit wolle sie versuchen, die Aufrüstung der bestehenden Sendeanlage und die Erweiterung mit UMTS noch zu verhindern.

Sie zeigte mir Ausschnitte aus der Lokalzeitung, in denen detailliert über die Aktionen der Bürgerinitiative berichtet wurde und Leserbriefe zum Thema abgedruckt waren.

Während des Gesprächs mit Frau Hausmann gesellte sich der Ehepartner, 48 Jahre alt, hinzu, ein kräftiger Mann mit kleinem Schnauzbart und runden Wangen. Er kam direkt von der Arbeitsstelle. Für ihn als ausgebildeten Mechaniker war es die berufliche Erfüllung, als er die Werkstattleitung in seiner Speditionsfirma übernehmen konnte. Er ließ durchblicken, dass er sich jetzt große Sorgen um die Familie mache.

Er selber merke nichts Besonderes, bis auf seine Hautsymptome, meinte er. Wenn er sich über den Arm streiche - er führte es vor - , werde die Haut rot und geschwollen.

Auf mein genaues Nachfragen gab er dann doch noch Auffälligkeiten an: Er sei dauernd müde, schlafe schlecht, schrecke nachts hoch, leide an rheumaartigen Schmerzen, Kopfdruck, Konzentrationsstörungen und Vergesslichkeit.

In den letzten Monaten müsse er nachts des Öfteren zum Wasserlassen aufstehen, beim Wachwerden morgens habe er eine Zeitlang Kopfschmerzen und könne schlecht sehen. Am Arbeitsplatz fühle er sich viel wohler. Im Übrigen sei er, abgesehen von kleineren Sportverletzungen und gutartigen Darmpolypen, immer gesund gewesen.

Seine Frau erinnerte ihn daran, dass er auch gereizt sei und schnell wütend werde.

Er ergänzte: Seit vier Jahren sei etwas anders in der ganzen Familie. Man rede nicht mehr normal miteinander.

Alle reagierten überreizt. Im Urlaub mit der Familie sei er beschwerdefrei, könne gut schlafen, und die Stimmung aller Familienmitglieder sei gut wie früher, selbst wenn sie im Wohnmobil eng aufeinander hockten.

Das Gespräch wurde unterbrochen, als die siebzehnjährige Tochter Dorothee, Schülerin eines Gymnasiums, leise hereinkam.

Freimütig erzählte sie: Seit etwa 2000 leide sie unter Kopfschmerzen, Unruhe und Schlafstörungen. Nach dem Umzug in ein Zimmer im ersten Stock, auf die Seite zum Sender hin, hätten sich diese Symptome verschlimmert, und es seien neue Beschwerden hinzugekommen. Damals seien sie sich über die Wirkung der Mobilfunksender noch nicht im Klaren gewesen.

Im Fragebogen kreuzte sie ihre zahlreichen Symptome an. Die Häufigkeit der Beschwerden wurde tabellarisch erfasst mit der Unterteilung „ständig“, „häufig“ und „manchmal“.

Ständig fühlte sie sich belastet durch: Einschlafprobleme („ich liege bis zu vier Stunden wach im Bett und wälze mich herum“), chronische Erschöpfung, depressive Stimmung, Schwindel, Magenbeschwerden und Appetitlosigkeit.

Häufig: Unruhe, Benommenheit, Gleichgewichtsstörungen, Übelkeit, Reizbarkeit, Konzentrations- und Lernprobleme, Wortfindungsstörungen, Infekte, Haarausfall, Schluckschwierigkeiten, nächtliches Schwitzen.

Manchmal: Kopfschmerzen, aggressive Ausbrüche, Nasenbluten, Gelenk- und Gliederschmerzen, Wiederauftreten von Akne, Herzrhythmusstörungen und Kollapszustände.

Der Hausarzt habe bei der körperlichen Untersuchung nichts Besonderes gefunden. Es sei eine Depression diagnostiziert worden.

Auch die zwei Söhne waren betroffen. Den älteren lernte ich nicht kennen, da er zum Sportverein gegangen war. Beide litten an Übergewicht, hatten Probleme beim Lernen und auffällige Stimmungsschwankungen. Häufig waren sie lustlos, missmutig oder gerieten leicht außer sich. Dann schrien sie laut herum und knallten die Türen zu.

Unterschiedliche Belastung in Räumen und Garten

Zunächst saßen Frau Hausmann und ich in der Wohnküche, in die die Strahlung der Sendeanlage von schräg oben einfiel. Ich fühlte mich bald unwohl, aber ich kam gar nicht dazu, einen möglicherweise besseren Platz vorzuschlagen, da Frau Hausmann in ihrer Anspannung und Verzweiflung sofort begann, über die Leidensgeschichte der Familie zu berichten. Zwischendurch wollte sie wissen, wie man am besten abschirmen könne.

Ich übergab ihr die Fragebögen, die der Salzburger Arzt Dr. Oberfeld entwickelt hatte, um die Symptome der Anwohner von Mobilfunksendeanlagen zu erfassen.

Anschließend gingen Herr und Frau Hausmann mit mir durch das Haus. Der Familienvater beabsichtigte, einzelne Räume mit spezieller Abschirmtapete auszustatten. Die Rollen standen schon auf dem Flur. Er hatte sich anhand einer Broschüre des Landesamtes für Umweltschutz, Augsburg, und eines Merkblattes aus dem Kreisumweltamt über Schutzmaßnahmen informiert.

Frau Hausmann führte mich von Zimmer zu Zimmer und drängte sehr zu Messungen, so, als hinge alles von den Ergebnissen ab. Sie suchte offenbar die Bestätigung für ihren Eindruck, dass die Sendeanlage für ihre Leiden verantwortlich sei. Tatsächlich wurde bei der Tochter, die am stärksten beeinträchtigt erschien, die höchste Belastung festgestellt.

Zuletzt schauten wir noch in den Raum, der für den jüngsten Sohn hergerichtet war. Er hatte eine Miniaturlandschaft aus seinem Baukasten fantasievoll gestaltet und freute sich, sie mir zu zeigen.

Frau Hausmann war erleichtert über meine Mitteilung, dass die dort erhobenen Messwerte sehr gering seien. Die dicke Außenwand und zwei Zwischenwände hielten die Strahlung ab, und das Fenster lag auf der senderabgewandten Seite. Am angenehmsten war es allerdings für mich und auch für die Mutter in ihrem Büro, das im Keller lag.

Ich erkundigte mich nach familiären Sorgen und finanziellen Belastungen, ob sie Neuanschaffungen vorgenommen hätten und ob, neben der Errichtung der Mobilfunkantennen, andere Veränderungen in der Umgebung stattgefunden hätten. Frau Hausmann war nichts dergleichen bewusst.

In den letzten Jahren waren einige ihrer Zierpflanzen an bestimmten Stellen eingegangen. Es betraf vor allem die Fensterbank im Esszimmer. Auch neuerworbene Gewächse starben nach kurzer Zeit ab.

Später zeigte mir Frau Hausmann im Garten geschädigte Bäume. An der Grundstücksgrenze hatte früher eine dichte Baumreihe gestanden, nun war diese lückenhaft, und man konnte die beiden Mobilfunksendeanlagen mit jeweils drei Sektorantennen auf dem Nachbargrundstück erkennen. Die Lebensbäume waren an manchen Stellen braun verfärbt. Apfel- und Kirschbäume sowie ein Nussbaum wiesen am Stamm Längsrisse in der Rinde auf.

Vier Jahre zuvor errichteten zwei verschiedene Betreiber die GSM 900-Sender in ungefähr hundert Meter Entfernung auf den Gebäuden eines regional bekannten Unternehmens.

Ich hatte von anderer Seite gehört, dass die Inhaber sich intensiv mit dem Thema auseinandergesetzt hatten und zu der Überzeugung gekommen waren, dass von der Sendeanlage keine Gesundheitsgefahren zu befürchten seien. Sie verbrachten selbst zwischen zehn und vierzehn Stunden täglich auf dem Firmengelände.

Um mir einen Überblick über die Funkbelastung zu verschaffen, führte ich mit meinem Messgerät eine orientierende Summenmessung der hochfrequenten Felder durch. Die Ergebnisse sind in Tabelle 1 zusammengefasst.

Tab. 1

Messinstrument: HF 38 B von Gigahertz-Solutions, Messbereich 800 bis 2500 Megahertz

Zeitpunkt der Messung: am...November 2004, 20 Uhr (teilweise sind Abschirmtapeten angebracht)

Angaben in Mikrowatt pro Quadratmeter

Esszimmer	50 μW/m²
Küche	20 μW/m²
Wohnzimmer	150 μW/m²
Kinderzimmer Dorothee	300 μW/m²
Kinderzimmer	20 μW/m²
Kinderzimmer	250 μW/m²
Schlafzimmer	10 μW/m²
Garten	1600 μW/m²

Dorothees Vorstellung vor Behördenvertretern

Anfang 2005 luden mehrere Ärzte der Region Beamte des Bundesumweltministeriums und des bayerischen Staatsministeriums für Umwelt und Gesundheit zu einer Fallvorstellung in einer Allgemeinpraxis ein. Wegen der schwerwiegenden Symptomatik und weil der Verdacht bestand, dass es einen Zusammenhang mit der Mobilfunkbelastung gebe, stellte der behandelnde Hausarzt neben anderen Fällen auch die Tochter der Familie Hausmann vor. Ich war ebenfalls anwesend.

Dorothee berichtete eindrucksvoll über die abrupten Stimmungsumschwünge, die sie manchmal erlebte.

„An einem Abend nach Weihnachten bin ich nach einem schönen Tag mit Freunden zufrieden nach Hause zurückgekehrt. Aber kaum war ich in meinem Zimmer, ist es schlagartig über mich gekommen, ein Kollaps mit Herzrasen, Zittern und Schreien und Weinen. Ohne jeden Grund!"

Die staatlichen Vertreter ließen sich gleichwohl nicht erschüttern und beriefen sich auf die Aussagen des Bundesamtes für Strahlenschutz, nämlich, dass in wissenschaftlicher Hinsicht unterhalb der Grenzwerte bisher keine Gesundheitsschäden nachgewiesen seien. Diese Einschätzung war für die Betroffenen und die anwesenden Ärzte, die sich Hilfe von den Behörden versprochen hatten, in hohem Maße enttäuschend.

Daraufhin entschloss sich das Ehepaar im Laufe des Jahres 2005, Klage gegen den Grundstückseigentümer einzureichen, auf dessen Gelände die Mobilfunksender standen.

Verschlimmerung 2005 und 2006, UMTS-Ausbau

Während des Jahres 2005 nahmen bei den Familienmitgliedern Reizbarkeit und die Neigung zu sinnlosen Streitereien immer mehr zu. Herr Hausmann war in seiner Freizeit am Abend und am Wochenende damit beschäftigt, die Abschirmtapeten anzubringen. Sie mussten geerdet und später mit heller Farbe überstrichen werden. Ein Zimmer nach dem anderen wurde fertiggestellt, schließlich auch Dorothees Schlaf- und Arbeitszimmer im ersten Stock.

Anfang Dezember rief Dorothee mich an: „Ich besuche jetzt die 12. Klasse des Gymnasiums. Ich bin faul geworden und kann mich nicht aufraffen, Hausaufgaben zu machen. Ich habe ganz aufgehört zu lernen. Die Noten sind mir einerlei, auch wenn sie ins Abiturzeugnis kommen. Ich will bloß noch schlafen. Seit August ist es so extrem, dass ich gar nichts mehr machen will und mir alles egal ist."

Ich fragte nach weiteren Symptomen. Sie nannte: Vergesslichkeit, Wortfindungsstörungen, Unfähigkeit, sich zu konzentrieren, Appetitlosigkeit (sie esse Kinderbrei), Haarausfall. Das Einschlafen sei immer noch schwierig (sie liege drei bis vier Stunden wach), gelegentlich verschwommenes Sehen, sie höre „irgendwie“ schlecht. Manchmal Herzflattern, plötzliches Schwitzen. Nur Schwindel, Kopfschmerzen und Akne seien besser geworden durch die Abschirmung. Seit dem Sommer nehme sie ein Medikament gegen Depressionen und besuche regelmäßig einen Psychotherapeuten.

„Wenn ich bei Freunden bin, geht es mir besser. Bei mir zu Hause sind alle dauernd gereizt.“

Es ist in diesem Falle nicht leicht, die wahrscheinlich durch Mobilfunk verursachten Symptome von solchen abzugrenzen, die durch das Antidepressivum hervorgerufen sein könnten. Gleichgültigkeit und erhöhtes Schlafbedürfnis würden dafür sprechen, dass es sich um eine Medikamentennebenwirkung handelt.

Im Jahr 2006 montierte Herr Hausmann mit nachbarlicher Hilfe Wärmeschutzfenster auf der Seite des Hauses, die den Sendern zugewandt war. Er hoffte, dass die metallbedampften Scheiben zu einem besseren Schutz vor dem Funk beitragen würden.

Nachdem eine UMTS-Anlage auf dem Nachbargebäude installiert worden war, hatte sich die Situation auf Hausmanns Grundstück noch mehr zugespitzt. Hinzu kam, dass neuerdings auch aus den anderen Richtungen mehrere Sender einstrahlten, wobei die Entfernung einen Kilometer oder mehr betrug.

Im November 2006 telefonierte ich mit Dorothee.

Sie berichtete: Seitdem bei ihr ein Fenster mit Wärmeschutzverglasung eingesetzt worden sei, fühle sie sich wohler. Es dauere nur noch eine Stunde, bis sie einschlafe. Ihre Stimmung sei besser. Sie habe keine schweren Durchhänger mehr und könne wieder lernen. Wenn sie ihre Hausaufgaben erledige, setze sie sich zu Beginn an den Schreibtisch, aber es ziehe sie dann regelrecht auf den Boden in Richtung Sofa unter die Dachschräge. Sie gehe weiter zur Psychotherapie und nehme ein

Antidepressivum. Nach dem Essen sei ihr oft übel, Magen und Darm machten Geräusche. Eine Magenspiegelung sei geplant.

Zwei Tage später stattete ich der Familie einen Hausbesuch ab.

Mir fiel auf, dass im Kinderzimmer des älteren Sohnes auch bei diesem Besuch noch keine Abschirmtapete angebracht war.

Schon früher war die Abschirmung ein großes Thema gewesen. Herr Hausmann hatte zuletzt viel Arbeit in die neuen Fenster gesteckt. Er wirkte äußerlich recht robust, und da er handwerklich und technisch geschickt war, dürften ihm diese Arbeiten nicht schwerfallen. Dennoch hatte er es zeitlich oder kräftemäßig nicht geschafft. Spielte auch hinein, dass ihm manchmal der Antrieb fehlte? Oder dass er aufgrund seiner Rheumaschmerzen und seiner Erschöpfung nicht so weit gekommen war, wie er gehofft hatte?

Bei allen Familienmitgliedern war die Stimmung auch diesmal hektisch und gereizt.

Ich bat sie, den inzwischen erweiterten Symptom-Fragebogen noch einmal auszufüllen.

Frau Hausmann verspürte neue Beschwerden, die im Jahr 2006 erstmalig aufgetreten seien, nach Errichtung des UMTS-Senders Ende 2005: „Ich zittere innerlich, bebe und vibriere, ich bekomme weiche Knie, und meine Schlafstörungen sind noch stärker geworden."

Außerdem leide sie an häufigem Wasserlassen nachts und an Magen- und Darmbeschwerden. Bei Ferienaufenthalten, 2005 in Frankreich und 2006 in Italien, sei für sie die Nachtruhe im Wohnmobil sehr gut und erholsam gewesen. Wenn sie mal nicht habe schlafen können, habe sie im Nachhinein einen Mobilfunksender in der Nähe entdeckt. Auch im Skiurlaub in Österreich habe sie ganz tief und lange geschlafen und sei morgens so frisch aufgewacht, wie es zu Hause schon lange nicht mehr der Fall sei.

Ich führte erneut eine Messung durch (siehe Tabelle 2), bei der jetzt eine niederfrequente Taktung nachweisbar war. Eine derartige sehr langsame Taktung wurde erstmalig im Sommer 2006 in Oberammergau festgestellt, nachdem eine neue Systemtechnik[27] installiert worden war.

Viele Anwohner dort hatten nach kurzer Zeit starke Beschwerden entwickelt. In der Presse war ausführlich darüber berichtet worden. Noch im Februar 2007, anlässlich einer Bürgerversammlung, die sogar von einem Fernsehteam aufgenommen wurde, verneinte der Vertreter der Betreiberfirma, dass die Technik geändert worden sei(!).

Tab. 2 Orientierende Summenmessergebnisse vom ...11.2006, 18 Uhr: In Zimmern und Garten ist eine niederfrequente Taktung nachweisbar (trotz Abschirmung durch Tapete und Fenster).

Esszimmer	400 $\mu W/m^2$
Küche	40 $\mu W/m^2$
Wohnzimmer	20 $\mu W/m^2$
Kinderzimmer Dorothee	80 $\mu W/m^2$
Kinderzimmer	20 $\mu W/m^2$
Kinderzimmer	400 $\mu W/m^2$
Schlafzimmer	20 $\mu W/m^2$
Arbeitszimmer Keller	2 $\mu W/m^2$
Garten	1700 $\mu W/m^2$

Weil Dorothee so anschaulich geschildert hatte, wie es sie beim Lernen förmlich vom Schreibtisch Richtung Sofa „ziehe“, maß ich an beiden Stellen: Am Schreibtisch fand ich einen Wert von 80, am Sofa 20 Mikrowatt pro Quadratmeter *(siehe Tabelle 2)*. Dorothee reagierte wie ein sensibles Messgerät!

Sommer 2007, Begutachtung und Zukunftspläne

Anfang August 2007 besuchte ich die Familie erneut.

Dorothee hatte inzwischen das Abitur bestanden und begrüßte mich strahlend: „Ich habe in Würzburg einen Studienplatz für Chemie! Neulich war ich mit meiner Mutter dort, und wir haben schon eine Wohnung gefunden. Gerade bin ich dabei, das Antidepressivum langsam abzusetzen.“

Beschwerden träten zwar noch hin und wieder auf, erst vor einer Woche sei sie wegen Kopfschmerzen und Druck auf den Ohren zu ihrem Hausarzt gegangen. Vor drei Tagen, am Sonntag, habe sie eine Attacke von Kopfschmerzen, Zittern, Heulen und Muskelzuckungen gehabt.

Der jungen Frau war die Freude über die bevorstehenden Veränderungen anzumerken. Mir fiel auf, dass weder Mutter noch Tochter die Mobilfunksender erwähnten. Hatten sie nicht danach Ausschau gehalten, als sie die Wohnung in Würzburg angemietet hatten?

Eine „Fixierung auf Mobilfunksender" wird den elektrosensiblen Menschen, die sich beim Bundesamt für Strahlenschutz beschweren, nachgesagt. Hier war nichts davon zu erkennen.

Im Garten waren die Schäden an den Bäumen noch deutlicher sichtbar. Teilweise hatten sich die Kronen gelichtet (Nussbaum, Eberesche, Birke, Eiche) oder wiesen – Anfang August - braune Blätter auf wie im Herbst.

Ich begleitete die Familie auf dem Weg in das psychiatrische Krankenhaus der benachbarten Großstadt. Dort sollten Ehepaar und Tochter im Rahmen des Gerichtsverfahrens von einem Arzt begutachtet werden.

Ich war überrascht, dass Herr und Frau Hausmann, auch die Tochter, während der einstündigen Autofahrt sich anders als sonst verhielten: nicht hektisch und gereizt, sondern entspannt. Sie sprachen angeregt miteinander, und witzige Bemerkungen flogen hin und her.

Herr Hausmann zeigte sich von einer ungewohnt lustigen Seite. Plötzlich kam bei Dorothee, obwohl die Begutachtung bevorstand, eine lockere, schelmische Art zum Vorschein, die ich bisher nicht an ihr erlebt hatte. Lag es daran, dass die Dauerbelastung mit den immer gleichen Frequenzen wegfiel, der sie zu Hause ausgesetzt waren? Während der Reise wechselten die von außen einfallenden hochfrequenten elektromagnetischen Felder ständig, abgeschwächt durch die Metallkarosserie des Wagens, und der Organismus benötigt normalerweise eine gewisse Zeit, sich darauf einzustellen.

Nach den Untersuchungen hatte ich Gelegenheit, mit der jungen Ärztin und dem später hinzugezogenen Oberarzt über das Thema Mobilfunksender zu sprechen. Beide wirkten auf mich sehr aufgeschlossen. Meine mitgebrachten Kopien verschiedener Mobilfunkstudien nahmen sie dankbar an.

Dennoch fand sich später in dem Gutachten kein Wort über eine mögliche umweltbedingte Belastung. Im Gegenteil, es wurde die psychiatrische Diagnose einer „Somatoformen Störung“ gestellt. Der kundige Psychiater weiß, dass dies eine Verlegenheitsdiagnose ist für diejenigen Fälle einer Erkrankung, in denen zwar viele körperliche Beschwerden genannt werden, aber auffällige (körperliche) Befunde fehlen; mit dieser Diagnose wird jedoch die Weiche für die Einordnung als „psychisch krank“ gestellt.

Der Rechtsanwalt, der die Familie vertrat, wies das Gutachten zurück und berief sich auf meine ärztliche Stellungnahme. Daraufhin wurde es tatsächlich abgeändert!

In der neuen Fassung hieß es, dass man einen Zusammenhang mit den Mobilfunksendeanlagen erwägen müsse, und die Ärzte schlugen sogar vor, die Sender befristet abzuschalten, um zu testen, ob die Beschwerden der Familie darunter nachließen. Mit einem solchen Versuch könne die Beweisfrage des Gerichts beantwortet werden.

Die Beweisfrage lautete: *„Liegen am Grundstück der Antragsteller trotz einer eventuellen Unterschreitung der Grenzwerte nach der 26.* Bundesimmissionsschutzverordnung, *bedingt durch die Hochfrequenzanlagen, Beeinträchtigungen in Form thermischer, vor allem aber athermischer Auswirkungen vor, die als wesentlich einzustufen sind?“*

Verhängnisvollerweise lehnte das Gericht den Vorschlag der Psychiater ab. Getreu dem Dogma der ICNIRP *(s. Kapitel „Die Verflechtungen von Industrie, Wisenschaft, Politik und Medien“)*, dass unterhalb der Grenzwerte keine nachteiligen Auswirkungen auf die Gesundheit zu erwarten seien. Es zählte offenbar nicht, dass fünf Personen einer Familie gleichzeitig erkrankt waren, dass es Gesundheitsstörungen bei Nachbarn gab und Schäden an den Pflanzen auftraten!

Ärztliche Stellungnahme und die Verantwortung der Ärzte

Im Folgenden gebe ich meine ärztliche Stellungnahme auszugsweise und leicht bearbeitet wieder:

„Um zweifelsfrei zu beweisen, dass die Beschwerden mit dem Betrieb der Sendeanlage zusammenhängen, sollte die Anlage von der Betreiberfirma mehrmals für eine bestimmte Zeit ausgeschaltet werden, wie bei einer üblichen Wartung, unter Kontrolle industrieunabhängiger Ingenieure und ohne Ankündigung. Die Familie würde aufgefordert, ihr Befinden tagebuchartig festzuhalten.

Die von mir gemessene Belastung lag deutlich über den Werten, die die Landessanitätsdirektion Salzburg schon 2002 für GSM empfahl auf der Basis von empirisch (durch Erfahrung) *gefundenen Werten: 1 Mikrowatt pro Quadratmeter in Innenräumen und 10 Mikrowatt pro Quadratmeter im Freien, jeweils als Summenwert für die Dauerexposition. Studien an Anwohnern aus den Jahren 2003-2007 stützen diese Empfehlung.*

Die von der ICNIRP empfohlenen Grenzwerte wurden bewusst hoch angesetzt, sie werden von den Sendeanlagen bei weitem nicht erreicht.

In den ICNIRP-Richtlinien von 1998 wurde ausschließlich die kurzfristige thermische (auf Erwärmung beruhende) *Wirkung der hochfrequenten elektromagnetischen Felder berücksichtigt: ‚(...)* ***daher basieren diese Richtlinien auf kurzfristigen, unmittelbaren gesundheitlichen Auswirkungen*** *wie z. B. die Reizung peripherer Nerven und Muskeln, Schocks und Verbrennungen (...).‘*

Die Beschwerden bei den Mitgliedern der Familie Hausmann werden jedoch nicht durch Erwärmung hervorgerufen, sondern beruhen auf sogenannten ‚athermischen‘ Wirkungen, die seit siebzig Jahren in der Wissenschaft bekannt sind.

Die deutsche Strahlenschutzkommission (SSK) schrieb 1991 in ihren Empfehlungen, dass Effekte an Zellmembranen nachgewiesen seien bei SAR-Werten (Spezifische Absorptionsrate) *teilweise unterhalb von 0,01 Watt pro Kilogramm Körpermasse und damit erheblich unterhalb der Erwärmungsschwelle.*

Da es auch Untersuchungen gab, die keine Veränderungen fanden, folgerte die ICNIRP, dass die nichtthermischen Wirkungen ***zu komplex*** *seien, um sie zu berücksichtigen.*

(Anm. d. Verf.: Die Komplexität kann allerdings nicht als Begründung dafür herhalten, dass man sie gar nicht berücksichtigt, sondern sollte zu besonderer Sorgfalt mahnen.)

*Das Vorhandensein von sogenannten Reaktionsfenstern (*Wirkungen nur bei einer bestimmten Feldstärke oder nur in einem engen Frequenzbereich) *erschwere die Bewertung zusätzlich.*

Die ICNIRP sagt offen, dass die Grenzwerte nicht alle Menschen schützten, z. B. Träger von Metallprothesen, Herzschrittmachern u. a.

Im ‚General Approach' (‚Allgemeines Konzept') *der ICNIRP von 2002 wird zugestanden, dass manche Menschen wie Ältere, chronisch Kranke und Kinder besonders sensibel reagierten. Dies könne mittels Anamnese, körperlicher Befunderhebung sowie verschiedenen Labor- und technischen Untersuchungen belegt werden. Anstatt für diese Gruppen separate Richtlinienwerte zu erarbeiten, sei es wahrscheinlich effektiver, die Richtlinien für die Allgemeinbevölkerung so anzupassen, dass auch diese Gruppen eingeschlossen würden.*

Leider wurden weder von der ICNIRP noch von den zuständigen Behörden die ärztlicherseits diagnostizierten Fälle ernstgenommen. Die Befunde, die in den letzten Jahren von unabhängigen Wissenschaftlern erhoben wurden, z. B. beim EEG, bei der Messung der Hirndurchblutung oder der Herzfrequenz, wurden nicht aufgegriffen und der Ärzteschaft nicht über die Fachzeitschriften vermittelt. Die Studien industriefreundlicher Wissenschaftler, auf die die Behörden sich berufen, erbringen im Gegensatz dazu häufig beruhigende Ergebnisse.

Die oberfränkischen Ärzte, die 2004 mit dem Bamberger Appell an die Öffentlichkeit gegangen waren, hatten zunächst bei ihren Patienten keinen ursächlichen Zusammenhang zwischen Hochfrequenzexposition und psychischen und körperlichen Störungen in Betracht gezogen. Sie hatten sich auf die offiziellen Stellungnahmen der Bundesregierung und des Bundesamtes für Strahlenschutz verlassen, dass nach derzeitigem wissenschaftlichen Kenntnisstand keine Gesundheitsschäden zu erwarten seien.

Als jedoch ganze Familien und Nachbarschaften nach Inbetriebnahme von Mobilfunksendern schlagartig erkrankten, ohne dass die Ärzte eine medizinische Ursache finden konnten, fragten sie im Jahr 2004 bei den zuständigen Behörden nach.

Es stellte sich heraus, dass die Anwohner ***bisher an keinem einzigen Standort in Deutschland von offizieller Seite untersucht worden waren.*** *Und dies, obwohl seit 1992 Zehntausende von Mobilfunksendern errichtet worden waren und bereits seit 1994 einzelne niedergelassene Ärzte beunruhigende Krankheitshäufungen beobachtet und an die Behörden gemeldet hatten!*

Familie Hausmann ist kein Einzelfall. Im Jahr 2000 lagen dem Bundesumweltministerium bereits an die tausend gemeldete Fälle vor."

Da die Ärzte unzureichend über gesundheitliche Folgen der Mobilfunktechnik informiert sind und deshalb die Krankheitsursache nicht erkennen, befinden sich Tausende von Menschen auf einer Odyssee von Therapeut zu Therapeut, mit immensen Kosten für das Gesundheitssystem. Weder die eingenommenen Medikamente noch Abschirmmaßnahmen stellen ihren früheren Gesundheitszustand wieder her.

Viele Betroffene sagen: „Nichts hilft wirklich, außer das Wegziehen an einen funkarmen Ort." Und ein solcher ist immer seltener zu finden.

Brummton, Vibrieren und brennende Schmerzen (CA und CWS)

„Sie suchen nach Beweisen! Testen Sie mich.
Schalten Sie die Antenne ein und aus,
Ich werde Ihnen den jeweiligen Zustand
der Antenne sicher sagen! Sagen Sie mir,
warum wird dies kategorisch abgelehnt?
Das einfachste Mittel, etwas herauszufinden
wird nicht angewandt!"

(Edith Zeller an BMU 2006)

Das Zuhause wird unerträglich

Frau Edith Zeller war bis zum Rentenbeginn 35 Jahre lang in der Flugsicherung für Süddeutschland tätig. Für die Mobilfunktechnik hatte sie sich nie interessiert, und auch als in der Nähe ihres Hauses eine Sendeanlage auf dem Dach eines Gebäudes installiert wurde, nahm sie dies ohne jede Aufregung zur Kenntnis.

Aus einem Brief, rückblickend im Jahre 2010:

„Ich lebte glücklich in Haus und Garten, und ganz wider Erwarten vermisste ich meinen geliebten Job keine Minute. Ich besuchte Konzerte und Theater, was wegen meines Schichtdienstes früher kaum möglich war, spielte leidenschaftlich gerne Klavier. Ich lebte im Sommer mehr im Garten als im Haus. Ich hatte ein offenes Haus und manches Kaffeekränzchen. Ich lernte Italienisch. Mindestens zweimal die Woche war ich in der Stadt. Ich versäumte kaum eine Ausstellung. Das von meiner Mutter ererbte Haus ließ ich renovieren. Oft sagte ich, lieber Gott, womit habe ich das verdient!"

So schilderte Edith Zeller ihr Leben in den neunziger Jahren in mehreren Briefen.

Im Dezember 2004 wurde schlagartig alles anders.

„Ich bekam starke, nie gekannte gesundheitliche Beschwerden. Schriller Kopfschmerz, zischendes Geräusch im Kopf, zudem ein unterbrochener Brummton, wie von einem unrund laufenden Motor, hoher Blutdruck, Herzrhythmusstörungen, Hautbrennen und -rötung, Taubheitsgefühl im Gesicht, brennende Augen. Dreimal war ich minutenlang völlig blind. Dazu Übelkeit, Benommenheit, Unkonzentriertheit, Schwindel. An Schlaf war nicht zu denken. Ich hatte das zwingende Gefühl, aus meinem Schlafzimmer im ersten Stock runter ins Parterre zu müssen, um auf der Couch ein oder zwei Stunden Schlaf zu finden. Schließlich lag ich auf dem Fußboden, probierte jeden Raum aus und landete endlich auf dem Betonboden im eiskalten Keller, mit Herzklopfen, Kopfweh und konnte nicht schlafen. Ich lief aus dem Haus und wusste nicht, was los war, versuchte, anderswo zu übernachten."

„Als ich über ein freies Feld in der Nachbarschaft zum Einkaufen ging, waren ca. 250 Meter von meinem Haus entfernt die Beschwerden weg. Zurückkommend, begannen sie bereits in der Mitte des Feldes wieder. Unerklärlich! Die ersten Male denkt man, man tickt nicht mehr richtig, bin ich doch in diesem Haus schon geboren. Doch zunehmend merkte ich, dass hier etwas Grundlegendes nicht mehr stimmt. Aber was?"

Der nahe Mobilfunksender

Sie suchte nach einer Erklärung:

„Mitte Januar ging ich zur Bushaltestelle, vorbei an dem Giebelhaus, auf dessen Dach in zehn Meter Höhe schon seit Jahren ein Mobilfunksender steht. Irgendwie sah er anders aus. Er war wohl neu bestückt. Mein Haus ist ca. 100 Meter Luftlinie entfernt.

Ein paar Tage später kam meine Nachbarin und klagte über rote brennende Augen und der Enkel über Kopfschmerz. Auch die Nachbarin auf der anderen Seite klagte, sie müsse dreimal täglich Aspirin einnehmen und mit nassem Handtuch um den Kopf versuchen zu schlafen, das sei zu viel. Ich sprach von der Mastveränderung, man hörte ja schon von Problemen.

Als Frau der Tat rief die eine sofort bei der Stadt an. Nach zwei Tagen hatten wir die Antennenpläne. Zusätzlich zum schon vorhandenen D1-Netz wurde UMTS aufgerüstet. Der Strahl der 200-Grad-Sektorantenne läuft mit 6 Grad Neigung genau auf mein steiles, quer zum Hauptstrahl stehendes Dach zu. Mastspitze 15 Meter über Grund in ca. 100 Meter Entfernung. Deshalb also meine instinktive Flucht aus dem Schlafzimmer im ersten Stock ins Parterre.

Anrufe bei T-Mobile ergaben die Frage nach meinem Alter, ich war damals 65. Da ist man natürlich schon technikfeindlich, und sieht man die Antenne, bekommt man Angst und wird infolgedessen krank - das versuchte man mir weiszumachen. Die Bemerkung, dass ich vor Antennen keine Angst habe, da ich lange am Flughafen gearbeitet habe, brachte eine Wendung. Dann hätte ich vielleicht Hausstaubmilben!

In einem Vierteljahr 21-mal bei verschiedenen Ärzten, stets mit Überweisungsschein. Ich bat meine Ärztin, mich zum Nervenarzt zu schicken, wegen dieser unfassbaren Erscheinungen. Außer erhöhtem Blutdruck und Herzrhythmusstörungen war nichts zu finden. Auch nicht im EEG, obwohl ich mir 'völlig von der Rolle' vorkam."

Auszüge aus den Briefen an die Behörden

Nun begann Edith Zeller ihren langen Schriftwechsel mit den zuständigen Behörden, in dem sie ihr Schicksal mit ergreifenden Worten beschrieb.

„Auf Knopfdruck hat man mir alles genommen! Meine Gesundheit, meine Lebensfreude, mein Häuschen, meinen geliebten Garten. Nach mehr als 40 Jahren Arbeit bin ich nun in Rente und kann mich in meinem Haus nicht mehr aufhalten, geschweige denn im Garten. Wenn ich nur 250 Meter übers Feld in Richtung P. gehe, lassen Kopfschmerz, Druck auf Ohren, Zischen und Stechen im Kopf nach.

Ich habe nur noch ein Dach, damit ich nicht nass werde, aufhalten kann ich mich dort nicht mehr. Ich lungere den ganzen Tag draußen herum und laufe, bis ich nicht mehr kann, und das mutet mir meine Regierung vollkommen zu Recht (weil unterhalb der Grenzwerte) zu. Mittlerweile suche ich nächtlichen Unterschlupf bei Bekannten.

Was macht man eigentlich mit den Bürgern? Jeder Verbrecher, Kindermörder genießt Schutz vor Folter durch das Grundgesetz! Ich werde der subtilsten Folter ausgesetzt, Tag und Nacht, habe kein Recht auf Unversehrtheit der Person, kein Recht auf Eigentum!

Am Boden muss ich liegen, jeder Sträfling hat zumindest eine Pritsche!

Auf ein kleines Haus, Mastspitze 15 Meter, setzt man diese Technik! Es wurde sichergestellt, dass in den anliegenden Grundstücken keine Kindertagesstätten etc. sind. Da leben Familien mit Kindern. Ab wie viel ‚Stück' sind Kinder schützenswert? Von den Erwachsenen gar nicht zu reden! (...)

Sie wissen wohl nicht, was es bedeutet, nicht mehr schlafen zu können und ständig Schmerzen zu haben? Meine Situation verschlechtert sich. Blutzellen sind verändert, Serotonin[28] unter Minimum, Melatonin[29] (Normalwert nachts 50-70) liegt bei 1,4 (nachts). Es tritt zunehmend Augenflimmern und schlechteres Sehen auf. Ich fühle mich, als stünde ich nackt in einem Sandsturm. Mittlerweile trinke ich bis zu vier Liter Wasser am Tag, weil mir so heiß ist und ich stark schwitze. Andere benachbarte Personen klagen ebenso.

Nun muss ich aus dem Haus, weg vom Mast, um in irgendeinem Café Stunden nutzlos zu verbringen und Geld auszugeben, das ich bald nicht mehr habe. Ich wäre gerne in meinem gemütlichen Zuhause und würde gerne ein Buch lesen. Aber andere haben entschieden, wo ich mich aufzuhalten habe.

Meines Erachtens handelt es sich um den größten flächendeckenden Menschenversuch, der je unternommen wurde *(Herv. d. Hrg.)!"*

Die Referentin Frau Dr. Waldmann-Selsam besuchte Frau Zeller im Mai 2005. Sie notierte in einem Brief: „Frau Z. hat viele Ärzte besucht, die ihr jedoch nicht richtig helfen konnten. Ihr hilft nur das Verlassen ihres Hauses. Bei ihr treten die Symptome schon ab 1 Mikrowatt pro Quadratmeter (1 $\mu W/m^2$) auf."

Auf eine neue Anfrage an die Betreiberfirma antwortete ein Mitarbeiter: „Ich möchte Ihnen schriftlich bestätigen, dass Ihre gesundheitlichen Probleme nach meiner Überzeugung nicht durch den Mobilfunkmast verursacht werden."

Er zitierte aus dem Gutachten des Sachverständigenrats für Umweltfragen von 2002: „(...) So geben die im Umkreis von Mobilfunk-Sendeanlagen durchgeführten und bislang veröffentlichten Studien keine Hinweise auf relevante gesundheitliche Risiken."

Weiter führte er aus, dass im Dezember letzten Jahres sich die Weltgesundheitsorganisation (WHO) zu der Frage geäußert habe, ob bestimmte Personengruppen besonders empfindlich auf elektromagnetische Felder reagieren könnten, und legte das Fact sheet Nr. 296[30] vom Dezember 2005 bei.

Nun schrieb Frau Zeller an die zuständige Behörde:

„Seit Mitte Dezember 2004 fühle ich mich nur noch krank.

Hoher Blutdruck, Herzrhythmusstörungen, Schlaflosigkeit, ungeheure Abgeschlagenheit, Tausend-Nadel-Kopfschmerz."

Neben den schon genannten listete sie neue Beschwerden auf:

„Augenbeschwerden, schwarze und weiße Blitze vor den Augen, Druck auf Nebenhöhlen und Nase, zeitweise Blutschnäuzen, neuerdings auch noch Schilddrüsenbeschwerden, Nackenverspannung durch ständigen Kopfschmerz.

Ich lebe noch in meiner teilabgeschirmten Küche. Mein Garten sieht mich höchstens eine Stunde, um die nötigsten Arbeiten zu machen.

Bin ich nicht in der Strahlung, geht es mir sofort besser, und ich kann gar nicht glauben, dass dies alles wahr ist. Aber ich bin Opfer einer menschenunwürdigen Technik."

Sie erwähnte auch zwei Krebstodesfälle von Frauen, die unmittelbar am Mast wohnten.

„Geben Sie bitte alle meine Briefe und Unterlagen an einen Arzt Ihrer Behörde, von dem ich dringendst Nachricht erwarte."

In der ersten Zeit flüchtete Edith Zeller immer wieder zu Verwandten, um bei diesen zu übernachten, an den Tagen, an denen die Strahlung besonders stark war. Sie überlegte, ob Wettereinflüsse (Kälte, Regen), Zahl der Handynutzer - wenn z. B. Hunderte von Kindern um 13 Uhr aus der nahegelegenen Schule kamen - eine Rolle spielten oder ob regelmäßig zu bestimmten Uhrzeiten Umstellungen der Antenne vorgenommen wurden.

Wenige Monate später sandte Frau Zeller erneut einen Brief an den Leiter der Behörde.

Sie dankte ihm für sein Schreiben, dem sie zu ihrem „Entsetzen" entnahm, dass die Behörde „nicht einmal über einen Arzt verfügt, der mit der Materie vertraut" sei. Sie sei in einem Vierteljahr 21-mal beim Arzt gewesen, ohne dass man ihr habe helfen können. Und nun heiße es wieder: Sie solle einen Arzt aufsuchen!

Verschlimmerung ab Oktober 2006

Nach eintägiger Abschaltung (was Frau Zeller sofort spürte) im Oktober 2006 kamen weitere, extrem beeinträchtigende Symptome hinzu, die sie erneut mehrfach zwangen, außer Haus zu übernachten (Vibrieren, Taubheitsgefühl an Armen und Beinen, Kopfschmerzen). Frau Zeller vermutete richtig, dass eine neue Systemtechnik[31] installiert worden war.

Änderungen an der Antenne wurden jedoch vom Betreiber bestritten. Es wurde aber später, genau wie in Oberammergau, eine niederfrequente Pulsung von 8,3 Hertz oszillographisch nachgewiesen. Mit einer zusätzlichen Phasenmodulation sollte eine Kapazitätserweiterung erreicht werden. Die Antenne konnte jetzt per Funk unterschiedlich eingestellt werden.

Frau Dr. Waldmann-Selsam begegnete Frau Zeller wieder anlässlich einer Ärztetagung zu „Mobilfunk und Gesundheit". Diesmal erschien Frau Zeller ausgeruht und frisch, sie sprühte förmlich vor Witz und Humor. Die Erklärung: Sie war zur Übernachtung in einer funkarmen Pension gewesen und hatte ausschlafen und sich erholen können.

Kaum zu Hause, wieder die unsäglichen Symptome.

Sie befolgte nun den Rat der Referentin, die aluminiumbeschichteten Rettungsdecken auszuprobieren. Tatsächlich half dies insoweit, dass sie, wenn sie sich in zwei oder auch mehr Decken einhüllte, in ihrer Küche wenigstens etwas schlafen konnte.

Anschließend verfasste Frau Zeller erneut ein Schreiben an das Bundesumweltministerium.

„(...) **Sie suchen nach Beweisen! Testen Sie mich. Schalten Sie die oben genannte Antenne ein und aus. Ich werde Ihnen den jeweiligen Zustand der Antenne sicher sagen! Sagen Sie mir, warum wird dies kategorisch abgelehnt? Das einfachste Mittel, etwas herauszufinden, wird nicht angewandt** *(Herv. d. Hrg.)!*

Ich bin nun auf der Suche nach einem Zimmer, wo ich übernachten kann. Menschen Tag und Nacht mit gepulster Mikrowelle zu bestrahlen und die Klagen von Tausenden zu ignorieren, grenzt für mich an den Tatbestand der Körperverletzung.

Wenn ich Ihre Bemühungen, durch immer mehr Studien zu einem Beweis zu kommen, für glaubwürdig halten soll, dann machen Sie einmal das Allereinfachste: Antennen an, Antennen aus, Antennen an - und testen Sie mich!“

Sie beschrieb die neuen Symptome:

„Abschirmung hilft nicht mehr. Meines Erachtens wurde GPRS-EDGE aufgebaut. Es verursacht ungeheures Zittern und Vibrieren des Körpers, Taubheitsgefühl der Beine, der Hände und Arme, des Gesichts. Der Kopf ist wie zum Zerspringen. Schmerzen über Schmerzen. Die ganze Luft im Haus ist, als wäre sie aufgeladen.

Zeitweise liegt ein gleichbleibendes Pfeifen in der Luft, abgesehen von dem tiefen Brummen, das ich seit Aufrüstung des Mastes mit UMTS höre. Dieses Brummen kennen Sie ja von vielen Personen, nur äußert sich keine Behörde und kein Betreiber dazu.

(...) Es ist ein offener Angriff auf das Leben. Heute Nacht dachte ich, ich sterbe in meinem Haus. Es ist die niederfrequente Pulsung *(von 8,3 Hertz)*, die die Menschen früher oder später erschlägt.“

Anfang Dezember erstattete Frau Zeller Strafanzeige gegen den Landesumweltminister wegen unterlassener Hilfeleistung, ohne Erfolg.

Sie bot an, sich für die Forschung (Deutsches Mobilfunkforschungsprogramm[32]) als Probandin *(Testperson)* zur Verfügung zu stellen. Indessen wurde ihr mitgeteilt, dass die Datenerhebungsphase für die meisten Studien schon abgeschlossen sei, und dass für die Schlafstudien Probanden an den ausgewählten Orten ausgesucht würden, so dass sie auch dabei nicht eingebunden werden könne.

Schließlich wurde Frau Zeller benachrichtigt, dass die Mobilfunkbetreiber eine vorübergehende Abschaltung von Sendern zu Testzwecken ablehnten. Sie war darüber sehr enttäuscht.

Im Januar wandte sich Frau Zeller wieder an die Behörde.

„(...) Ich mache Sie darauf aufmerksam, dass ich aufgrund von beständigem starken Vibrieren des ganzen Körpers bis ins Innerste, bis ins Gehirn, und ungeheuren Beschwerden in der Nacht vom 1. auf 2. Januar den Notarzt rufen musste. Ich sehe, wenn ich hier noch weiter bleibe, besteht Gefahr für mein Leben. Der Kopf ist, als würde man einen Gehirnschlag bekommen.

Der Arzt fragte mich, ob ich denn nicht weggehen könnte. Am nächsten Morgen bemühte ich mich bei einer Verwandten um Nachtasyl. Keinerlei Vibrieren in dieser Wohnung!!

Beim Betreten meines Hauses, ja, schon am Gartentor gehen die Beschwerden los (Schwäche in den Beinen, unsicherer Gang). Ein Pfeifen liegt in der Luft, meine Besucher hören dies ebenfalls. Kaum im Hause, und ich beginne zu vibrieren. Unablässig mehr oder weniger...

Ja, es wäre mir wichtig gewesen, den von mir hergestellten ursächlichen Zusammenhang zwischen meinen Beschwerden und elektromagnetischen Feldern des Mobilfunks objektiv abzusichern und zu belegen. Ich hätte dies durch Ein- und Abschaltversuche bewiesen. Ich als Betroffene muss den Beweis der Schädlichkeit für mich erbringen, bin also in der Beweispflicht! Da aber Masten per Gesetz nicht abgeschaltet werden dürfen, nimmt man mir die Möglichkeit, den Beweis zu erbringen!“

Um auf anderem Wege doch noch eine offizielle Bestätigung ihrer funkbedingten Erkrankung zu erhalten, übersandte Frau Dr. Waldmann-Selsam Frau Zellers Krankengeschichte zusammen mit weiteren an einen der maßgebenden Umweltmediziner. Dieser prüfte die Unterlagen und teilte mit, dass ein Bezug der Symptomatik zu Mobilfunkexposition nicht zu erkennen sei. Bei den betroffenenen Menschen liege eine psychiatrische Erkrankung vor.

Frau Zeller reagierte empört: Mit diesen Behauptungen könne alles abgeschmettert werden.

Sie erinnerte daran, dass ein anderer ihr bekannter Umweltmediziner Jahre zuvor öffentlich die Ansicht vertreten habe, dass es Elektrosensibilität „eigentlich nicht gäbe“, und dass er deshalb mit einem Patienten, der sich als elektrosensibel bezeichne, nicht bis ins Letzte darüber diskutieren werde.

Um den angeschriebenen Arzt zu überzeugen, suchte sie den brieflichen Kontakt zu ihm, schilderte ihre Erfahrungen und verwahrte sich gegen seine Diagnose. Daraufhin bot er ihr an, persönlich, zusammen mit einem Kollegen, eine Untersuchung vorzunehmen. Frau Zeller freute sich zunächst, erhielt aber nie einen Termin.

Für Frau Zeller wurde daraus ersichtlich, dass leidende Anwohner von Sendeanlagen, weil sie nicht dem Durchschnitt der Bevölkerung entsprächen, keine Aussicht auf ein menschenwürdiges Dasein mehr hätten, nicht einmal auf Angehörtwerden.

Inzwischen war sie zur Expertin für das Thema geworden und konnte jeweils in Gesprächen auf die aufschlussreiche Aussage eines Beamten des Bundesamtes für Strahlenschutz verweisen, dass nämlich „offene Fragen zur Langzeitwirkung schwacher Felder” bestünden.

Ihre Beobachtungen an Bäumen, die im Hauptstrahl der Antenne standen, z. B. in ihrem Garten, oder anderswo in der Umgebung der Sendeanlage, zeigten eindeutig, dass es eine Wirkung gab – die schädigende Wirkung war für sie keine „offene Frage” mehr!

Nach einem Personalwechsel im Landesumweltministerium schöpfte Frau Zeller wieder Hoffnung und schilderte ihre verzweifelte Lage mit der eindringlichen Bitte um Hilfe:

„(...) kann ich nur als Folter bezeichnen. Leben in der teilabgeschirmten Küche, Nutzung des Hauses nicht mehr möglich, Garten verloren. Ich trage Strahlenschutzkleidung. Immer wieder leide ich unter einem stunden-, ja tagelang andauernden inneren Vibrieren, das unbeschreiblich ist und mich an den Rand eines Herzversagens bzw. Gehirnschlags bringt. Blutdruckanstieg 180/85, Puls 95, oft über 100, Atemnot, Rhythmusstörungen, trotz Blutdrucktabletten und Betablockern. Es beginnt urplötzlich, oft exakt um dieselbe Zeit und endet genauso plötzlich wieder. Weder ein Hinlegen noch ein Hinsetzen ist möglich, selbst nach Tagen, eben genau so lange diese Konstellation der Antenne, deren Strahlung auf mein Dach läuft, anhält.

Stundenlanges Auf- und Abwandern in der Küche. Trotz Einhüllen in vier Rettungsdecken, Schutzkappe und zusätzlich zwei Lagen Alu-Folie darin, gibt es keinen Platz mehr für mich in meinem eigenen Haus.

Vibrieren, Vibrieren, Wummern im Kopf, Augenblitze. Tiefes Brummen im Haus. Seit zwei Jahren, seit GPRS-EDGE, noch ein Pfeifton. Schriller Kopfschmerz, brennende Haut, Stiche im Körper, Übelkeit. Unsicheres breitspuriges Gehen, die Beine gefühllos bis zu den Knien. Keine Konzentration möglich.

Was soll ich tun? Ich habe nur noch den einzigen Gedanken: **WEG, WEG, WEG!**

Aber wohin in der Nacht? Untertags laufe ich irgendwo herum! (...) Heute: vollkommen ausgefroren kam ich um 15.30 Uhr nach Hause und legte mich völlig erschöpft auf meinen Küchendiwan. Endlich Ruhe, aber nein, Schlag 16 Uhr begann das Vibrieren wieder.

In De-Exposition habe ich keine Beschwerden. Ich stelle dies immer wieder fest. **Bitte helfen Sie mir!** Trotz Bitten an T-Mobile und die Deutsche Funkturm: Sie weigern sich, Änderungen vorzunehmen.

Bitte helfen Sie mir! Ich will nicht mein Haus verlassen, in dem ich schon geboren bin. Ich möchte es nutzen können und auch meinen geliebten Garten, so, wie ein demokratisches Land mit allseits verkündeten Menschenrechten es laut anpreist bei jeder Gelegenheit. Ich möchte nicht, wie seit nunmehr über vier Jahren, gefangen sein in einer Küche, mit Beschwerden, die an Folter grenzen, beraubt jeglicher Grundrechte, für psychisch krank erklärt, weil es so praktisch ist.

Da heißt es dann: ‚Angst vor Antennen!' Wie einfach machen es sich die Behörden! Jedoch lächerlich für jemanden wie mich, die viele Jahre am Flughafen gearbeitet hat.

Ich bitte Sie sehr um Hilfe *(alle Herv. durch d. Hrg.)!"*

Entrüstet wandte sich Frau Zeller immer wieder gegen die Diagnose, die ihr ein Kardiologe und später ein Umweltmediziner verpasst hatten, ohne sie genauer zu kennen: Sie leide an einer „extremen Sendemastphobie" *(Angst vor Antennen)*. Eine Psychologin war sich sogar nicht zu schade, die Angstursache auf das "phallusartige Aussehen" der Masten zurückzuführen!

Ist dies eine - scheinbar wissenschaftlich begründete - Methode, Elektrosensible zum Schweigen zu bringen? Frau Zeller empfand die unzutrefffende psychiatrische Diagnose zu Recht als Diskriminierung. Über 30 Jahre hatte sie erfolgreich und mit Freude eine verantwortungsvolle Tätigkeit bei der Flugsicherung ausgeübt, bei der sie von reichlich Radaranlagen und Funkantennen umgeben war, ohne je Bedenken zu haben.

In einem Schreiben an eine Bundespolitikerin, die sich für den besseren Schutz Elektrosensibler einsetzen wollte, heißt es voller Ironie: „Das ist rührend, bedenke ich die Situation, in der ich leben muss. Nun sind auch die öffentlichen Verkehrsmittel noch handy- und laptop-tauglich geworden. Menschen, die diese Technik nicht vertragen, brauchen wohl auch nicht mit öffentlichen Verkehrsmitteln zu fahren. Wie schön, dass sich jetzt überall 'Defi'-Stationen[33] in der Stadt befinden!"

Aus einem weiteren Brief: „Völlig taumelig gehe ich durch die Straßen, wie betrunken, bewege mich sehr langsam und muss zehnmal schauen, bis ich über die Straße gehe."

Inbetriebnahme von LTE 1800 MHz[34]

Im Juli 2012 stellte Frau Zeller fest, dass Arbeiter über mehrere Tage an der Sendeanlage zugange waren. Diese war offenbar abgeschaltet, und Frau Zeller fühlte sich sehr wohl. Aber Ende August traten bei ihr wieder sehr heftige Beschwerden auf, starker Schwindel, Gangstörungen, Vibrieren, mehrfach fiel sie auf dem Gehweg fast um und konnte sich nur mit Mühe am Gartenzaun festhalten. Ein Beamter der Stadtverwaltung bestätigte ihr später, dass LTE 1800 genau zu dem genannten Zeitpunkt angeschaltet worden sei.

Im Dezember 2012 formulierte sie in einem langen Brief an das Landesumweltamt:

„Es geht nicht nur mir schlecht, sondern auch meinen Bäumen im Garten. Enormes Dickenwachstum von Stamm und Ästen, als Folge Abplatzen der Rinde, lichte Kronen, dürre Äste, überzogen mit Flechten und Moos trotz voller Sonne. Genauso in den Nachbargärten. Auch mussten in der Nähe der Antenne Bäume verschiedenster Art bereits gefällt werden. Soviel zu den Bäumen...**Wenn Menschen klagen, heißt es, dass es das eigentlich nicht gibt** *(Herv. d. Hrg.).*"

Über das neue LTE 811 MHz ab Juli 2015

An das Ministerium: „Vibrieren des ganzen Körpers! Atemnot, Herzschmerzen, hoher Puls und Blutdruckanstieg. Rücken- und Brustschmerzen. Hitze im Körper. Die Beine sind gefühllos und schwellen an. Muskelschmerzen (…). Brennende Stellen am Körper. Das Gesicht wird rot, die Augen brennen, werden heiß, schlechtes Sehen. Totale Anspannung des Körpers, unerträgliche innere Unruhe, fahrige Bewegungen. Dröhnen, Pfeifen, Zischen und Wummern im Kopf. Vollkommen verspannt, keine Entspannung möglich. Schwindel, Übelkeit, unfähig etwas zu arbeiten, völlig kopflos.

Ungeheure Müdigkeit und dabei schlaflos. Rettungsdecken, Rettungsdecken, bis zu fünf Stück mildern ein wenig! Es ist der helle Wahnsinn, was hier gemacht wird!"

Frau Zeller beschwerte sich, dass augenscheinlich mobilfunkbedingte Gesundheitsstörungen „vor allen Dingen nicht öffentlich bekannt werden" dürften, „nicht in den Medien und schon gar nicht bei Ärzten".

Sie zitierte neuere Zeitungs- und Kankenkassenberichte, die vom „Stress“ bei Studenten - jungen Leuten - handelten, und fragte:

„Warum denken Verantwortliche hierüber nicht nach? Gepulste elektromagnetische Strahlung wird konsequent bei der Ursachenforschung ausgenommen. Die Ärzte beschäftigen sich damit nicht. Ärzte in Gesundheitsämtern fühlen sich nicht zuständig. Wenn Betroffene einen Zusammenhang zwischen Mobilfunk und ihren gesundheitlichen Störungen sehen, werden sie als Phobiker abgetan. **Es gab Empfehlungen an die Medien, darüber nicht zu schreiben. Mit der Begründung: Menschen könnten aus Angst krank werden** *(Herv. d. Hrg.)!*“

Der Kampf gegen das Unrecht

Frau Zeller wandte sich als Erstes an den Betreiber der Anlage und an die Deutsche Funkturm-GmbH und schilderte ihre Situation. Dort ließ man sie abblitzen - ihr als einer älteren Dame wurde Technikfeindlichkeit unterstellt. Dann wurden andere Umweltbelastungen (Milben) vermutet.

Als nächstes schrieb sie an das Bundesumweltministerium (BMU). In den folgenden Jahren sandte sie zahllose sehr eindringliche Briefe an Ämter und Ministerien des Bundes und des Landes, z. B. an das Bundesamt für Strahlenschutz (BfS).

Frau Zeller stellte die schwere Beeinträchtigung ihrer Gesundheit dar und äußerte ihr Unverständnis, dass behördlicherseits nicht für Abhilfe gesorgt werde. Weitere Briefe richteten sich an:

die Landesärztekammer,
die Bundesärztekammer,
das Umweltamt der Stadt,
Gesundheitsamt
Landes- und Bundesamt für Umwelt,
Bundesanstalt für Arbeitsschutz
und mehrfach an T-Mobile und die Deutsche Funkturm GmbH.

Und 2005 an das Bundesumweltministerium:

„Ich bitte Sie höflich um Beantwortung folgender Fragen:

Wurde die Bundesärztekammer informiert, wenn ja, wann?

Wann bzw. wo wurden Untersuchungen an GSM-Masten gemacht?

Wann bzw. wo wurden Untersuchungen an UMTS-Masten gemacht?

Wann bzw. wo wurden Untersuchungen an GSM- plus UMTS-Masten gemacht?

Ich bitte um Ergebnisse!“

Erst ein Jahr später, auf Nachfragen, erhielt sie eine Antwort.

Ihr Schreiben sei aufgrund eines Büroversehens nicht beantwortet worden. Die von ihr angenommenen Zusammenhänge zwischen ihren Beschwerden und der hochfrequenten Strahlung von Mobilfunksendern seien bisher wissenschaftlich nicht nachgewiesen.

Es folgte eine Kritik an der sogenannten Naila-Studie[35] zur Krebshäufung in der Nähe einer Mobilfunkbasisstation: Die Studie weise erhebliche Schwächen auf, bekannte Krebsursachen wie Alkohol, Rauchen, Faktoren am Arbeitsplatz seien nicht miteinbezogen worden.

Diese Kritik ging nach Frau Zellers Ansicht fehl.

In der Untersuchung von Eger und Kollegen wurde nach Ablauf von fünf Jahren festgestellt, dass sich im Umkreis von 400 Metern um die Sendeanlage das Krebsrisiko verdreifacht hatte, als „erster ganz konkreter epidemiologischer Hinweis auf einen zeitlichen und örtlichen Zusammenhang zwischen der Exposition gegenüber GSM-Basisstationen und Krebserkrankungen“, wie die Autoren schreiben. Eine Kausalität der Mikrowellen zur Krebspromotion[36] könne nicht mehr sicher ausgeschlossen werden.“

Kurzum: Es ging den Autoren zunächst einmal um die Klärung, ob überhaupt Zusammenhänge bestünden zwischen der Zahl von Krebskranken und der Nähe zum Sender, nicht ausdrücklich um Ursachenforschung. Für eine solche hätten sie als niedergelassene Ärzte eine finanzielle Förderung z. B. durch das BMU benötigt!

Die Tatsache, dass gleichartige Probleme auch an anderen Senderstandorten auftraten, bestärkte Frau Zeller in ihren nicht nachlassenden Aktivitäten. Trotz Kopfschmerzen, Schlaflosigkeit und anderen Beschwerden setzte sie ihre Arbeit fort, oft mit Galgenhumor und Ironie in der Ausdrucksweise.

Die Antworten der verschiedenen Behörden waren unbefriedigend, weil sie immer ähnlich lauteten.

Scharfsinnig erfasste Frau Zeller die zahlreichen Ungereimtheiten in den amtlichen Schreiben und kritisierte die unklaren Auskünfte:

Was solle der nachdenkende Bürger davon halten, wenn in einem Brief stehe, dass nach dem derzeitigen Stand des Wissens gesundheitsschädliche Wirkungen durch die Hochfrequenzstrahlung auch bei ganztägigem Aufenthalt nicht zu befürchten seien, und, ein paar Absätze weiter - im Gegensatz dazu - dass es tatsächlich wissenschaftliche Hinweise auf mögliche Risiken gebe?

Die Referentin kommentiert: Man muss schon sehr sophistisch *(spitzfindig)* veranlagt sein, um diese Aussagen in Einklang zu bringen!

Und was hat es mit der wiederholten Empfehlung des Bundesamtes für Strahlenschutz auf sich, man solle Kabellösungen bevorzugen? Das wird nicht beachtet, wenn an anderer Stelle auf der BfS-Website[37] zu WLAN-Verwendung geraten wird!

Ein oft zu hörendes Argument der amtlichen Vertreter war (und ist) die Feststellung, dass das gleichzeitige Auftreten von Lebensumständen und Symptomen nicht ausreichend sei, um eine Kausalität *(einen ursächlichen Zusammenhang*) zu belegen. Aber der simple Vorschlag, den Zusammenhang eventuell durch eine vorübergehende Abschaltung des Senders zu beweisen, wurde abgelehnt. Befürchteten die Mobilfunkbetreiber, dass dies zu ihrem Nachteil sein könnte?

Als ein Mitarbeiter der Mobilfunkfirma Frau Zeller das Merkblatt (Fact sheet) 296 der WHO zu Elektrosensibilität aus dem Jahre 2005 zukommen ließ, begriff sie sogleich dessen weitreichende politische Bedeutung.

Dort werden die vielfältigen Symptome aufgelistet und vermerkt, dass sie „zu keinem bekannten Krankheitsbild" passten und „ein Bezug zu elektromagnetischen Feldern nicht nachgewiesen” sei. Ein allgemeiner Begriff für Überempfindlichkeit gegenüber Umweltfaktoren sei ‘Idiopathische umweltbedingte Intoleranz’.

Zweitens werden den Ärzten Ratschläge erteilt, wie sie mit diesen Patienten umzugehen hätten. Dazu gehören: körperliche und psychologische Untersuchung des Betreffenden und ebenso von Arbeitsplatz und Wohnräumen (Raumklima, Lichtverhältnisse). Therapeutisch wird empfohlen, **nicht darauf einzugehen, wenn der Patient die EMF-Belastung verringern möchte, weder am Arbeitsplatz noch zu Hause, sondern nur die Symptome zu behandeln** *(Herv. d. Hrg.).*

In einem dritten Abschnitt wird den Regierungen aufgetragen, über das Störungsbild im obigen Sinne zu unterrichten.

Bis vor kurzem hatte das Informationszentrum Mobilfunk (IZMF) diese Aufgabe in Deutschland inne. Es wurde von der Mobilfunkindustrie finanziert und bot sogar Fortbildungen für Ärzte an.

„Ist der Rat an die Ärzte, nicht auf den Wunsch des Patienten einzugehen, die Strahlung zu verringern, wie es im Fact Sheet 296 der WHO heißt, überhaupt mit dem ärztlichen Eid vereinbar?” So fragte Frau Zeller bei der öffentlichen Vorstellung des Deutschen Mobilfunkforschungsprogramms in Berlin. Die Antwort der Behördenvertreter fand sie ganz unglaublich: Von dem Fact sheet 296 hätten sie noch nie etwas gehört!

Jeder Arzt würde vernünftigerweise den Wunsch des Patienten berücksichtigen, und wenn vorerst einmal probehalber. Außer, er wäre fest überzeugt, dass der Patient an einer psychischen Störung leide! Und genau dies legt ihm das Fact sheet nahe.

Bei dieser Veranstaltung wurde zudem offen gesagt, dass man über die Wirkung auf Kinder wenig wisse. Tatsächlich lagen zu diesem Zeitpunkt kaum abgeschlossene Studien zu Kindern vor. Aber danach nahm das Wissen stark zu. Zahlreiche Untersucher berichteten über sehr bedenkliche Resultate wie Genschädigung, Krebs, Verhaltensstörung, körperliche, für Kinder untypische Beschwerden wie Kopfschmerzen u. a., wenn Handys vor und nach der Geburt genutzt worden waren, durch die Mutter bzw. durch das Kind selbst. Sogar Hörverlust bei siebenjährigen Kindern wurde beschrieben.

Trotzdem werden Kinder heutzutage immer mehr der Funkstrahlung ausgesetzt. Und das, obwohl sie als besonders sensibel gegenüber allen schädigenden Faktoren gelten.

Es ist inzwischen in der Öffentlichkeit und bei den Politikern gar keine Frage mehr, ob Kinder möglichst frühzeitig an diese Technik, an Handys, Tablets und Computer, herangeführt und zu „Medienmündigkeit"[38] erzogen werden sollten. Ungeachtet der Warnungen namhafter Neurologen und Kinderärzte!

Zu Recht fragt Frau Zeller mahnend, was aus diesen Kindern und Jugendlichen wohl werden würde: Lernbehinderte, Früh-Demente und Handysüchtige, krank von Geburt an?

Zwischen 2005 und 2007, im Zuge des UMTS-Ausbaus, nahmen die Widerstände von Bürgern an zahlreichen Senderstandorten zu. Auch Presse, Rundfunk und Fernsehen berichteten zum Teil ausführlich darüber.

Danach kam jedoch eine Gegenbewegung in Gang. Die Zeitungen brachten seltener kritische Artikel. Mobilfunkgegner und elektrosensible Menschen wurden in der Öffentlichkeit immer häufiger lächerlich gemacht.

Lag es daran, dass die Redaktionen finanziell unter Druck gerieten, dass die Erträge aus der Mobilfunkwerbung dringend benötigt wurden? Die Betreiberfirmen boten die anfangs teuren Handys nun zu Spottpreisen an oder verschenkten sie als Prämien. Ständig kamen neue Modelle auf den Markt, und immer mehr Menschen konnten es kaum erwarten, sie zu kaufen.

Zusätzlich wurden die Ergebnisse des Deutschen Mobilfunkforschungsprogramms dazu benutzt, die besorgten Bürger zu beschwichtigen. Denn, so hieß es, es wurden keinerlei bedenkliche Erkenntnisse zutage gefördert.

Wie kommt es, dass die Ergebnisse großangelegter Studien so sehr im Widerspruch stehen zu dem, was Anwohner von Senderstandorten, zahllose Landwirte und andere Bürger, täglich überall auf dem Globus erleben? Hatte es Auswirkungen auf die Resultate, dass das Forschungsprogramm zur Hälfte von der Industrie finanziert wurde? Offiziell verlautete, die Industrie habe keinen Einfluss genommen.

Trotz vieler Anfeindungen arbeitete Frau Zeller unbeirrt weiter. Sie stellte sich für Interviews mit Zeitungs- und Fernsehjournalisten zur Verfügung, schrieb aufrüttelnde Leserbriefe und Beiträge in Internetforen. Nie verlor sie das Ziel aus den Augen: Ausgehend von ihrem eigenen Schicksal, setzte sie sich überall dafür ein, die Gefährlichkeit der Mobilfunktechnik ins öffentliche Bewusstsein zu rücken, und kämpfte dafür, dass wenigstens der Schutz der Kinder Beachtung fände. Bis heute ohne Erfolg!

Blutdruckkrisen als Beweis für biologische Wirkung (CA)

Unerklärliche Erscheinungen unter Funkantennen

„Sie war etwas Besonderes, die Sabine! So etwas habe ich nie wieder gesehen! Sie merkte die Funkstrahlung sehr, sehr zuverlässig."

Herr Z. packt einen Stapel Zeitungsausschnitte vor mich hin. Ich blättere sie durch und bleibe an einigen Artikeln haften.

z. B.: **Rettungsgerät durch Mobiltelefon gestört?**

Funkwellen aus einem Mobiltelefon (Handy) haben möglicherweise ein Wiederbelebungsgerät während eines Notfalleinsatzes außer Funktion gesetzt. Als Rettungssanitäter des Bayerischen Roten Kreuzes das Gerät ansetzten, war dieses plötzlich gestört. Nach Angaben des BRK hätten zwei Personen in unmittelbarer Nähe mit Handys telefoniert. Später habe das Gerät wieder funktioniert *(AZ 2001).*

„Geisterauto" fuhr Zaun um (...). Kurz nach Mitternacht hat ein Auto offenbar „wie von Geisterhand" selbständig seinen Motor gestartet und den Jägerzaun eines benachbarten Grundstückes über den Haufen gefahren, berichteten die Behörden (...). Grund für die eigenmächtige Fahreinlage waren vermutlich Elektronikprobleme *(AZ 2001).*

Geheimnisvolle Funkwellen machen den Wegfahrsperren von Autos Probleme. - Wie verhext: Auf dem Marktplatz in W. geben Autos den Geist auf.

Wer sein Auto auf dem W.er Marktplatz auf zwei Parkplätze schräg vorm Rathaus stellt, könnte böse überrascht werden. Die Wagen lassen sich einfach nicht mehr starten.

„Schuld sind die Funkantennen auf dem Rathaus", sagt ein Betroffener. Das streitet die Marktgemeinde aber ab (…). (*Als Erika V. von einem Einkauf zurückkam)* und den Motor ihres Wagens starten wollte, tat sich gar nichts mehr (…).„Schiebt das Auto ein paar Meter weg", kam ein Kaufmann dem verzweifelten Paar zuhilfe. Die V.s befolgten den Rat. Und siehe da! Der Mini Cooper schnurrte wieder.

Der Kaufmann erinnert sich an etwa dreißig Fälle. „Für mich ist ziemlich klar, dass die geballte Ladung der drei Anlagen auf dem Rathaus unseren Mini Cooper lahmgelegt hat", sagt V. (*Wochenblatt 2001).*

Wie mag es den Menschen, den Anwohnern und Passanten, dort ergehen? Ist richtig, was der Physiker Achim Enders behauptet: „Elektronik reagiert nun einmal empfindlicher als der Mensch" *(Spiegel 10/2000)?*

Herr Z.: „Sabine konnte die Strahlung genau spüren, sie bekam dann Kopfdruck, Kribbeln im Körper und fühlte, dass der Blutdruck stieg.

Ich hatte ihr erzählt, dass die Elektronik meines Autos des Öfteren versagt hatte, wenn ich unterwegs war. Zweimal fielen die Bremsen meines Wagens aus, einmal vor der L.-Klinik, einmal vor einem Haus am S.-Weg. Da ich Schritttempo fuhr, passierte nicht viel. Das Antiblockiersystem war in Ordnung, als ich es kontrollieren ließ.

Sabine vermutete, dass der Funk schuld sei. Sie wisse einige Punkte, bei denen die Strahlung von mehreren Seiten komme, dort habe sie besonders heftige Beschwerden.

Sabine kannte die Gegend sehr gut, sie ahnte oft im voraus, wo wieder ein Sender aufgestellt werden sollte. Wir fuhren zusammen zu Vorträgen über Mobilfunk in die benachbarten Orte. Und wir konnten dazu beitragen, dass die geplanten Sender verhindert wurden.

Sabine fand die ‚Strahlenkreuzungen', wie sie es nannte, an denen sich die Frequenzen von zwei oder mehr Sendern überlagerten. Dort reagierte sie mit plötzlichen Kopfschmerzen, und ihr Blutdruck ging in die Höhe. Genau das waren die Punkte, an denen meine Autoelektronik Falschmeldungen abgegeben hatte! Sabine konnte sogar exakt die Richtung zeigen, aus der die Strahlung kam."

Herr Z. regt sich sichtlich auf.

„Bei einem Freund fällt das ABS immer wieder aus. In den Zeitungen steht, dass Lastwagenfahrer, ohne die Geschwindigkeit zu drosseln, in ein Stauende rasen. Ich glaube, dass die Elektronik der Bremsen nicht funktioniert! Auch bei uns im Hause passieren merkwürdige Dinge! Der Fernseher schaltet mehrmals am Tage von selbst in den Stand-by-Modus."

Ich war nach längerem Umherirren bei Herrn Z. gelandet. Tagsüber war ich bei Sabines Tochter Corinna gewesen, hatte mit ihr das Grab der Mutter aufgesucht und viele Ordner gewälzt mit Gutachten und Arztbriefen über Sabines Krankheitsverlauf. Bei hereinbrechender Dunkelheit und leichtem November-Nieselregen war ich zu der Fahrt über kurvige Landstraßen und durch schlecht beleuchtete Dörfer aufgebrochen.

Es gab keine Wegweiser zu der Ortschaft, die ich ansteuerte. Niemand war unterwegs. Herr Z. hatte nicht mehr geglaubt, dass ich noch käme.

Er berichtet mir über seine Erfahrungen.

„Ich habe mich nach und nach in das Thema eingearbeitet und selber Versuche gemacht mit Stanniol und Gelatine. Ich bin ja Drucker von Beruf, da wussten wir schon vor Jahren, dass die gelatinehaltigen Folien beim Tiefdruckverfahren auf Wettereinflüsse reagierten. Ich vermute, dass bei Elektrosensiblen die kollagenhaltigen Membranen im Körper, an den Gelenken zum Beispiel, irritiert werden, besonders eben bei bestimmten Wetterlagen, die reich an Sferics[39] sind. Das macht wahrscheinlich die Wetterfühligkeit aus. Die Sferics haben sehr niedrige Frequenzen.

Auch beim Mobilfunk kommen diese Frequenzen vor, das sind dann die Modulationen der hochfrequenten Trägerwelle.“

Ich lausche fasziniert seinem Vortrag. Dass er eine Verbindung sieht zwischen Wettereinflüssen, Mobilfunk und der Wirkung auf den Menschen, kommt mir außergewöhnlich interessant vor.

„Sabine nahm an jeder Veranstaltung teil, die sich mit Mobilfunk befasste“, fährt Herr Z. fort. „Sie war unschlagbar! Ihr Blutdruck war oft bedrohlich hoch, aber Medikamente wollte sie nicht nehmen. Sie will die Strahlung spüren, damit sie ihr aus dem Weg gehen kann, sagte sie.“

Zu Gast bei der Tochter Corinna

Sehr beeindruckt fahre ich zurück zu meiner Unterkunft im neuerbauten Haus der Tochter.

Corinna, eine 33-jährige dunkelhaarige Frau, von Beruf Lehrerin, hat mit ihrer großen, schlanken Figur und markanten Gesichtszügen gar keine Ähnlichkeit mit ihrer Mutter. Nachdem sie ihr elf Monate altes Kind zu Bett gebracht hat, sitzen wir stundenlang in dem großen Wohnzimmer zusammen und unterhalten uns. Später werde ich in der Einliegerwohnung übernachten.

„Mein Partner und ich hatten überlegt, ob die Mama hier im Souterrain unseres Hauses wohnen könnte - aber es wäre doch für mich zu eng geworden. Sie mischte sich gern überall ein.“

Rückblick, erster Kontakt zu Sabine

Ich erzähle Corinna, wie ich Sabine kennenlernte.

Es war bei der Jahresversammlung eines mobilfunkkritischen Vereins, als ich, nach den einleitenden Sätzen des Vorsitzenden, mich kurz entschlossen zu Wort meldete und meine Erfahrungen als Ärztin schilderte.

In meiner Praxis tauchten seit einigen Jahren mehr und mehr Patienten mit neuartigen Krankheitsbildern auf, mit einer Mischung aus körperlichen und psychischen Störungen, die ich nicht einordnen konnte. Erst als ich hörte, dass auf bestimmten Bauernhöfen, auch bei mir in der Nähe, Tiere und Menschen erkrankten, bald nachdem dort ein Funkturm errichtet worden war, fiel es mir wie Schuppen von den Augen.

Die Senderstandorte in meiner Stadt konnte ich leicht ausfindig machen. Zwischen dem, was ich bei meinen Patienten erlebte, und der neuen Funktechnik schien ein Zusammenhang zu bestehen!

Als ich geendet hatte, sprang in der Reihe vor mir eine Frau auf, die sich später als Sabine H. vorstellte, und berichtete, an welchen Beschwerden die ihr bekannten Anwohner von Mobilfunkmasten litten. Es waren ähnliche Symptome wie bei meinen Patienten! Darunter eine Häufung von sehr schwerwiegenden Gesundheitsstörungen: Herzinfarkte, Schlaganfälle, „Platzen" von Gefäßen, Augenprobleme, Leukämie. Ich war tief betroffen.

Klein und kräftig, mit Sommersprossen im gutmütigen, runden Gesicht und dunkelblonden krausen Locken, sehr temperamentvoll - das war mein erster Eindruck von der 53-Jährigen. Sie brachte mit ihrem urigen niederbayerischen Dialekt die Teilnehmer, die aus ganz Deutschland angereist waren, zum Lachen.

„Was lacht ihr, da gibt`s nix zum Lachen", schalt sie.

Hastig, ohne Punkt und Komma redend, wies sie darauf hin, dass die Berge und Hügel des Bayerischen Waldes jetzt genutzt würden, um Mobilfunksender aufzustellen.

„Wenn ich höre, dass irgendwo ein Mast errichtet worden ist, fahr ich dort hin und sprech mit den Leuten, die auf den Bauernhöfen in der Umgebung wohnen. Oder wenn ich in der Zeitung les, dass jemand gestorben ist."

Schlaganfall und Herzinfarkt seien die häufigsten Todesursachen.

„Es hat etwas mit der Form der Berge zu tun", sagte sie, „die Strahlung geht nicht nur in eine Richtung, sondern wird zurückgeworfen, und sie kann sogar über den Berg klettern."

Als sie sich anschickte, dies an der Tafel aufzuzeichnen, unterbrach sie der Vorsitzende:

„Frau H., das führt jetzt zu weit! Aber Sie haben recht, die Berge spielen bei der Ausbreitung der Strahlung eine Rolle.“

Sabine setzte sich wieder, mit gerötetem Kopf, anscheinend konsterniert, dass sie unterbrochen wurde. Ich fand es schade, dass Sabine nicht weiter über ihre Beobachtungen aus ihrem Alltag sprechen durfte. Sie drehte sich zu mir um: „Lesen Sie!“ und steckte mir ein Blatt Papier zu.

Erst zu Hause studierte ich das Schriftstück mit dem Titel „Chronologische Krankengeschichte von Sabine H.“ genauer. Ich fasse hier den Verlauf ihres Lebens und ihrer Krankheiten bis zu jenem Zeitpunkt zusammen.

Sabine, von Beruf Einzelhandelskauffrau, heiratete 24-jährig (1970) und zog mit dem Ehemann in ein Haus neben dem Laden, den bisher die Schwiegermutter betrieben hatte. Ein Jahr später wurde die Tochter geboren, fünf Jahre später der Sohn. In der ersten Schwangerschaft fühlte sie sich sehr unwohl. Im Gebäude war eine Elektrospeicherheizung installiert, die in der Wohnung starke elektrische und magnetische Felder verbreitete und deshalb gesundheitlich nicht ohne Risiko war.

Als Sabine 36 Jahre alt war, traten erstmalig Schmerzen in den Gelenken, an Wirbelsäule, Schultern, Armen und Hüftgelenken auf, so dass sie zunehmend Probleme beim Gehen hatte. Auch im Liegen litt sie an Schmerzen. In der Nacht ist der Mensch empfindlicher gegenüber Schmerzen und äußeren Einflüssen. So konnte Sabine im Schlaf den Feldern der Elektroheizung nicht ausweichen. Außerdem kam es zu Zahnfleischbluten und verstärkter Menstruation.

Ganz schlimm wurden die Beschwerden, nachdem im Mund eine palladiumhaltige Goldlegierung als Teil einer Brücke eingesetzt worden war. Zwei Jahre später folgte eine Goldkrone unbekannter Zusammensetzung. Da sie immer wieder arbeitsunfähig war wegen ihrer Schmerzen, z. B. durch eine Ellenbogenentzündung (*sog. Tennisarm),* kündigte Sabine das Arbeitsverhältnis und beantragte im Jahr darauf die Rente.

Zwischen Weihnachten und Neujahr 1992/93 war Sabines rechter Arm drei Tage lang gelähmt. Sie fühlte sich erschöpft, wurde immer „nervöser“, hatte starke Hüft- und Wirbelsäulenbeschwerden und, laut ihren eigenen Worten, eine „Unruhe in den Zähnen". Später erfuhr sie, dass kurz vor Weihnachten ein Richtfunksender in ungefähr 2,5 Kilometer Entfernung in Betrieb gegangen war. Der Strahl verlief direkt über ihr Haus.

Ein Heilpraktiker riet ihr, den Quecksilbergehalt des Speichels mit dem Kaugummitest zu untersuchen. Die Werte waren stark erhöht. Sie ließ deshalb die Amalgamfüllungen innerhalb weniger Wochen entfernen und begab sich anschließend zur Ausleitungstherapie in ein Krankenhaus. Dort wurde sie mit DMPS, einer Substanz, die Schwermetalle bindet, behandelt.

Drei Monate später wurde die Palladiumbrücke beseitigt und ein Inceram-Ersatz eingefügt. Der Zahnarzt versicherte ihr, dieser sei verträglich. Jedoch war der Aufbau aus aluminiumhaltiger Keramik, wie Sabine später erfuhr.

Kurz darauf nahm Sabine ein „Surren" im Kopf wahr und eine verstärkte „Unruhe" in den Zähnen, vermutlich ausgelöst durch die Kombination verschiedener Materialien. Nun wurde noch die Goldkrone gegen Vollkeramik ausgetauscht. Sabines Allgemeinzustand nahm weiter ab. Im Krankenhaus wurde ein Candida-Pilz *(Hefepilz)* im Darm festgestellt und therapiert.

Sabine erkannte inzwischen und überprüfte es selber immer wieder, dass ihre Beschwerden durch elektrische Geräte und Funktelefone sowie Sendemasten an der Autobahn ausgelöst oder verschlimmert wurden.

Sie trat deshalb dem Verein für Amalgamgeschädigte und Elektrosensible bei und informierte sich ausführlich über die Wirkung elektromagnetischer Felder auf den Menschen. Nach und nach verschaffte sie sich einen Überblick darüber, wie die staatlichen Behörden im Freistaat Bayern und im übrigen Deutschland den flächendeckenden Ausbau des Mobilfunks organisieren.

Ich zitiere aus Sabines Bericht:

12/93-2/94: „Bis zu diesem Zeitpunkt verschlechtert sich mein allgemeiner Gesundheitszustand so weit, dass ich **keinen Ort mehr finde, an dem meine brennenden Schmerzen erträglich sind** (*Herv. d. Verf.*). Dazu kommen jetzt noch Probleme mit meinen trockenen Augen. Nach mehreren schlaflosen Nächten bitte ich meinen Hausarzt um Rat. Ohne Besserung wende ich mich an Herrn Dr. L. vom Gesundheitsamt, der mir sagt, dass ich sofort in eine Klinik müsse. Meine Krankenkasse empfiehlt mir eine toxikologische Klinik[40], von der mir ein Umweltmediziner wiederum abgeraten hat. Letztendlich werde ich vom 16.2. -16.3. in die Naturheilklinik H. eingewiesen. Meine Beschwerden zu diesem Zeitpunkt sind extreme Stromsensibilität, andauernde Monatsblutungen und Schlafstörungen.“

Offenbar waren sich die Ärzte nicht einig, welche Behandlung für Sabine am besten wäre. Wenn man hier Amalgam als einen von mehreren Auslösern ihrer Beschwerden annimmt, wird ersichtlich, dass eine toxikologisch ausgerichtete Klinik nicht helfen kann. Denn sämtliche Zahnmetalle gehören nach offizieller Darstellung nicht zu den schädlichen Giften. Es wird – fälschlicherweise - behauptet, dass die Legierungen im Mund unlöslich seien.

Als Sabine schließlich Anfang 1994 mit der Außenstelle des Bundesamtes für Post und Telekommunikation telefonierte, wurde ihr mitgeteilt, dass Ende 1993 ein Mobilfunksender in 800 Meter Entfernung in Betrieb genommen worden sei. Aufgrund eines persönlichen Gesprächs mit dem zuständigen Minister wurde die Strahlungsrichtung des Senders so geändert, dass ihr Haus nicht mehr direkt betroffen war. Daraufhin ging es ihr tagsüber besser, nur bei feuchtem Wetter fühlte sie sich wieder schlechter.

Da sie nachts die Elektroheizung nicht vertrug, probierte sie andere Orte zum Schlafen aus: im Nachbarhaus, bei Bekannten und Verwandten, im Ferienhaus.

Leider wurde sie - trotz der Metallentfernung im Mund - immer stärker elektrosensibel, denn die im Gewebe eingelagerten Metalle werden nur langsam ausgeschieden.

Sie reagierte jetzt auf die Neonröhren im Geschäft, auf den Staubsauger, auf Bildschirme. Plötzlich erkrankte sie an Ohrenentzündungen und Drüsenschwellungen, ein Hinweis auf die Schwächung ihres Immunsystems.

Ende 1995 wurde sie erneut wegen Amalgamvergiftung behandelt, diesmal in einer Klinik für Umweltkrankheiten.

Wenige Monate später traten brennende Schmerzen im Brustbereich auf. Dr. Max Daunderer, ein bekannter Internist und Toxikologe, empfahl eine Kernspintomographie und diagnostizierte eine chronische Schwermetallvergiftung mit Speicherungen im Nervensystem. Er riet dazu, sämtliche Zähne des Oberkiefers ziehen und den Knochen auszufräsen zu lassen.

Sabine unterwarf sich dieser umstrittenen Tortur, da sie keine andere Lösung sah. Durch die chirurgischen Eingriffe wurden die im Kiefer gebundenen Metalle freigesetzt, was sich in kurzfristig extrem erhöhten Palladium- und Quecksilberwerten im Stuhl widerspiegelte.

1997 erreichte Sabine noch einmal, nach zahllosen Schreiben an die Regulierungsbehörde, dass die Richtung eines der neueren Sender verändert und die Leistung des D1-Netzes herabgesetzt wurden.

Sabine beendete ihren Bericht mit den Sätzen:

„Mein momentaner Gesundheitszustand lässt es nicht zu, mich an bestimmten Orten (z. B. bestimmten Kaufhäusern, Banken, bei Elektroanlagen, an Stellen, an denen sich die Strahlung verschiedener Sendeanlagen usw. überschneidet, an gewissen Streckenabschnitten auf Autobahnen) aufzuhalten. An diesen Orten steigt mein Blutdruck auf Werte von 280/180. Außerdem verspüre ich ein starkes Brennen am ganzen Körper und starken Druck auf der Schädeldecke."

In den folgenden Jahren sollte ich viele derartige Leidensgeschichten kennenlernen. Meist werden Vorbelastungen mit Amalgamplomben in den Zähnen und palladiumhaltige Goldlegierungen angeführt oder Wurzelfüllungen unter Verwendung von Formaldehyd. Die Symptome sind ähnlich: Trigeminusneuralgie, Hautbrennen, Kopf- und Gelenkschmerzen, Kribbeln, Schwindel, Ohrgeräusche, hoher Blutdruck, Magendrücken, verstärkte Monatsblutungen, Unruhe, Schlafstörungen und Erschöpfung.

Sabine vertrug z. B. folgende Geräte nicht: Handys und DECT-Schnurlostelefone, Leuchtröhren, Bildschirme von Computer-Arbeitsplätzen, Haushaltsgeräte wie Staubsauger, Herd, die Elektroheizung in der Wohnung, Kühlaggregate und die Kasse im Geschäft, ebenso wenig den Radar von Flugzeugen.

Das Haus, in dem sie wohnte, lag jahrelang auf einer Richtfunkstrecke und im Sendestrahl einer Mobilfunkanlage. Möglicherweise trug der zwar weit entfernte, aber immer noch sehr starke Langwellensender des Deutschlandfunks zu einer unterschwelligen Sensibilisierung bei.

Rückblick, Kontakt drei Jahre später

Drei Jahre später sah ich Sabine wieder, diesmal auf einem Treffen mit mobilfunkkritischen Ärzten, Wissenschaftlern, Baubiologen und zwei Mitgliedern einer Selbsthilfegruppe für Elektrosensible.

Mit Erschrecken stellte ich fest, dass Sabine offenbar einen Schlaganfall erlitten hatte. Der rechte Arm und das rechte Bein waren spastisch gelähmt, das Bein war stärker betroffen. Sie wirkte etwas stiller, aber war guten Mutes und klagte nicht.

Am Abend saßen wir zusammen im Gasthof. Freundlicherweise hatte sich der Wirt bereit erklärt, die DECT-Telefonanlage in der Nacht auszuschalten.

Sabine beschrieb mir, wie es zu dem Schlaganfall gekommen war.

„Ich hatte einen Termin beim Neurologen. Draußen ist ein Mobilfunksender gestanden, ich konnte ihn vom Arztbüro aus sehen. Ich hab da links im Kopf", sie zeigte die Stelle,„einen Stich verspürt. Ich hab gesagt: ‚Ich bekomme einen Schlaganfall.'

Der Arzt hat mir erklärt, dass ich nicht merken könnte, wenn ich einen Schlaganfall bekäme, ich würde dann auch nicht so dastehen und reden. Er hat nix gefunden bei der Untersuchung. Ein paar Tage später war die ganze rechte Seite gelähmt, ich hab auch nicht richtig sprechen können.

Ich hätte immer gesagt: ‚Es ist kein Schlaganfall', erzählte mir meine Tochter hinterher. Sie hat dann dafür gesorgt, dass mein Bruder mich ins Krankenhaus gefahren hat, wo ich aufgenommen wurde."

Sie machte eine Pause.

„Jetzt kämpfe ich seit Jahren um die Rente. Sogar nach dem Schlaganfall wollen die Gutachter noch, dass ich eine Arbeit annehme."

Ihr Schicksal bewegte mich. Ich fand es kaum zu glauben, was Sabine mir mitteilte. Seit fast zwanzig Jahren litt sie an teilweise unerträglichen

Schmerzen und an vielen anderen Symptomen der Elektrosensibilität, die verhinderten, dass sie ihrem Beruf nachgehen oder wenigstens sich unbeeinträchtigt bewegen konnte. Denn in den letzten Jahren stieß sie, wohin sie auch kam, auf Mobilfunksender und war elektrischen oder elektronischen Geräten ausgesetzt.

Warum nahm der Neurologe Sabines Angabe über einen beginnenden Schlaganfall nicht ernst und versuchte nicht, ihn z. B. durch eine durchblutungsfördernde Infusion aufzuhalten?

Wie lange schon dauerte der Kampf mit den Behörden!

„Was ich beruflich gemacht habe? Ich hab das Geschäft von der Schwiegermutter übernommen, einen kleinen Laden. Ich bin mit der Zeit immer mehr elektrosensibel geworden. Daheim hab ich die elektrische Speicherheizung gespürt, im Geschäft die Kühlgeräte. Dazu ging der Richtfunk droben über das Haus, in dem ich mit meinem Mann wohnte. Unten lebten die Schwiegereltern."

Sie sprach weiter: Ihr Mann habe kein Verständnis gehabt, sie hätten viel gestritten. Deshalb habe sie die Scheidung eingereicht. Jetzt gehe der Zank um die Aufteilung des Vermögens.

In Einzelheiten führte sie an, was sie bisher wegen ihrer Strahlenempfindlichkeit unternommen hat.

„Ich hab mich überall gemeldet für wissenschaftliche Untersuchungen - bei der Telekom, beim Bundesamt für Strahlenschutz. Ein Arzt im Gesundheitsamt hat mir gesagt, ich sei Jahrzehnte zu früh dran mit meiner Krankheit.

Ich wollte mithelfen, dass das erforscht wird.

Ich hab immer wieder an die Ämter, an die Regulierungsbehörde, an das Gesundheitsministerium geschrieben oder mit denen telefoniert. Ich hab Messungen durchführen lassen von anerkannten Messtechnikern.

Ich bin auch nach München gefahren ins Umweltministerium und hab mich beschwert. Sie haben mich schon alle gekannt. Dann verändern sie die Strahlrichtung so, dass es mir wieder besser geht", erklärte sie. „Sie glauben mir und nehmen ernst, was ich sage."

Zur Behandlung und zum Testen habe sie sich 2001 an das Fachkrankenhaus für Umweltkrankheiten in N. gewandt. Dort sei auch die Elektrosensibilität untersucht worden, mit bestimmten Frequenzen zwischen 1 und 400 Hertz. Ganz verschiedene Symptome habe sie gehabt, Magenschmerzen und Schluckauf, Fingerzittern, Kopf- und Hüftschmerzen, je nach Frequenz.

In der Ambulanz der Universität X. habe sie sich ebenfalls vorgestellt, schon im Jahre 1996. Ihr sei es während der Tests sehr schlecht gegangen.

Sie redete schnell, atemlos, im Staccato, wiederholte sich auch. Ich verstand manchmal nicht ganz, was sie meinte.

„Einmal kam der Arzt vom Gesundheitsamt, Dr. L., zu einer Untersuchung. Ich bin mit ihm an die Strahlenkreuzungen gefahren, an denen ich so hohen Blutdruck bekomme. Die Werte gingen hoch bis über 300, da hat er die Fahrt abgebrochen und mich zum Hausarzt gebracht und dann wieder nach Hause. Das Risiko kann er nicht auf sich nehmen, sagte er.

Die Ärzte fragen immer, warum ich die Medikamente gegen hohen Blutdruck nicht nehme. Warum sollte ich, wenn ich zu Hause normale Werte habe, ganz ohne die Tabletten?“

Ich bestätigte ihr aus meiner Praxis-Erfahrung, dass die Mittel bei manchen Patienten nichts nützten, nämlich dann, wenn der Blutdruckanstieg durch die Strahlung hervorgerufen wird. Aus Sicht eines Umweltmediziners liegt die Ursache in einer autonomen Polyneuropathie, einer Fehlsteuerung des vegetativen Nervensystems.

„Sonst hab ich vieles geschluckt, Algen, Bärlauch, Koriander, Vitamine, homöopathische Tropfen. Die chemischen Beruhigungspillen musste ich nach drei Tagen absetzen, weil ich starken Schwindel und Müdigkeit bekam.“

Am Morgen nach dem Frühstück gingen wir im Garten des Hotels spazieren. Auf den buchsbaumgesäumten Beeten standen Herbstblumen und verschiedene Kräuter. Sie kannte sie alle.

„Einmal hat mir geträumt“, erinnerte sich Sabine, „ich soll in den Garten gehen und Schnittlauch pflücken. Der wär gut für mich.“

Überrascht blieb ich stehen. „Wissen Sie, dass Schnittlauch als Liliengewächs viel Schwefel enthält, der für die Quecksilberentgiftung benötigt wird?"

Sabine nickte.

„Sie könnten ein Buch darüber schreiben, was Sie alles erlebt haben"

„Das hab ich mir auch schon denkt!"

Insgeheim nahm ich mir vor, sie einmal zu Hause zu besuchen und ein Interview mit ihr zu führen. Dazu kam es nicht mehr.

Sabine klagte darüber, dass sie bei der Mehrzahl der Ärzte auf kein Verständnis stoße. Nur ihr Hausarzt höre ihr zu und glaube ihr. Andere Ärzte behaupteten, sie habe einen Wahn oder eine andere psychische Störung. Ständig habe es geheißen, sie solle Psychotherapie machen.

Empört fragte sie: „Was soll mir das helfen gegen den Funk?"

Ich kannte damals schon eine Reihe von Menschen, meist waren es Patienten meiner Praxis, die extrem unter einem Sender oder einem häuslichen Schnurlostelefon litten, ohne die Ursache zu erkennen, und es mit Worten ausdrückten wie „Ich bin nicht mehr ich!" Sie konnten keinen Zusammenhang herstellen.

Sabine hatte für sich selber herausgefunden, wodurch ihre Schmerzen ausgelöst oder verschlimmert wurden.

Und ich wunderte mich, wieso die begutachtenden Ärzte sie sogar nach dem Schlaganfall für arbeitsfähig hielten, wenigstens stundenweise?

Vielleicht trug dazu bei, dass Sabine ein richtiges Energiebündel war, mit blitzenden Augen und roten Wangen. Sie wirkte munter, redete ununterbrochen und ließ keine Gelegenheit aus, andere Menschen, vor allem auch ihre Ärzte, über das Thema Mobilfunk aufzuklären. Abgesehen von der Lähmung, erschien sie nicht körperlich krank.

„Meine Laborwerte sind immer bestens, nur die bei den Umweltärzten nicht."

Beim nächsten Treffen ein halbes Jahr später sprach ich nur im Vorübergehen mit Sabine. Abends sah ich, wie sie sehr mühsam die steile Treppe zu den im Außenbereich liegenden Hotelzimmern erklomm. Ein

Kollege trug ihre Reisetasche. Sabine zog sich regelrecht am Geländer hinauf, schüttelte aber den Kopf, als ich ihr meine Hilfe anbot.

Was war mit ihrer spastischen Lähmung passiert?

Ich schlief die ganze Nacht sehr schlecht. Ähnliches hörte ich am Morgen von den Kollegen. Einer, ein alternativ arbeitender Zahnarzt, hatte eine Erklärung parat: Die Zimmer lagen über dem Kühlhaus, in dem sich große Kühlaggregate befanden. Sie verursachten anscheinend starke elektromagnetische Felder, die sicher zu der massiven Erhöhung der Spastik bei Sabine beigetragen hatten.

Beim Frühstück vermisste ich Sabine. Ich erfuhr, dass sie schon abgereist war.

„Ihr ging es nicht gut, und da hat Herr W. sie mitgenommen."

Bericht Corinnas über Sabines Leben

Am nächsten Tag berichtet mir Corinna über das Leben ihrer Mutter und die letzten Jahre.

„Sie hat es bestimmt nicht leicht gehabt in ihrer Familie", meint sie.

Sabine war als Jüngste von sieben Geschwistern unerwünscht und galt als schwarzes Schaf. Der Vater war kriegsbeschädigt, sehr streng, wohl auch launenhaft, die Mutter ein fröhlicher Mensch, aber mit den vielen Kindern überfordert.

Sabine kämpfte stets um die Anerkennung des Vaters. Er verhielt sich in seinen letzten Jahren liebevoller gegenüber den Enkeln als früher gegenüber seinen Kindern. Nachdem er an Krebs erkrankte, pflegte sie ihn. Später versorgte sie ein Jahr lang die Mutter, die an den Folgewirkungen eines Schlaganfalles starb.

Nach einer Lehre als Einzelhandelskauffrau zog sie mit einem Jugendfreund aus ihrem heimatlichen Weiler nach München. Dort, in der Großstadt, lernte sie einen Staatsbeamten kennen, den sie heiratete und mit dem sie in dessen Heimatdorf übersiedelte. Sie arbeitete im Geschäft, das der Schwiegermutter gehörte. Das Verhältnis der beiden Frauen zueinander war nicht gut.

Kritisch merkt Corinna an, sie habe in ihrer Kindheit die Mutter als zu hart empfunden. Das Geschäft sei immer vorgegangen, Zärtlichkeiten habe es nicht gegeben. Später wurde sie Zeugin der häufigen Streitereien mit dem Vater, die zur Trennung der Eltern führten.

Nach dem Schlaganfall nahm Corinna die Mutter zu sich in die eigene Mietwohnung.

„Sie war schwierig! Sie wollte immer sparen. Überall drehte sie mir die Haushaltsgeräte ab. Natürlich auch wegen des Elektrosmog. Sie sprach viel über Mobilfunk, ich musste x-mal dasselbe anhören, erst redete sie mit mir, dann mit meinem Bruder, danach mit meinem Freund. Irgendwann reagiert man dann nicht mehr normal!"

Sie fährt fort:

Mit ihrer Lähmung ging die Mutter sehr diszipliniert um. Sie trainierte ausdauernd, wollte auch unbedingt wieder Auto fahren und freute sich sehr, als sie von ihren Kindern einen Zuschuss für einen behindertengerecht umgebauten kleinen PKW bekam.

Corinna zeigt mir ein Foto, auf dem Sabine freudestrahlend in der Tür des Opel Corsa lehnt.

„Bis zum Ende behielt sie ihren Optimismus, ihre Zuversicht. In den letzten Monaten glaubte sie allerdings, dass bei uns eine neue Funktechnik eingesetzt werde."

„War es UMTS oder schon digitales Fernsehen?" frage ich.

„Ich kenne mich nicht aus," antwortet Corinna knapp.

Aber dann erinnert sie mich an das Messprotokoll, das ich vorher schon bei den Unterlagen entdeckt hatte.

2003, als sie bei der Tochter wohnte, ließ Sabine die Intensitäten von Mobilfunk, Radio und Fernsehfunk prüfen, allerdings draußen auf dem Balkon, nicht, wie üblich, in den Schlafräumen. Die Messungen wurden von einem Sachverständigen für „Elektromagnetische Umweltverträglichkeit" durchgeführt. Richtfunk und eventuell vorhandener Radar wurden nicht erfasst.

Ergebnisse: Die Einzelmessungen überstiegen zwar großenteils nicht die baubiologischen Richtwerte von 1999[41], die Gesamtbelastung aus

Mobilfunk, Radio und Fernsehen aber war deutlich erhöht. Ganz aus dem Rahmen (in der genannten Gesamtbelastung nicht eingerechnet) fiel ein Langwellensender mit extrem starker Leistung, der in zwanzig Kilometer Entfernung aufgestellt war.

Wurde er als harmlos beurteilt? Die Richtwerte geben nur Anhaltspunkte, wann biologische Wirkungen nicht mehr zu erwarten sind.

Bei den Elektrosensiblen-Verbänden ist seit langem bekannt, dass sensible Personen auch noch auf Funkintensitäten reagieren können, die weit unterhalb dieser Empfehlungen liegen. Hinzu kommt, dass für die biologische Wirkung nicht nur die Feldstärke *(gemessen in Volt pro Meter)* oder die Leistungsflussdichte *(Einheit: Watt pro Quadratmeter)* eine Rolle spielen, sondern auch andere Faktoren wie die sogenannte Pulsung[42], Reflexion[43], Beugung[44] und Interferenzen[45]. So unterscheidet sich das digitale Fernsehen vom vorherigen analogen durch die scharfen Bildsteuersignale ganz erheblich.

Eine Messung bei den Anwesen in unmittelbarer Nähe des Mobilfunksenders ergab ein ähnliches Bild, mit durchgängig etwas höheren Werten. Da hier in den Jahren seit der Errichtung des Mastes in acht von zehn Häusern schwerste Erkrankungen aufgetreten waren, ist es naheliegend, die Ursache in der Strahlung, genauer, in dem neu entstandenen Frequenzgemisch zu suchen.

Sabine besaß zwar nicht die Geräte, um die Strahlung zu messen, aber sie fühlte sie.

Weil sie ihre Lage realistisch einschätzte - eine Mietwohnung kam nicht in Frage, bei der Tochter konnte sie nicht bleiben -, beschloss sie, ihr kleines Feriendomizil, das in einiger Entfernung im Grünen lag, zu einem ganzjährig bewohnbaren Haus um- und auszubauen.

Das Schlafzimmer wurde in den Hang hinein getrieben, ein Kachelofen aufgestellt. Tagsüber hauste sie in der Garage und überwachte die Arbeiter. Es war Herbst und schon um null Grad. Zum Schlafen kam sie nachts zur Tochter in die Wohnung.

Corinna macht sich jetzt Vorwürfe, dass sie sie während dieser Bauphase im Stich gelassen habe.

„Ich war hochschwanger - darauf nahm meine Mutter Rücksicht, obwohl sie sonst so hart war, - ich durfte nichts Schweres heben! Das Baby kam sechs Wochen nach ihrem Tod.

Ich war mit Beruf und meinem eigenen Hausbau vollauf beschäftigt und war schockiert, als ich die Garage nach ihrem Tod aufsperrte: lauter altes Gerümpel, ein Bett, Kleidung, zum Heizen nur ein elektrischer Heizkörper. Dort hat sie sich während des Tages aufgehalten!

Wenn ich das gesehen hätte, hätte ich sie da herausgeholt. Aber sie wollte unbedingt auf der Baustelle sein! Sie hatte einen großen Wasservorrat und die Kaffeemaschine mitgenommen, um für die Arbeiter Kaffee zu kochen.

Drei Tage vor ihrem Tod wurde der Scheidungsprozess bei Gericht abgeschlossen - da hat sie sich so drein verbissen, ob es das wert war? Der Streit ging **nur** ums Geld! Beide, sie und der Vater, wollten ihren Kopf durchsetzen. An sich wär´ Geld genug da gewesen."

Sie seufzt. „Es sollte wohl so sein!

Am Samstag vorher war ihr sehr kalt, und sie lehnte es ab, mir zu helfen, ganz im Gegensatz zu sonst. Am Sonntag kam sie zu mir zum Kartenspielen. Ich hörte, wie sie mit allen ihren Freundinnen telefonierte. - Im Nachhinein glaube ich, sie hat sich von ihnen verabschiedet!" meint die Tochter.

„Sie sprach begeistert über den neuen Kachelofen, und dass sie bald ins Haus einziehen könne.

Am Montag, als ich mich fertig machte, um zur Schule zu gehen, hielt sie mich auf, sie hatte so viel zu reden. Sie konnte einen ja voll quatschen! Sie wollte mir mitteilen, dass ich die Bügelmaschine erben solle, nicht mein Bruder. Das war mir in diesem Moment so egal! Ich war ungeduldig und vertröstete sie auf später. Hinterher habe ich mich gefragt, warum ihr gerade das so wichtig war.

Kurz nach 7 Uhr fuhr sie zu dem Ferienhaus, dort muss man - es war etwas Schnee gefallen - noch eine Viertelstunde zu Fuß gehen über einen Wiesenweg. Da ist sie wohl hingefallen. Sie schaffte es noch in die Garage, zog die Jacke aus - bei dieser Kälte! - machte das Tor fest zu und hängte die Jacke über den Torgriff!

Dort fanden sie die Bauarbeiter tot daliegend, als sie gegen 8 Uhr zum Haus kamen und sich wunderten, wo sie bliebe. Sie hatten das Auto gesehen und die Spuren im Schnee."

Wir besichtigen das Haus, das noch unverputzt steht, mit offen liegenden Kabeln und Leitungen in der Küche.

„Im Schlafzimmer ist am wenigsten Strahlung", sagt Corinna.

Aber im Übrigen scheint das Gebäude nicht ganz funkfrei zu sein. Von der anderen Talseite ist ein Sendestrahl auf den Wiesenweg gerichtet. Es ist sehr kalt, auch in diesem Jahr liegt hier in der Höhe etwas Schnee.

Corinna öffnet das Garagentor und entschuldigt sich, unnötigerweise, wie ich finde: „Leider ist noch nicht aufgeräumt. Ich hatte in diesem Jahr mit dem Kind zu tun, so ein Kleines fordert einen ganz. Schauen Sie sich das an! Es sind keine neuen oder guten Möbel, es durfte ja alles nichts kosten, wenn es nach ihr ging! -

Ich hätte mich mehr um die Mama kümmern sollen!"

Sabine jedoch war vermutlich ganz zufrieden. Die Strahlung war hier viel geringer als bei der Tochter, die Betonwände der Garage boten zusätzlichen Schutz. So konnte sie abwarten, bis der Umbau abgeschlossen war - er hatte sich deutlich verzögert -, alles andere wird für sie nebensächlich gewesen sein!

Am Abend widme ich mich erneut Sabines Unterlagen, den Arztberichten und Gutachten, die meistens in doppelter und dreifacher Ausfertigung vorhanden sind. Teilweise hat Sabine sie über das Faxgerät der Tochter kopiert, da sie selber keinen Computer und Kopierer besaß.

Wozu diese Mühe?

Ich weiß von Corinna, dass Sabine stets bereit war, ihre Dokumente an andere weiterzugeben, um einen Beitrag zur Forschung zu leisten. Mehrere handgezeichnete Kartenskizzen und Fotos von allen Sendern der Umgebung belegen, wie weit der Mobilfunkausbau fortgeschritten war.

Die Bilder erwiesen sich als nützlich, als eine Betreiberfirma einmal behauptete, sie habe keine Veränderungen an der Sendeanlage vorgenommen. Die Mutter habe anhand der eigenen Fotos beweisen können, so berichtet Corinna, dass eine zusätzliche Antenne angebracht worden war.

Was mochte Sabines Tod verursacht haben? Eine Obduktion wurde nicht durchgeführt. Schon sechs Jahre vor dem Schlaganfall beschrieb der Neuroradiologe in seinem Arztbrief einzelne kleine Entmarkungsherde[46] in beiden Hirnhälften, als Hinweis auf gefäßbedingte Schädigungen. Kam es zu einem ausgedehnten neuen Schlaganfall oder durch einen Gefäßeinriss zu einer Blutung in die Hirnkammern? Der Arzt, der sie nach dem Tod untersuchte, hatte ein Herzversagen angenommen, aber dies schließt das andere nicht aus.

Zum Tagebuch

Nach dem Abendessen drückt mir Corinna ein rotes Schulheft in die Hand.

„Das war für die Mama eine Art Tagebuch."

Darin trug Sabine im letzten halben Jahr täglich ein, wie es ihr ging, sehr knapp, mit einfachen Worten, in gut leserlicher steiler Schrift.

War sie dabei auch manchmal verzweifelt, oder protokollierte sie ganz nüchtern? Neben der unverwüstlichen, optimistischen Seite, die sie meistens an den Tag legte, gab es wohl Momente, in denen sie alles schlimm und unerträglich fand.

Sie notierte jeweils Uhrzeit, Wetter, Beschwerden, Höhe des Blutdrucks.

In der Wohnung der Tochter fühlte sie sich durch vieles gestört - durch die elektrischen Geräte im eigenen Haushalt oder der Nachbarn, durch den Radar der Flugzeuge, die das Haus überflogen, durch die Handys von Spaziergängern.

„Es war ihr nirgendwo mehr recht", meint Corinna.

Auch ihre Fahrten zur Physiotherapie, zum Schwimmen, zu Ärzten hielt Sabine akribisch fest, jede Strahleneinwirkung auf dem Weg dorthin wurde vermerkt.

Bei sonniger Wetterlage fühlte sie sich wohler als bei feuchten oder nebligen Verhältnissen. Um das Ferienhaus stauten sich gelegentlich die Wolken, so dass der Regen länger anhielt, für Sabine eher unerfreulich.

Auszug aus dem Notizheft *(zur besseren Lesbarkeit wurde für die Uhrzeit „h" ergänzt und für den Puls „P", d. Verf.).*

Erste Seite. „Kurz bevor es zu regnen anfängt, ist es am schlimmsten" z. B.: **2.6**. In S. *(Ferienhaus):* schlimm.

Nachts ging es, trocken bis 12.30h, stark verkrampft, Blutdruck steigt 190/92 *(mmHg)*, 72 Puls, Schwindel, es fängt zu tröpfeln an,

13.30h: es wird immer schlimmer, 200/98, Lähmung kommt zurück, auch Gesicht, 14.30h: leichter.

30.6. Blutdruck 6.00h 130/60, P. 55
9.30h: 177/80, P. 66,
11.00h: 200/100, P.65 Es waren Arbeiter Handy D1, D2...
13.45h: 136/81, P.78
Es ist teils bewölkt, aber außen zu*(gezogen)* und dunstig.

4.7. Die Nacht gut, ab 9.20h flog ein Hubschrauber vom Wald über Haus, dann Kopfdruck bis zur Stirn, rechte Seite stark verkrampft, dann wieder besser.

11.05h Es wird schlimmer, verkrampft, Schwindel, Verschwommensehen, Surren. 195/92, P 69. Ich glaube, der Nachbar funkt.

1.8. 11.05h Radar von Tornado - verkrampft, 215/110, P. 65 trotz Tablette.

In den letzten vier Wochen fehlen Einträge.

Aus den Protokollen ist zu erkennen, dass die extremen Blutdruckspitzen und Verkrampfungen der gelähmten Körperhälfte von äußeren Faktoren abhängig waren wie der Wetterlage, Handygebrauch durch andere Personen in ihrer Nähe oder Flugzeugen. Ihre ausgeprägte Sensibilität machte es Sabine schwer, sich irgendwo entspannt und wohl zu fühlen.

Wie konnte sie das über die vielen Jahre aushalten?

„Geholfen hat ihr der Glaube“, berichtet Corinna. „Sie hat sich einer amerikanischen Religionsgemeinschaft angeschlossen und fuhr zu den Treffen in das Gemeindezentrum der Stadt. Bei der Mitgliedschaft konnte man mehrere Grade erwerben. Sie war sehr ehrgeizig, schaffte es bis zum 4. Grad. Die Verbindung zu ihren Glaubensbrüdern und -schwestern und die Meditationsübungen haben ihr Kraft gegeben.“

Der Kampf um die Rente oder: Die unbekannte Diagnose Elektrosensibilität

1994 stellte Sabine zum ersten Mal einen Rentenantrag.

Da ihre Beschwerden im Laufe der Jahre zugenommen hatten, trotz der vielfältigen Therapiemaßnahmen, glaubte sie nicht, dass sie je wieder ihrem Beruf als Verkäuferin nachgehen könnte. Sie suchte eine große Zahl von Ärzten auf, in der Hoffnung, dass diese ihr Problem mit Elektrizität und Funk anerkennen und sie im Rentenverfahren unterstützen würden.

So begab sie sich nacheinander in Behandlung bei ihrem Hausarzt, bei Frauenärzten, Internisten, Orthopäden, Neurologen und Psychiatern, Hautarzt, Umweltmedizinern.

Schließlich hatte sie 2001, wie oben beschrieben, einen Schlaganfall erlitten mit nachfolgender Lähmung der rechten Körperhälfte, der auch bei der Computertomographie des Gehirns nachgewiesen wurde. Selbst zu diesem Zeitpunkt gab es Ärzte, die der Meinung waren, sie könne, nach Blutdrucksenkung, stundenweise arbeiten.

Wie soll man sich eine - bezahlte, regelmäßige - Bürotätigkeit vorstellen, die ohne volle Mitwirkung der dominanten rechten Hand und mit einem gelähmten Bein durchgeführt wird?

Mit Unterstützung des VdK *(Sozialverband für behinderte Menschen)* und eines bekannten Rechtsanwalts wurde ihr schließlich für die Zeit ab 2002, nach dem Schlaganfall, eine Erwerbsunfähigkeitsrente bewilligt.

Sabine klagte erneut auf Gewährung einer Rente für die zurückliegenden Jahre, in denen sie wegen Elektrosensibilität arbeitsunfähig war. Im September 2004 wurde diese Klage zurückgewiesen.

Dass viele ihrer Ärzte verständnislos waren, zeigt sich an den Diagnosen, die psychische Störungen betreffen:

„vegetativ labil[47]", „klimakterisches Syndrom[48], „Depression" und „Erschöpfungssyndrom" sind dabei noch eher wohlmeinend.

Andere Bezeichnungen: Sie habe einen Wahn, sei hypochondrisch[49], leide an Vergiftungsangst, sei neurotisch[50] oder psychopathisch[51].

Ein Arzt schrieb, es sei der Allgemeinheit nicht zuzumuten, für sie einen Arbeitsplatz zu suchen, der elektrosmogfrei sei, **ein solcher müsste außerirdisch gesucht werden** *(Herv. d. Verf.)."*

Oder ein weiterer: „Arbeit könnte heilungsfördernd wirken."

Mehrmals hieß es: Sie befolge nicht die Medikamentenverordnungen wegen des hohen Blutdrucks. Diese Ärzte akzeptierten nicht Sabines Aussagen, dass ihr Blutdruck normal sei, wenn sie sich an einem funkarmen Ort aufhalte, und dass die Tabletten nichts nutzten.

Oder, als sie nicht länger in einer Klinik mit hoher Strahlenbelastung bleiben wollte: Sie sei nicht motiviert zur Therapie.

Wie haben diese Beurteilungen auf Sabine gewirkt? Hat sie die unterschwellige Abwertung in den fremdwortgespickten Diagnosen wahrgenommen, hat sie die Herabsetzung empfunden?

Unter den körperlichen Befunden werden genannt:

der stark schwankende, unter elektromagnetischer Exposition *(Belastung, Ausgesetztsein)* ansteigende Blutdruck, daneben eine Belastung durch Amalgam, andere Metalle und Schadstoffe wie Holzschutzmittel und Formaldehyd.

Mehrere ihrer Symptome stehen vermutlich im Zusammenhang mit Umweltfaktoren: Fibrome, Ekzeme, Krampfadern, starke Monatsblutungen und Myome der Gebärmutter.

Die Umweltärzte stellten eine Schwäche spezieller Entgiftungsenzyme und eine gestörte Immunfunktion fest. Damit wiesen sie eine Multiple Chemikaliensensibilität (MCS) nach.

Sabine selbst berichtete über Jucken und Niesen auf Gräserpollen, Schwindel und Übelkeit auf Duftstoffe, Autoabgase und bestimmte Textilien, auf Farben und Lacke.

Eins der quälendsten Symptome war aber sicher die chronische Schlaflosigkeit, neben Schmerzen und Elektroempfindlichkeit.

„Die Nächte waren der Horror", heißt es in einem Schreiben - bis zu dem Zeitpunkt, als die Senderichtung geändert wurde.

Selten waren Ärzte, die Verständnis äußerten, so der Hausarzt: „Die Ursache wird einem Mobilfunksender angelastet. **Dies ist durchaus glaubhaft, da ich auch andere Patientinnen aus der gleichen Ortschaft mit ähnlichen Krankheitsbildern behandele, die mit Errichtung des Senders begannen** (*Herv. d. Verf.*)**."**

Mehrmals wurde Sabine getestet, ob sie tatsächlich elektrosensibel sei. Je nach Einstellung des Untersuchers und der verwendeten Testmethode wurde eine Elektrosensibilität anerkannt oder auch nicht.

In einem Fall sollte Sabine zehnmal beurteilen, ob ein 50-Hertz-Wechselstromfeld (Haushaltsstrom) an- oder ausgeschaltet war. Der Untersucher hatte bei der Anamneseerhebung erfragt, dass Sabine diese Felder in Körpernähe (Staubsauger, Elektrogeräte) nicht vertrug. Trotzdem schaltete er vor dem eigentlichen Versuch das Feld mehrmals für jeweils fünf Minuten ein und aus, mit dem Hinweis, dass sie sich an das An- und Ausschalten „gewöhnen" solle.

Das Endergebnis war für Sabine enttäuschend, sie hatte nur 40 % richtig beurteilt. Dass sie durch die vorausgegangene „Gewöhnungsphase" vielleicht schon in einen Zustand geraten war, in dem sie keine korrekten Angaben mehr machen konnte, und dass der Blutdruck auf über 200 mmHg angestiegen war, wurde im Abschlussbericht nicht einmal ansatzweise diskutiert. Allein der erhöhte Blutdruck hätte den Hinweis auf extremen Stress geben können.

Ein Gutachter behauptete, es gebe keine verlässliche Testmöglichkeit für Elektrosensibilität. Damit könnte er Recht gehabt haben, wenn man wissenschaftliche Exaktheit erwartet.

Unter praktischen medizinischen und juristischen Gesichtspunkten würde es jedoch völlig ausreichen, wenn verglichen wird, wie der Patient, als einzelner Fall, **vor** und **nach** der Exposition mit einem elektromagnetischen Feld reagiert. Der Arzt müsste dazu beurteilen, ob er es für unwahrscheinlich, wahrscheinlich oder sehr wahrscheinlich hält, dass die Blutdruckerhöhung oder die Herzrhythmusstörungen durch das Einschalten z. B. eines Handys hervorgerufen werden.

Dies könnte sogar mehrmals überprüft werden, vorausgesetzt, dass sich der Blutdruck zwischendurch normalisiert. Um dies durchzuführen, müsste der Gutachter den Angaben des Patienten - hier Sabines - erst einmal Glauben schenken.

Schriftwechsel mit Behörden oder: Vorrang für den Wirtschaftsstandort Deutschland

Sabine bat nicht nur die Ärzte um Hilfe wegen ihrer Beschwerden, sondern auch die zuständigen Beamten in den Behörden. Sie schrieb sie an und telefonierte mit ihnen, fuhr sogar nach München, um mit den Verantwortlichen zu sprechen. Erstaunlicherweise hatte sie im direkten Kontakt immer mal wieder Erfolg.

Anhand ihrer eigenen Symptome und der Schilderungen von Menschen, die in Sendernähe lebten, wurde ihr klar, dass die staatlich festgesetzten Grenzwerte keinerlei Schutz garantierten. Da sie hellwach ihre Umgebung beobachtete, blieb ihr auch nicht verborgen, dass Bäume an Funkstandorten vorzeitig Laub verloren und abstarben. Daraus zog sie den Schluss, dass die Technik nicht nur Mensch und Tier, sondern auch der übrigen Natur schade.

Um selbst einen Beitrag zu leisten, bot sie mehrmals an, in Forschungsprojekten mitzuwirken, z. B. beim Bayerischen Staatsministerium für Umwelt und Gesundheit und beim Bundesamt für Strahlenschutz. Bei der Telekom-Anstalt in Darmstadt nahm sie teil, erhielt jedoch keinen Abschlussbericht. Ansonsten wurde sie auf spätere Studien vertröstet.

Wenn man die Antwortschreiben der Behörden liest, muss man bedenken, dass sie von Beamten formuliert werden, die weisungsgebunden sind. Der Ratsuchende erfährt lediglich, welche Linie die Regierung vertritt. Nämlich, dass offenbar der Wirtschaftsstandort Deutschland geschützt werden muss. Diese Ansicht vertrat jedenfalls Professor Jürgen Bernhardt[52], deutscher Strahlenschutzexperte. Nur mithilfe gerichtlicher Verfahren ließe sich die Situation ändern, z. B. die Durchsetzung von Schadenersatzansprüchen oder die Stilllegung von Sendern.

Zur Erläuterung werden einige Briefe ausführlicher dargestellt.

So heißt es sinngemäß in einer Behörden-Antwort an die von Sabine gegründete Bürgerinitiative:

Man stimme zu, dass es sich um eine Nutzungsänderung handele, die genehmigungspflichtig sei *(die Errichtung eines Senders auf dem Dach eines Gebäudes, Erg. d. Verf.).* Allerdings sei die Genehmigungspflichtigkeit lange Zeit umstritten gewesen. Man könne deshalb der Betreiberfirma keinen Vorwurf machen, dass sie von der Genehmigungsfreiheit ausging.

Die Leistung der Sender sei ohnehin sehr gering. Die Behörde müsse sich an den offiziellen Grenzwerten orientieren. Es bestehe auch die Möglichkeit, dass die Betreiberfirma sich vom Bundesamt für Post und Telekommunikation eine Unbedenklichkeitsbescheinigung geben lasse.

Der Unterzeichner meine, dass die Ängste der Bürger unbegründet seien.

Was kann der Leser daraus entnehmen? Wird die Behörde etwa darauf drängen, dass der Sender abgebaut wird, weil er genehmigungspflichtig war und ohne Genehmigung gebaut wurde? Oder im Gegenteil gerade nicht, da der Betreiber das nicht habe wissen können? Ist die Strahlung nun tatsächlich unbedenklich oder nicht?

Wer haftet für eventuelle Schäden?

In einem anderen Schreiben steht: (…) dass sich aus wissenschaftlicher Sicht ein ursächlicher Zusammenhang zwischen ihren *(Sabines)* Beschwerden und elektromagnetischen Feldern nicht belegen lasse, dass nach anderen Krankheitsursachen gesucht werden müsse (…) Dass es ihr schwer fallen werde, Schadensersatzansprüche gegen irgendeine Person oder Stelle geltend zu machen.

Die Grenzwerte berücksichtigten den **aktuellen Stand der wissenschaftlichen Erkenntnisse** zu allen wissenschaftlich nachgewiesenen Wirkungen elektromagnetischer Felder. Die Auffassung, es seien nur sogenannte thermische Wirkungen berücksichtigt worden und nicht auch sog. athermische *(nicht auf Wärmewirkung beruhende)* Wirkungen, sei falsch.

Ein weiterer Brief: (...) die in Deutschland gültigen Grenzwerte zum Schutz vor elektromagnetischer Strahlung entsprächen dem **aktuellen Stand gesicherter und anerkannter Erkenntnisse aus der Wissenschaft**.

Und: **Das Phänomen Elektrosensibilität werde im Ministerium ernstgenommen**. (...) eine Behandlung sei nur möglich, wenn ein kausaler Zusammenhang zwischen den elektromagnetischen Feldern und Beschwerden vorliege. (...) **Nach wissenschaftlichen Kriterien** sei ein solcher Zusammenhang **derzeit nicht belegt** *(alle Herv. durch d. Verf.)*.

Was ging in Sabine vor, wenn sie diese Briefe las? Da sie den Reaktionen ihres Körpers vertraute, gab sie sich bestimmt nicht damit zufrieden.

Folgende Fragen müssten gestellt werden:

Was hat es mit dem „aktuellen Stand wissenschaftlicher Erkenntnis" auf sich?

Sind biologische Wirkungen unterhalb der genannten Erwärmungsschwelle nachgewiesen und durch wen?

Welche Langzeituntersuchungen liegen vor?

Was bedeutet „Ernstnehmen" des Phänomens Elektrosensibilität durch eine Behörde, die bestreitet, dass es einen Zusammenhang mit elektromagnetischen Feldern gibt?

Wenn der schreibende Beamte ausführt, bei den Grenzwerten seien auch die athermischen Wirkungen berücksichtigt, unterliegt er vermutlich einem Irrtum. Denn „gesicherte athermische Wirkungen", d. h. Wirkungen unterhalb der Erwärmungsschwelle, gibt es offiziell nicht.[53]

Studien, die Schäden durch Funkstrahlung im athermischen Bereich nachweisen, werden teilweise von offiziellen Gremien unterschlagen, als nicht korrekt bewertet, oder es wird die Kompetenz der Autoren in Zweifel gezogen (*mehr im Kapitel „Was sagt die Wissenschaft?")*.

Sabine - abgelehnt und anerkannt

Ich hatte mir vorgenommen, vor meiner Heimfahrt die Sendeanlage in H., deren Strahlung auf Sabines Haus gerichtet war, zu besichtigen.

Die abgeernteten Felder und mit Kohl bepflanzten Äcker glänzen graugrün im trüben Licht des Herbstmorgens. Ich fahre die Serpentinen zum Hügel hinauf, vorbei an den Bauernhöfen, die unansehnlich und wie verloren wirken.

Hier waren Menschen erkrankt und einige sogar verstorben, geschädigt durch die Strahlung. Nach den Berechnungen der Techniker sollte der Mobilfunkstrahl geradlinig vom Gipfel des Berges über die Hausdächer hinweg verlaufen - aber in der Praxis gibt es Nebenkeulen[54], Reflexionen und Interferenzen...

Oben am höchsten Punkt weht ein kalter Wind, es beginnt zu nieseln. Für Sabine wäre es ein schreckliches Wetter gewesen!

Ich wandere um den Sendemasten herum, der sechs starenkastenartige Antennen trägt. Vor meinem Blick breitet sich die hügelige Landschaft aus, mit den verstreut liegenden kleinen Dörfern und Weilern. Hier hatte Sabine gelebt, die Häuser und die in ihnen lebenden Menschen waren ihr bekannt. Hier arbeitete sie unermüdlich daran, über die Risiken des Mobilfunks aufzuklären. Sie ging in die Gehöfte und befragte die Anwohner zu Erkrankungen und den kürzlich aufgetretenen Todesfällen in den Familien.

Als exakte Beobachterin hatte sie sich selbständig ein großes Wissen angeeignet, eine Bürgerinitiative gegründet, Experten zu Vorträgen eingeladen, viele Briefe an Behörden geschrieben. Oftmals war sie dabei über die Grenzen ihrer Belastbarkeit hinausgegangen. Sie nahm bewusst die Symptomverstärkung in Kauf, als wolle sie sich stets neu vergewissern, dass sie auf Strahlung reagierte.

Wenn sie sich mit etwas befasste, dann tat sie es gründlich, ob es ihre Mitwirkung bei der Religionsgemeinschaft betraf oder die Kenntnisse über Mobilfunk. Sie konnte keinen Computer vertragen, daher war es für sie eine ungleich schwierigere Aufgabe, als wenn sie einen Rechner benutzt hätte. In ihrer direkten ungenierten Art, mit ihrer ansteckenden Zuversicht konnte sie viele Menschen aufrütteln und etwas bewegen.

Auch bei den Staatsministerien in München sprach sie vor und gewann die Verantwortlichen, sich für sie einzusetzen. Trotz ihres jahrelangen Leidens gab sie nicht auf, scheute sich nicht, ohne jede Eitelkeit, ihre Symptome anderen mitzuteilen und auf die Zusammenhänge mit Mobilfunk und Radar hinzuweisen.

In Herrn Z. hatte sie einen interessierten und fachkundigen Mitstreiter gefunden, der sie mit seinem meteorologischen und technischen Sachverstand unterstützte. Weil sie mit großer Beharrlichkeit vorging und es für lebenswichtig hielt, ihre Umgebung zu überzeugen, wurde sie manchmal als unbequem erlebt.

Auch nach ihrem Schlaganfall setzte sie sich tapfer ein, soweit es ihr möglich war, und versuchte, ihr Wissen weiterzugeben. Unverständnis und Misserfolge schreckten sie nicht ab.

„Später werdet ihr merken, dass ich Recht hatte", sagte sie.

Sie verstarb ganz unerwartet zu einem Zeitpunkt, als sie die persönlichen Lebensziele ihrer letzten Jahre annähernd erreicht hatte. So wurde ihr nach mehr als 10-jährigem Verfahren im September 2004 eine Rente zugebilligt und rückwirkend ausgezahlt, wenn auch nur für die Zeit nach dem Schlaganfall.

Ihre Scheidung wurde abgeschlossen, als sie sich endlich mit dem Ehemann über die Aufteilung der Finanzen geeinigt hatte. Da ein Geschäft und Immobilien vorhanden waren, gestalteten sich die Auseinandersetzungen schwierig. Wie viele Frauen hätten schon vorher kapituliert, um Ruhe zu haben! Aber Sabine, die ihren Partner als ungerecht und sein Verhalten als höchst verletzend empfand, gab nicht so leicht nach.

Zuletzt war ihr der Umbau des Ferienhauses gelungen, damit sie es ganzjährig bewohnen konnte: Ein Kachelofen war eingebaut worden, die Küche stand kurz vor der Vollendung. Dort in den Bergen, weitab von Mobilfunksendern und strahlenden Gerätschaften aus Nachbarwohnungen konnte sie sich wieder eine lebenswerte, schmerzarme Zukunft vorstellen, und sie hoffte zuversichtlich darauf, dass sich ihre Gesundheit im Laufe der Zeit weiter verbesserte.

Ihr war es jedoch nicht mehr vergönnt, den Erfolg ihrer Anstrengungen zu genießen. Es scheint, als habe sie nur das Kämpfen aufrecht gehalten!

„Sabine kam mir ziemlich verrückt vor, nach allem, was über sie gesagt wurde", meint eine ältere Bäuerin aus einem der Nachbarorte, als ich sie auf Sabine anspreche.

„Der Mobilfunk war ihr großes Thema. Sie ging überall hin zu Vorträgen, fragte und diskutierte, sogar in der Zeitung wurde über sie geschrieben.

Manche wollten gar nichts mehr davon hören. Aber heute, seit mein Mann und ich selber unter einem Sender leiden - er steht oberhalb unseres

Grundstücks - und wir die vielen Krankheitsfälle um uns herum sehen, reut es mich, dass ich sie nicht getroffen habe. Vielleicht hätte sie uns unterstützen können!

Jetzt mache ich hier weiter. Mit meinem Computer, mit dem Internet habe ich die Chance, viele Menschen über das zu informieren, was bei uns in der Gegend passiert!"

Chronische Erschöpfung

> **„Die Gegenwart ist dabei, im Verlauf weniger Jahrzehnte zu zerstören, was die Natur in Millionen von Jahren aufgebaut hat. (...) Bienen und andere Insekten verschwinden, Vögel meiden bestimmte Plätze und sind an anderen Orten desorientiert. Der Mensch leidet an Funktionsstörungen und Krankheiten. Und soweit sie vererbbar sind, gibt er sie als Vorschädigungen an die nächsten Generationen weiter."**
> *Ulrich Warnke, 2007, in „Bienen, Vögel und Menschen. Die Zerstörung der Natur durch Elektrosmog"*[55]

Während ich an diesem Buchprojekt arbeitete, wurden mir die Aufzeichnungen einer mir unbekannten Betroffenen zugeschickt. Sie können als ein Beispiel dienen für die Berichte derjenigen Menschen, die so stark beeinträchtigt sind, dass es für sie kaum noch einen verträglichen Ort gibt.

Menschen wie Dana sind aufgrund der Erschwernisse ihres Alltagslebens und von ihrer Konzentrationsfähigkeit her kaum noch in der Lage, sich stunden-, tage-, wochenlang hinzusetzen und einen Bericht über ihr Leiden auszuarbeiten, auf einem Notebook zu tippen oder gar handschriftlich abzufassen.

Umso erstaunlicher, wie sich Dana hier detailreich und in geschliffener Sprache ausdrückt und, ausgehend von ihrem eigenen Erleben, auch die wissenschaftlichen und politischen Aspekte der überbordenden Belastung der Menschheit mit technischen elektromagnetischen Feldern berücksichtigt.

Ich nehme deshalb Danas Bericht, in gekürzter Fassung und leicht überarbeitet, gern in das Buch auf[56].

Zur Person

Mein Name ist Dana (Pseudonym). Dies hier ist meine Geschichte. Ein Grund, dass ich sie aufgeschrieben habe, ist, dass ich auch für viele andere Funkgeschädigte mit einer ähnlichen Geschichte sprechen möchte. Ich freue mich, dass ich das hier tun kann.

Erste Symptome und Erklärungsversuche

Ich bin in den sechziger Jahren geboren. Seit dem Jahr **2000** litt ich zunehmend unter Unwohlsein, Nackenverspannungen, Stimmungsabstürzen, Hirnfunktions- und Gedächtnisstörungen, Kraftverlust, Gelenkschmerzen und weiteren Symptomen.

Ich führte diese Schmerzen und „Zustände“ in erster Linie zurück auf zahlreiche Kronen aus einer Palladiumlegierung, die ich zu der Zeit bereits über zehn Jahre im Mund hatte - nach einem ungeschützten Ausbohren von etwa 15 Amalgam-Füllungen innerhalb weniger Wochen. In der Folge dieser Zahnbehandlungen hat sich bei mir das chronische Erschöpfungssyndrom[57] eingestellt. Die Ursache war mir bis zum Jahr 2000 nicht so klar. Ein etwas später erfolgter Haut-Allergietest auf Palladium bestätigte meinen Verdacht auf ausgeprägte Unverträglichkeit dieses Materials. Die Hirnfunktions- und Gedächtnisstörungen wuchsen sich stundenweise derart besorgniserregend aus (heute weiß ich: ortsabhängig), dass sie mich an Beschreibungen von Demenz erinnerten.

Heilbehandlungen hatten mich durch viele Jahre streckenweise relativ gut unterstützen können. Allerdings kamen bis 2003 weder ein Arzt/Ärztin noch ein Heilpraktiker/Heilpraktikerin je auf die Spur, Gifteinflüsse bzw. sogenannte Umweltgifte weiter zu beachten. Mehrere von mir aufgesuchte Heilpraktiker vertraten die Ansicht, eine Stärkung meiner Konstitution führe dazu, dass diese Vergiftungen sich nicht mehr nachteilig auswirkten - eine folgenschwere Fehleinschätzung!

Seit dem Jahre **2002** benutzte ich des Öfteren einen Computer. Innerhalb kürzester Zeit litt ich dabei unter Nackenverspannungen, Kopf- und Gelenkschmerzen, Seh- und Konzentrationsstörungen und Gemütsverstimmungen. Aufgrund meiner Uninformiertheit vermutete ich, dass diese Beschwerden auf eine falsche Sitzhaltung zurückzuführen seien.

Im Jahr **2004** beobachtete ich, dass mein gesundheitlicher Zustand sich häufig schlagartig verschlechterte, sobald ich meine Wohnung verließ (Schwindel, Schwäche in den Beinen, Denkstörungen). Dies war für mich unerklärlich. Zur gleichen Zeit begannen auch Schlafstörungen und Herzrhythmusstörungen. EKG-Ableitungen, immer wieder in den nächsten Jahren durchgeführt, zeigten zu keiner Zeit Herzerkrankungen auf.

Ein anderer belastender Faktor war meine Magnetfeldmatte, die ich täglich acht Minuten benutzt hatte. Weiterhin stellte sich heraus, dass ich eine Laktoseintoleranz habe. Durch konsequentes Meiden von Laktose (in Milchprodukten vorhanden) erlebte ich zunächst eine monatelang anhaltende auffällige Verbesserung meines gesundheitlichen Zustandes.

Als meine Symptome wieder zunahmen, mied ich auf Verdacht hin verschiedene Lebensmittel, um allergische Reaktionen ausschließen zu können. Ich konnte aber über lange Zeiträume kein umfassendes Erklärungsmodell finden.

Im Jahre **2005** wurden nach jahrelangem Hin und Her mit der Krankenkasse meine palladiumhaltigen Kronen durch Vollkeramik-Kronen ersetzt. Dies führte wiederum zu einer leichten Besserung meines gesundheitlichen Zustandes, aber nur vorübergehend, daher blieb die Frage offen: Was ist es, was mir sonst noch so zu schaffen macht?

Im Winter **2006** traten insbesondere nachts diverse starke Herzsymptome von Arrhythmien über Aussetzer bis hin zum Gefühl des „Tillens“ *(Durchdrehen, hier wohl: Flattern, Erg. d. Hrg.)* des Herzens auf, so dass ich manches Mal fürchtete, die Nacht nicht mehr zu überstehen.

Endlich Hauptursache erkannt: elektromagnetische Felder

Durch Zufall stieß ich **2007** auf ein „Elektrosmog-Harmonisierungsprodukt“. Es war ein energetisierter Quarzsand, der regelmäßig am Körper getragen wird. Die ersten Male des Testens verliefen so gut, dass ich mich nach zwei Stunden wie neugeboren fühlte. Diese Besserung brachte mich zu der sich dann immer mehr verhärtenden Schlussfolgerung, dass ein erheblicher Teil meiner Beschwerden durch elektromagnetische Felder (Hochfrequenz und Niederfrequenz) verursacht ist. So schloss ich mich einem Kreis von Menschen an, die sich mit dem Thema auseinandersetzten.

Ich erfuhr, dass es sich bei hochfrequenter Funkstrahlung um Mikrowellenstrahlung handelt (daher wird Elektrosensibilität auch als „Mikrowellensyndrom“ bezeichnet), von der ich bereits wusste, dass sie ein erhebliches Schädigungspotenzial hat. Ich hatte mir nie Gedanken gemacht zur Funktionsweise dieser Drahtlos-Technologie, so erschreckte mich die Information, dass die Mikrowellenstrahlung von schnurlosen DECT-Telefonen und WLAN in einem Umkreis von über 300 Metern abgestrahlt wird, durch Wände hindurch etwa bis zu 50 Meter weit, von Handys kilometerweit.

Durch genaue Beobachtungen in der Folgezeit fand ich heraus, dass meine Symptome je nach Strahlungseinflüssen zu- und abnehmen.

Ich konnte nun nachvollziehen, warum es mir ab dem Jahr 2000 so rapide schlechter ging, weil ich über einige Jahre nahezu täglich über Stunden Kontakt hatte mit jemandem, der grundsätzlich ein eingeschaltetes Handy bei sich trug. Ich selbst hatte nie ein Interesse an dieser Technologie und somit auch keine Geräte benutzt, die hochfrequente Felder emittieren. Auch in meinem Freundeskreis nutzten sie nur wenige.

Es wurde auch klar, dass meine Beschwerden vor dem Computer mit den elektromagnetischen Feldern zusammenhingen, und die plötzlich auftretenden gesundheitlichen Verschlimmerungen bei Verlassen der Wohnung erklärten sich durch die Abstrahlung von einem im Jahr 2004 errichteten Sendemast, der die Straße vor meiner Tür, aber nicht meine Wohnung bestrahlte.

Noch hatte ich aber keine Vorstellung, welche Tragweite es für mein weiteres Leben haben würde, in der heutigen Welt der Funktechnologie „elektrosensibel“, d. h. funkstrahlengeschädigt zu sein.

Zunehmende Schädigung

Das Harmonisierungsprodukt wurde sehr bald unverträglich für mich. Weitere von mir getestete Harmonisierungsprodukte verstärkten vorübergehend sogar meine Elektrosensibilität, weil sie einen zusätzlichen Reiz für den Organismus bedeuteten. Diese Erfahrung teilen einige andere vom Mikrowellensyndrom Betroffene; manche andere kommen (bisher) gut damit klar.

Auch homöopathische Mittel, die mir zwei Jahrzehnte geholfen, aber nicht langfristig gebessert hatten, führten nach der Einnahme zu einer Verstärkung der Elektrosensibilität. Gleiches galt mehr und mehr für Sonneneinstrahlung und etwas stärkere körperliche Aktivität. Mein Dasein als lebenslang begeisterte Sportlerin musste ich nun endgültig beenden.

Ich merke die Strahlung anhand von sich steigernden Symptomen so deutlich, wie man es beispielsweise bei eiskalten Temperaturen merkt, wenn in einem beheizten Raum das Fenster ganz geöffnet wird. Es gibt aber auch die Variante (auch bei anderen Betroffenen), dass ich aktuell wenig merke, dann aber Nachwirkungen habe, die mich sogar tage- oder wochenlang umwerfen können.

In bezug auf das Schädigungspotenzial der Funkstrahlung spielt es keine große Rolle, ob jemand die Strahlung direkt „merkt“ oder nicht. Sie ist biologisch wirksam und bedeutet für jeden lebenden Organismus Stress und einen hohen Verbrauch an Vitalstoffen. Wie lange der Organismus dann in der Lage ist, diesen Stress auszugleichen, ist individuell verschieden.

„Ich merke nichts“, wie oft habe ich das gehört! In diesem Text soll offensichtlich werden, dass es ein Irrtum ist, anzunehmen, weil man die Strahlung nicht so unmittelbar wahrnimmt, dass sie für die eigene Gesundheit unbedenklich ist. Ein Mensch kann zum Beispiel an einem

Hirntumor durch Handy- oder Schnurlostelefonie erkranken, ohne zuvor Symptome von Elektrosensibilität gehabt zu haben. **Bei den elektrosensiblen Betroffenen handelt es sich um einen Überreizungszustand des Organismus durch Funkeinflüsse, beim Hirntumor um das Sichtbarwerden einer Zellschädigung und Zellveränderung.**

Bisher werden im allgemeinen nur die Menschen als „elektrosensibel" definiert, die durch die funkbedingt auftretenden Symptome die Strahlungseinwirkungen unmittelbar merken und die den Zusammenhang mit der Funkstrahlung erkannt haben. Auch wenn diese Definition so reduziert längst nicht ausreicht, halte ich mich hier zur Vereinfachung daran. (Zur Erklärung: Asbestkranke z. B. werden ja auch nicht als „asbestsensibel" betrachtet, man weiß, dass Asbeststäube auf Dauer für alle schädlich sind.)

Diese Form der Elektrosensibilität (über das direkte Wahrnehmen von Symptomen) findet sich nach meiner Erfahrung besonders bei stark giftbelasteten oder anders vorgeschädigten Menschen, deren Vitalstoffreserven schon sehr gering sind. Es ist aber vermutlich nur eine Frage der Zeitdauer und der Intensität der Strahlenbelastung (entweder kurzdauernd bei hoher oder langdauernd bei niedriger Intensität), bis auch das Gros der (noch) gesünderen Menschen Beschwerden entwickelt.

Als Vergleich kann das Bild des „vollen Fasses" dienen: Irgendwann ist das Aufnahmevermögen des Fasses (bzw. des Organismus) erschöpft, und es „läuft über" (der Organismus entwickelt Symptome). Dabei muss der „letzte Tropfen" weder besonders groß noch schwerwiegend sein.

Unbedingt empfehlenswert ist die Broschüre von Professor Karl Hecht: „Folgen der Langzeiteinwirkungen von Elektrosmog", eine Auswertung russischer Studien aus den sechziger/siebziger Jahren[58].

Zur Erklärung: Wir Menschen sind bioelektrische Lebewesen. Jede Zelle ist Sender und Empfänger elektromagnetischer Schwingungen. Sie steht in Resonanz mit natürlichen und künstlichen elektromagnetischen Feldern. Künstliche elektromagnetische Felder der Funk- bzw. Mikrowellenstrahlung verstellen die Steuerungssignale und stören die Zellkommunikation.

Anhaltender Alarmzustand durch neue EMF-Quellen

Im Winter **2007/2008** eskalierten meine Schlafstörungen derart, dass ich jede Nacht binnen Minuten nach dem Einschlafen, wie unter Strom stehend, am ganzen Körper vibrierend und schweißgebadet erwachte. Messungen ergaben, dass sich eine Neonröhre eine Etage tiefer befand, die allein durch den Anschluss an den Stromkreis ein auffallend starkes elektrisches Feld in meinem Bettbereich hervorrief. Außerdem war dort die Strahlung eines schnurlosen DECT-Telefons einer Nachbarin in etwa zehn Metern Entfernung als starker Einfluss messbar. Durch das Trennen der Neonröhre vom Stromkreis konnte ich fast wieder normal schlafen, und meine Herzrhythmusstörungen verschwanden. Die Strahlung des DECT-Telefons kam dann aber trotz mehrerer Aluminiumschichten zur Abschirmung mehr und mehr zum Tragen. So stellte ich mein Bett in ein anderes Zimmer, was aber auch nur kurzfristig hilfreich war, da es auch dort Strahlungseinflüsse von Nachbargeräten gab.

Der nächste Punkt war, dass ich darauf kam, dass sich eine Histaminintoleranz herausgebildet hatte. Ich führte viele Gespräche mit umliegenden Nachbarn mit der Bitte, ihre Funkstrahlungsquellen auf Kabel umzustellen, die meisten reagierten positiv und nahmen Rücksicht, aber nicht alle. Außerdem mied ich bestmöglich elektromagnetische Felder außerhalb meiner Wohnung. So ging zumindest die Histaminintoleranz zurück.

Ein letzter Versuch im Jahr **2008** mit einer körperlich energetischen Heilbehandlung führte aufgrund der Überforderung meines Organismus, noch weitere Reize zu tolerieren, zu einem bleibenden hohen Status meiner Elektrosensibilisierung. Dies löste eine fast vollständige Unmöglichkeit zu schlafen über Wochen aus (im Schlaf ist die Sensibilität gegenüber der technischen Strahlung mit ihrer elektromagnetischen Energie und lebensfremden Information um ein Vielfaches höher als im Wachzustand, was meiner Ansicht nach den ungewöhnlichen Anstieg der Zahl der Menschen mit Schlafstörungen erklärt).

Schlafen durch Ausweichen auf Stühle in meiner Küche, in der in einer Momentaufnahme sehr niedrige Messwerte festgestellt worden waren, ging nur begrenzt, bis die Schlafzeit sich auch dort auf eine Stunde tagsüber reduzierte. Ich war ernstlich nervlich und körperlich am Ende meiner Kräfte. Ich brachte, ähnlich wie es andere verzweifelte Betroffene berichten, eine regelrechte Odyssee hinter mich mit z. B. nächtlichem Herumlaufen draußen, Schlafversuchen im Sitzen in Garagenhöfen, Liegen auf Parkbänken usw. Ich zählte jetzt zu den schwerstbetroffenen elektrosensiblen Menschen, die kaum noch erträgliche Plätze für sich finden.

Flucht und Abschirmversuch

Es blieb mir letztlich nur die Flucht. Einige Wochen verbrachte ich auf dem Land bei Freunden an einem Ort, wo zu jener Zeit noch wenig Strahlungseinflüsse herrschten. Dort konnte ich sofort wieder tief und erholsam schlafen, und auch meine anderen Beschwerden traten kaum noch auf.

Dadurch bestätigte sich erneut, dass die Schlafstörungen und anderen Beschwerden an der EMF-Belastung bei mir zu Hause lagen und nicht von Vorgängen in meinem Körper verursacht wurden. Durch den unvorstellbaren Stress in meinem Zuhause hatte sich aber eine bleibende Fruktoseintoleranz zu meinen Unverträglichkeiten hinzugesellt.

Eine von mir angeschriebene Stiftung war so hilfsbereit und unterstützte mich ausnahmsweise bei der Anschaffung eines Abschirmstoffs für mein Bett, so dass ich in mein Zuhause zurückkehren konnte. Seit ich diesen als Baldachin installiert hatte, konnte ich wieder einigermaßen Schlaf finden. Die Abschirmwirkung dieses Stoffes war allerdings nicht so effektiv wie nötig. Ich wachte somit jede Nacht auf mit Beschwerden wie Atemnot, unerträglichem Druck auf dem Zwerchfell, Übelkeit, Kopfdruck, Verspannungen des ganzen Körpers, Blut- und Lymphstauung und überall Gelenkschmerzen, so dass ich aus dem Bett flüchten musste. Außerhalb des Stoffes gingen alle Symptome meist durch etwas Bewegung schnell wieder zurück. Schlaf war also nur noch in mindestens zwei Etappen möglich.

Innerhalb unserer Hausgemeinschaft erlebte ich glücklicherweise eine sehr hilfreiche Solidarität. Eine der Mitbewohnerinnen konnte selbst auch bald feststellen, dass gewisse Beschwerden von ihr mit der Funkstrahlung zusammenhingen. Wir alle trafen die Vereinbarung, dass diese Technologie innerhalb des Hauses nicht genutzt wird. Da es täglich Zeiten gab, in denen die Symptome auch zu Hause hochschossen, unterstützte mich ein Mitbewohner tatkräftig mit Gesprächen mit den Nachbarn aus unserem Nebenhaus.

Durch Anschaffung eines sehr einfachen Detektors, der einige Frequenzen, nicht alle, durch Töne hörbar macht, bekam ich mit, dass in meiner direkt angrenzenden Nachbarwohnung im Nebenhaus mangels Festnetzanschluss sehr viel mit dem Handy telefoniert wurde und meine Wohnung dadurch zeitweise stark strahlenbelastet war. Immer wieder versuchten wir, mit dieser Nachbarin zu sprechen, ich sagte ihr die Bezahlung eines Festnetz-Anschlusses zu, aber sie ging nicht auf mich ein.

So war ich mehr als drei Jahre lang gezwungen, in meiner Wachzeit meinen Detektor eingeschaltet zu lassen, der mir signalisierte, wenn jemand aus dem näheren Umkreis begann, mit einem Handy zu telefonieren. Das bedeutete: Ob ich duschte, Essen kochte, aß, Besuch hatte, fernsah o. ä., ich musste sofort jede Beschäftigung unterbrechen, mich unter meinem Stoff auf dem Bett verkriechen und dort ausharren, bis die Telefonate beendet waren - von dieser Nachbarin bis zu 20-mal am Tag!

Wenn hin und wieder im näheren Umkreis ein WLAN eingeschaltet wurde (wofür der Abschirmstoff nicht ausreichte und was daher aufgrund von Herzrhythmusstörungen und Atemnot innerhalb kürzester Zeit für mich lebensbedrohlich ist), musste ich meine Wohnung sofort verlassen und oftmals stundenlang draußen herumlaufen - egal, welches Wetter und welche Tages- oder Nachtzeit - und wiederholt zu meiner Wohnung zurückkehren, um zu fühlen, ob ich wieder hineingehen konnte. Draußen konnte ich mich nirgendwo länger hinsetzen oder -legen, da eine immergleiche Frequenz elektrosensible Menschen schnell überreizt. Ein längerer Aufenthalt draußen in der Strahlung hatte bei mir oftmals tagelange Nachwirkungen.

Daher konnte ich mich ohnehin draußen nur noch alle zwei Tage meist kurzfristig aufhalten (fast nur für Einkäufe), immer in großer Eile. Weniger bestrahlte Gegenden existierten kaum noch, und vor Handytelefonierern musste ich jede Sekunde auf der Hut und auf der Flucht sein.

Ein extrem eingeschränktes Leben

Da meine Elektrosensibilisierung mangels Erholung durch Vermeiden bzw. ausreichende De-Exposition sich durch die unaufhörlichen Reize weiter steigerte, konnte ich keinen Kühlschrank mehr einschalten, und die Waschmaschine und die Heiztherme aufgrund ihrer starken Magnetfelder in der Regel nur, wenn ich die Wohnung verließ. Auch Fernseh-Receiver wurden für mich zum Problem; es ist eine Fehleinschätzung, dass sie nur empfangen, sie strahlen ebenso Hochfrequenzen ab.

Besuche bei anderen Menschen waren längst nicht mehr möglich, und sei es nur wegen der funkenden Geräte von deren Nachbarn. Arzt-, Zahnarztbesuche und Umweltklinikaufenthalte sind mir seitdem verwehrt aufgrund der dort herrschenden Strahlungsbelastungen. Auch Bus- und Zugfahrten sind ausgeschlossen.

Meine Wohnung, die rundherum durch mehrstöckige Häuser von stärkerer Einstrahlung von Sendemasten verschont blieb, war meine einzige Zufluchtstätte mit insgesamt immer noch weniger Befeldung als anderswo.

Ich lebte aber in der permanenten immensen Angst, dass irgendwelche neuen, mein Leben gefährdenden Strahlungseinflüsse hinzukämen, entweder durch Nachbarn oder durch bspw. Funk-Strom- (Smart-Meter) oder Heizverbrauchszähler, durch TETRA-Behördenfunk u. v. m.

2008/2009: Dadurch, dass alle Arten von Strahlungseinflüssen zunahmen, wurde mein Immunsystem weiter geschwächt, was auch zu einer Sensibilisierung auf diverse andere Einflüsse führte (Nahrungsmittel, chemische Stoffe).

Meine Belastungsobergrenze war längst chronisch überschritten. Die beschriebenen Umstände bedeuteten für mich häufig einen unermesslichen Stressfaktor, der sich natürlich auch auf die seelische Verfassung auswirkte. Infolge meiner sich wieder zuspitzenden Notsituation telefonierte ich geraume Zeiten quer durch das Land, um ein neues Zuhause zu finden, leider erfolglos.

Flucht aus der eigenen Wohnung

Im Jahre **2011** war die endgültige Katastrophe dann eingetroffen: In die Wohnung der Handy-Telefoniererin zogen junge Leute mit allem Technik-Schnickschnack. Trotz mehrmaligen Ansprechens dieser Nachbarn, auch seitens einiger Freundinnen, zeigten sie keinerlei Bereitschaft, mir Schutz vor der Bestrahlung meiner Wohnung durch ihre Geräte zu gewähren durch von mir finanzierte Umstellung auf kabelgebundene Geräte.

In meiner Wohnung, auch unter meinem Abschirmstoff, war es nun gar nicht mehr auszuhalten. Nach drei, vier Wochen hatte ich so abgebaut, dass ich weitgehend bettlägerig war. Ich hatte große Angst um mein Leben. Nun zählte jeder Tag.

Ich wartete auf die Fertigstellung einer mir zugesagten Wohnung in Süddeutschland in einem zur damaligen Zeit strahlenminimierten Ort, in den kurz zuvor meine ebenso schwerstbetroffene Freundin gezogen war.

So verließ ich „im allerletzten Moment" meine Heimat und damit meinen Freundeskreis und meine Angehörigen und zog unter erheblichem Aufwand, auch letzter finanzieller Reserven, in den Süden Deutschlands.

Im neuen Wohnumfeld

Für kurze Zeit konnte ich mich gut erholen.

Bald wurden aber mehr und mehr LTE-Sender eingeschaltet, zwar in einigen Kilometern Entfernung, aber Landsender sind grundsätzlich auf weit größere Entfernungen eingestellt. Außerdem lassen manche LTE-Nutzer an ihren Häusern eine LTE-Außenantenne als Verstärker installieren, die sage und schreibe zwei Kilometer im Umkreis strahlt. Bei Hochfahren der Leistung von allen weitreichenden Funksendern kann sie auch bei großer Entfernung so quälend sein wie ein Handy oder WLAN direkt im Haus. Obendrein begannen in unserer Umgebung etwas später - ungeachtet deutschlandweiter Proteste – TETRA-Probeläufe.

Zur Reaktion der Behörden

Bisher haben zig Schreiben von uns an die für diese Situation Verantwortlichen mit der Bitte um Schutz für unsere Gesundheit und unser Leben zu keiner Erleichterung geführt. Im Übrigen ist das Durchstrahlen von Privatwohnungen rechtlich illegal. Darüber wird ohne Rücksicht auf Verluste hinweggegangen. Diese Bestrahlung wird gegen den Willen vieler Bürger und Bürgerinnen fortgesetzt, ist zweifellos mindestens Körperverletzung und verstößt gegen das Grundgesetz, das die körperliche Unversehrtheit schützen sollte.

Abschirmmaßnahmen helfen - insbesondere bei Breitbandsenderstrahlung - nur bedingt (Mehrfachbefeldung, Reflexionen, Überlagerungen und Strahlungseinflüsse aus mehreren Richtungen etc.). Für einige leichter elektrosensible Menschen mag Abschirmung noch machbar und ausreichend sein - sofern ihnen die finanziellen Mittel dafür zur Verfügung stehen.

Die elektrosensibel erkrankten Menschen stellen die „Frühwarner“ dar, und es ist unerlässlich, diesen Signalen angemessene Beachtung zu widmen.

Körperliche und seelische Entbehrungen

Für jemanden, der solche fortdauernden existenziellen Nöte selbst nicht erlebt hat, ist es schwer vorstellbar, was es heißt, infolge der Strahlung - zusätzlich zu all den Qualen durch Symptome - den eigenen menschlichen Grundbedürfnissen fast gar nicht mehr gerecht werden zu können, und was derlei Entbehrungen für Leid mit sich bringen: also einerseits die Entbehrungen an Schlaf, funkbedingter Beschwerdefreiheit und Bewegungsfreiheit, andererseits von z. B. Arbeit und Geldverdienen, sozialen Kontakten, Teilnahme am kulturellen Leben, Lernen, Sport, Urlaub etc.

Das Schädigungspotenzial dieser Technologie ist durch Tausende weltweit industrieunabhängig erstellte Studien belegt und bekannt. Dies wird offiziell aber unterschlagen und geleugnet. Die zum Teil brisanten Ergebnisse dieser Studien sind derart alarmierend, dass sie jeden verantwortungsbewussten Menschen dazu veranlassen müssten, einerseits die meisten Sendeanlagen sofort abschalten zu lassen, andererseits den Privatgebrauch rigoros zu meiden. Nicht umsonst sagen viele diesbezüglich informierte Wissenschaftler, dass sie diese Technologie nicht mehr nutzen.

Forderung nach Schutzgebieten

Trotz dieser Studienergebnisse, trotz verschiedener Ärzte-Appelle, und obwohl auch die unhaltbare Lage der elektrosensiblen Menschen seit langen Jahren den offiziellen Stellen bekannt ist, wurde unser Land durch die zusätzliche Einführung von insbesondere LTE und TETRA in den letzten Jahren lückenlos mit Mikrowellen geflutet, ohne auch nur ein kleines Gebiet für Zuflucht und Schutz für die täglich um ihr Überleben kämpfenden funkstrahlengeschädigten Menschen auszuweisen. Ich hörte von vielen, die seit 2012 obdachlos geworden sind. Nur sehr wenige dieser Betroffenen haben noch Glück im Unglück, dass sie über ein Auto, über Geld und Kraft oder über die Möglichkeit, in ein anderes Land zu flüchten, verfügen.

Im Februar und im März 2013 sind zwei Todesfälle aus den Reihen der bekannten Betroffenen öffentlich geworden. Aufgrund der funkbedingten höchsten Notlage dieser beiden Menschen waren diverse Aktivitäten unternommen worden, um ihr Leben zu retten. Trotz inständiger und dringender Bitten um Hilfe sind die zuständigen Behörden nicht ihrer Verantwortung nachgekommen. Dabei sind seit 2009 mehrfach von EU-Parlamentariern Aufforderungen an alle Mitgliedstaaten ergangen, den Betroffenen zu ihrem Recht zu verhelfen und Schutz und Schutzgebiete zu schaffen. Aber bisher ist nichts geschehen!

Schutzgebiete würden den schwer- und schwerstbetroffenen funkstrahlengeschädigten Menschen, die die Bestrahlung zu Recht als regelmäßige „Folter“ erleben, ein einigermaßen menschenwürdiges Leben ermöglichen. Nicht nur ein medizinisch Ausgebildeter, sondern **wohl jeder Mensch**

weiß, dass bei einer Allergie das wichtigste für den Organismus ist, das Allergen kompromisslos zu meiden.

Die Folge unserer Situation ist seitdem, dass wir wieder dringend aus diesem Ort wegziehen müssten, aber wir wissen - wie viele andere - nicht mehr, wohin...

Es sind - für alle - schnellstens Lösungen vonnöten!

Ich sehne mich zutiefst nach einem Ende dieser ständigen Qualen - und wenn mir erstmal nur strahlenfreie 10 Quadratmeter zum Leben bleiben würden - ich möchte noch eine Zukunft haben!

Rückblick auf frühere Gesundheitsprobleme

Ich hatte seit meiner Kindheit einige gesundheitliche Probleme (anklingende Multiple Chemikaliensensibilität, Lungenschwäche, Ekzeme). Allzu lange bin ich der noch immer verbreiteten, sehr einseitigen und daher unzureichenden Ansicht gefolgt, dass meine Symptome „psychisch" bzw. kindheitsbedingt seien. Diese Spur hat kaum zu irgendeiner anhaltenden Verbesserung beitragen können, weder durch Psychotherapien noch durch energetische Behandlungsmethoden. Heute erklärt sich dies von selbst - und damit bin ich bei weitem kein Einzelfall, ganz im Gegenteil. Durch Mangel an Informiertheit sind wir doch fast alle mehr oder weniger stark vergiftet - und strahlenbelastet.

Ich hätte früh genug über lange Zeiträume entgiften müssen. Dafür ist es inzwischen zu spät, da ich durch die Dauerbestrahlung, also ein Zuviel an Reizen, fast keine Entgiftungs- oder Heilmittel mehr vertrage.

Die hauptsächlichen Verursacher meiner konstitutionellen Schwächung waren: Amalgam (auch das Amalgam meiner Mutter, Übertragung in der Schwangerschaft), Impfungen, Antibiotika, Holzschutzmittel und später Palladium und Kupfer.

Die sogenannten seelischen Symptome (Depressionen u. a.) sind Sekundärbeschwerden aufgrund der Veränderungen im Stoffwechsel, das heißt: eine Folge dieser Gifte, Schwermetalle und später der Funkstrahlung, und nicht die Ursachen selbst.

Bei der Entwicklung einer Elektrosensibilität spielen viele Faktoren eine Rolle wie: Grundkonstitution (Nadelbäume z. B. sind empfindlicher und reagieren schneller auf hochfrequente Strahlung), Giftbelastung, Stressfaktoren, Dauer und Intensität der Bestrahlung.

Eine plausible Erklärung für die Entstehung von beispielsweise Elektrosensibilität bietet Gupta, der das „Amygdala-Training" *(Amygdala, der Mandelkern, zuständig für Angstreflexe)* entwickelt hat: **Das Gehirn schaltet** ab einem bestimmten Punkt der Überforderung, also des Stresses (Gifte, Strahlung, seelischer/körperlicher Stress), den der Organismus nicht mehr ausgleichen kann, gewissermaßen **um auf permanente Bedrohung (das Notfallprogramm für Kampf oder Flucht mit Adrenalin und Cortisol bleibt beständig aktiviert, ohne Erholungspause,** *Erg. d. Hrg.*). **So reagiert der Mensch reflexhaft in der Folge immer stärker auch auf leichtere Reize, bis die Cortisolproduktion erschöpft ist**. Mögliche gesundheitliche Konsequenzen: Chronisches Erschöpfungssyndrom (CFS), Multiple Chemikalien-Sensibilität (MCS), Elektrosensibilität (EHS), Fibromyalgie. Einige elektrokranke Personen, die die Möglichkeit hatten, das Amygdala-Training durchzuführen, erfuhren eine gewisse Erleichterung. Dieses Training beseitigt natürlich nicht die Ursache: die Dauerbelastung durch krankmachende Funkwellen.

Funkbelastung als maßgeblicher Faktor

Vor Einführung von LTE- und TETRA-Behördenfunk, also als es noch einige relativ funkfreie Stellen gab, konnte ich - wie viele andere - dort in aller Deutlichkeit feststellen, dass ich mich schon nach kurzer Zeit normal und gut fühlte. Für mich ist davon auszugehen, dass das maßgebliche Problem die Funkstrahlenbelastung ist, und dass viele andere Umweltnoxen ohne diese Bestrahlung weit besser oder bisweilen sogar gut toleriert werden können.

An dieser Stelle ist es mir ein großes Anliegen, an alle Leser und Leserinnen zu appellieren, diese Technologie zu meiden und nicht weiter durch Nutzung zu unterstützen, sondern konsequent auf Kabelverbindungen

umzustellen - im Interesse ihrer eigenen Gesundheit und der aller kleinen und großen Mit-Lebewesen, die bei jeder Nutzung weithin mitbestrahlt werden - und angesichts der Mitverantwortung, die wir alle haben.

Wenn sich jede/r zumindest hin und wieder mit dieser Thematik befasst (durch Internet, Flyer, Broschüren, Besuch einer Mobilfunk-Initiative), um sich selbst zu informieren und dann auch anderen die Informationen weiterzugeben, wäre einiges gewonnen.

So kann die Autoritätshörigkeit gegenüber den Behörden und die medienbedingte „Programmierung" vieler Menschen, dass diese Technologie „unschädlich" sei, oder dass gesundheitliche Schädigungen „nicht erwiesen" seien, Mal für Mal mehr aufweichen durch Ansprechen und Motivieren zu eigener Beobachtung und eigenem Informieren. Die an ihren Überzeugungen festhaltenden Unbelehrbaren, technischen Pfiffikusse und bezahlten Propagandisten müssen allerdings wohl erst selbst die Folgen erleben.

Je mehr Menschen von der Gefährdung durch diese Mikrowellen-Technologie erfahren, desto eher kann eine Wende herbeigeführt werden. Und: Vorbilder beeindrucken am meisten. Setzen wir auf die Entwicklung einer gesundheitsunschädlichen Kommunikationstechnologie (oder auch, mit einem lächelnden Smilie geschrieben, auf Entwicklung der telepathischen Fähigkeiten)!

Entzündungen und Autoimmunstörungen - Ein Interview (CA und CWS)

I: Liebe Frau Berger, wann und wie haben Sie gemerkt, dass Sie elektrosensibel sind?

Erste merkwürdige Beschwerden

Carola Berger: Das ist nicht so einfach zu sagen. Mit dem Begriff Elektrosensibilität wusste ich sehr lange nichts anzufangen. Aber schon als

Kind war mir die Klemmlampe, die ich abends zum Lesen im Bett benutzte, etwas unheimlich. Ich schlief übrigens auf einer Stahlfedermatratze, die im Bett fest eingebaut war. Wenn ich das Licht ausschaltete, verschob ich die Lampe von der Stelle direkt über meinem Kopf an die Seite.

So richtig ging es los, als ich mit fünfzig Jahren von einer Nebenhöhlenoperation aus dem Krankenhaus in meine Wohnung zurückkehrte. An Schlaf war nicht mehr zu denken. Ich fiel abends todmüde ins Bett, und nach fünf Minuten setzte ich mich hellwach und mit schnellem Puls wieder auf. Ich fühlte mich aktiver als den Tag über. Und ich schob es darauf, dass ich, bedingt durch die Operation, immer noch Schwellungen im Bereich der Nase und Kieferhöhlen und deswegen Atemprobleme hatte. Außerdem litt ich plötzlich an einer starken Verstopfung, die sich durch Abführzäpfchen kaum beheben und den Stuhlgang schmerzhaft werden ließ.

Weil ich Bedenken hatte, Schlafmittel einzunehmen, half ich mir mit Autogenem Training. Dann dämmerte ich ein, um nach kurzer Zeit mit Herzrasen hochzuschrecken und, wie ich später feststellte, mit erhöhten Blutdruckwerten bis 180/135 mmHg. Sogar im Krankenhaus hatte ich trotz Schmerzen und tamponierter Nase besser schlafen können.

Hinzu kamen andere seltsame Erscheinungen. Wenn ich im Wohnzimmer an meinem gewohnten Platz am Tisch saß und mein Essen einnahm oder las, wurde die eine Hälfte des Kopfes anfallsartig rot und heiß, als hätte ich Fieber. An anderen Stellen in der Wohnung trat dies nicht auf.

Ich war von einer unerklärlichen Unruhe gepackt - beim Mittagessen stand ich x-mal auf, um etwas zu holen oder zu suchen, Stillsitzen war Fehlanzeige. Dabei war ich doch bisher ein ruhiger und ausgeglichener Mensch gewesen, der es stundenlang mit Buch oder Schreibarbeit auf einem Stuhl aushalten konnte!

In der elften Nacht nach der Operation bekam ich eine Nachblutung aus der Wunde. Weil sie stärker war und das Bettzeug voll geblutet war, ließ ich mich ins Krankenhaus fahren. Der diensthabende Arzt nahm mich auf. Er schalt mit mir, wenn ich mit der Hand an die Nase fasste. Er behauptete, es sei leichtes Nasenbluten, ganz normal. Davon, dass das Blut aus einer Operationswunde trat, wollte er nichts hören. Eine Untersuchung nahm er nicht vor. Die ersten Laborwerte und die, die am nächsten Tag noch abgenommen wurden, waren im Normbereich. Nur der Blutdruck war mit 185/120 mmHg ungewöhnlich hoch gewesen.

Anhaltende Schlafstörungen, Fieber, Herzrhythmusstörungen

I: Haben sich die Schlafstörungen irgendwann wieder gebessert, und hatten Sie noch andere Symptome?

B: Nein, die Schlafstörungen hielten drei Jahre lang an, bis zu dem Zeitpunkt, als ich herausfand, was mich so marterte. Sie wurden später gemildert durch verschiedene Maßnahmen. Jede vierte, fünfte Nacht war ich so erschöpft, dass ich tatsächlich zwei, drei Stunden schlief, sogar mit eingeschalteter Deckenleuchte. Beruhigungsmittel lehnte ich immer ab.

Nach und nach kamen weitere Beschwerden hinzu.

Bei den Kontrollen und Nachbehandlungen beim HNO-Arzt alle drei Tage fiel auf, dass ich Fieber hatte, das jeweils prompt nach der Wundspülung sank. Der Arzt sagte, er könne sich das Fieber nicht erklären. Normalerweise sehe er das nicht nach Nasennebenhöhlenoperation.

Drei Monate nach der Operation hatte ich tagelang anhaltende Herzrhythmusstörungen. Ich hatte eine Woche freigenommen, weil meine Heizungsfirma den Heizkessel erneuern sollte. Nun musste ich heftig nach Luft ringen, wenn ich die Treppen zum Keller auf und ab zu laufen versuchte. Meine Hausärztin wusste sich keinen Rat. Das EKG zeigte, dass die unnormalen Schläge von der Herzkammer ausgingen und sehr regelmäßig waren. Sie überwies mich an einen Kardiologen *(Herzspezialist)*. Zu dem Termin sechs Wochen später ging ich jedoch nicht hin, denn die Rhythmusstörungen hatten zwischenzeitlich wieder aufgehört, und außerdem fühlte ich mich so schwach, dass ich mir keine längeren Fahrten und Warterei beim Arzt zutraute.

Der Blutdruck blieb konstant hoch, um die 175/120 mmHg, Blutdrucksenker waren nahezu wirkungslos, zeitweise nahm ich vier verschiedene Präparate ein. Alle Laborwerte, die die Hausärztin untersuchte, fielen normal aus, auch ein Test auf eine Borreliose-Infektion, nur eine leichte Unterfunktion der Schilddrüse wurde nachgewiesen.

Krank und keine krankhaften Befunde

In den nächsten Monaten folgten Untersuchungen beim Internisten, Orthopäden, Radiologen, in der Zahnklinik und HNO-Klinik. Wenn ich nachts mit schnellem Puls und heißem Kopf im Bett lag und den Herzschlag bis in den Hals spürte, hatte ich oft große Angst, die Nacht nicht zu überleben. Die Ärzte, die ich aufsuchte, schien es jedoch kalt zu lassen, ich registrierte ihre vielsagenden Blicke und war enttäuscht, wenn sie mir freudig mitteilten, dass nichts Krankhaftes zu finden sei. Ich fürchtete, zu Recht, wie ich glaube, dass sie mich für eine Simulantin hielten.

Um die Weihnachtstage herum bekam ich eine Art Lähmungserscheinungen an Armen und Beinen. Die Extremitäten waren aufgequollen, die Gelenke hatten keine Führung. Ich musste auf allen Vieren aus dem Bett krabbeln. Wenn ich auf dem Rücken lag, hatte ich irrsinnige Schmerzen, die Muskulatur war so verspannt, dass man sie nicht eindrücken konnte. Da ich auch Halsweh hatte, schob ich es auf eine Viruserkrankung. Eine befreundete Ärztin hatte mir früher einmal erzählt, dass bei Viruserkrankungen oft die Gelenke mitreagierten, eine Erscheinung, die ich in den letzten Jahren bei jedem Infekt an mir beobachtet hatte. Jetzt hatte ich nicht einmal die Kraft, ein Marmeladenglas aufzuschrauben oder etwas zu heben.

Weil über die Feiertage ohnehin nur ein ärztlicher Notdienst verfügbar war, unternahm ich nichts weiter. Was sollte mir ein Kinder- oder Frauenarzt helfen?! Der hätte mich vielleicht ins Krankenhaus eingewiesen, und das wollte ich partout nicht. Ich war nun schon bei so vielen Ärzten gewesen, und man hatte nichts gefunden.

Ich verbrachte die meiste Zeit im Bett, auf der rechten Seite liegend, und aß kaum etwas. Nach drei Tagen ließen die Lähmungen glücklicherweise wieder nach. Die extreme Schwäche des ganzen Körpers hielt jedoch noch einige Wochen an.

Das Gehirn ist ebenfalls betroffen

Ich konnte mich in dieser Zeit sehr schlecht konzentrieren. Geläufige Wörter fielen mir nicht ein. Ich versuchte zu lesen, aber wusste nachher nicht, was ich gelesen hatte. Erst im März besserte sich mein Zustand, so dass ich z. B. längere Zeit am Stück auf einem Stuhl sitzen konnte, ohne völlig steif und bewegungsunfähig zu werden.

Andere Symptome, die neu auftraten:

- eine starke Geruchsüberempfindlichkeit, so dass ich glaubte, an Chemikaliensensibilität zu leiden.
- Die Bindehaut der Augen und die Schleimhäute von Nase, Mund und Rachen wurden sehr trocken. Ich musste nachts einen Becher mit Wasser neben dem Bett stehen haben, um trinken zu können, wenn mir die Zunge mal wieder am Gaumen festklebte.
- Schwellungen im Gesicht, an den Beinen,
- nachts „Restless Legs“[59] und ziehende Schmerzen in den Waden.
- Kopfdruck, Druck auf den Ohren, Blutungen aus den Gehörgängen.
- Konzentrations- und Gedächtnisstörungen.
- Ich konnte nicht mehr gut planen und eine Sache durchziehen. Für das Einkaufen schrieb ich mir Zettel, die ich dann zu Hause vergaß. Zeitweise war ich unfähig, mehrere Dinge nacheinander zu tun: z. B. einzukaufen in mehreren Geschäften und dann noch zur Post zu gehen.

Später, als ich wieder mehr unternehmen konnte und sogar über das Wochenende verreiste, hatte ich wiederholt bei der Rückkehr das Gefühl, dass mich irgendetwas mit Macht abhielt, in meine Wohnung zu gehen. Ich stand vor der Tür und **wollte** nicht hinein! Aber was blieb mir übrig?! Ich wohnte ja dort.

Am Arbeitsplatz

I: Wie ging es Ihnen in Ihrer beruflichen Tätigkeit?

B: Nach der Operation war ich sechs Wochen krank geschrieben. Danach versuchte ich, die Arbeitstage durchzuhalten. Es fiel mir auf, dass es mir während der Arbeit deutlich besser ging als zu Hause, dann schöpfte ich wieder Hoffnung. Als wissenschaftliche Bibliothekarin in der Hochschule konnte ich mir erfreulicherweise das meiste selber einteilen.

Eine umweltmedizinische Diagnose

I: Welche Diagnosen wurden gestellt und welche Maßnahmen wurden ergriffen, damit Sie sich besser fühlten?

B: Ich ging zu vielen verschiedenen Ärzten. Ein Knochenszintigramm zeigte eine rheumaverdächtige Speicherung am Brustbein-Schlüsselbein-Gelenk. Aber die Blutwerte sprachen nicht für Rheuma. Eine Hormontherapie - meine Hausärztin meinte, ich sei in den Wechseljahren - brachte keinen Erfolg. Die verordnete Krankengymnastik musste ich abbrechen, weil mir dabei übel wurde.

Eine Matratze mit Permanentmagneten verhalf mir für etwa ein Jahr zu einem besseren Schlaf, dann vertrug ich sie nicht mehr gut und warf sie regelmäßig nach ein paar Stunden aus dem Bett.

Eine Kollegin, die an Fibromyalgie[60] litt, riet mir, einen Spezialisten aufzusuchen, der sich mit der Krankheit auskannte.

Schließlich kam ich zu einem Umweltmediziner in Behandlung, und von ihm erhielt ich nach fast zwei Jahren eine zutreffende Erklärung für meinen desolaten Zustand.

Er registrierte eine Reihe sehr spezieller, auffälliger Laborwerte, die er in Zusammenhang mit Immunschwäche und Nervenschädigungen brachte. Es fanden sich Antikörper auf Nervenbotenstoffe und -gewebe, erhöhte Entzündungswerte und Abweichungen im Hormonsystem des Gehirns[61].

Therapeutisch setzte er eine Reihe von Infusionen mit Vitamin C und B12 ein. Diese führten, wie erhofft, zu einer vorübergehenden Erleichterung.

Mein Krankheitsbild ordnete er unter Chemikaliensensibilität ein. Zu jener Zeit konnte ich keine brennende Kerze, kein Parfüm und keinen Güllegeruch von den Wiesen vertragen. Wenn ich dem ausgesetzt war, konnte es sein, dass ich den Geruch hinterher noch stundenlang ‚in der Nase' hatte.

Auf seinen Rat hin entschloss ich mich zu einer baubiologischen Sanierung wenigstens meines Schlafzimmers. Das bedeutete: Fertigparkett entfernen, ökologisch einwandfreie Dämmung in den Zwischenboden, rohes Buchenparkett, Kalkputz an den Wänden, Öko-Farbe für den Heizkörper und Öl für die Holztüren. Leider enthielt das Öl aliphatische Kohlenwasserstoffe, die über Monate ausdünsteten.

Amalgambelastung und Zahnsanierung

Auf Empfehlung eines Bekannten suchte ich eine Heilpraktikerin auf, die kinesiologisch testen konnte. So erfuhr ich, dass ich immer noch eine starke Amalgambelastung hatte, obwohl ich vor 20 Jahren alle Zahnfüllungen hatte entfernen lassen.

Sie verordnete Chlorella-Algen, viele Homöopathika und verschiedene Antioxidantien, was mir jedoch - außer Kosten - nichts brachte oder nicht viel. Man kann es ja nicht mit Sicherheit sagen, weil man nicht weiß, wie es einem ohne diese Mittel ergangen wäre.

Die zahlreichen Tropfen, Tabletten und Globuli richtig einzunehmen, stellte für mich eine große Herausforderung dar. Morgens eine Stunde vor dem Frühstück ein Mittel für die Schilddrüse, das ich jedoch nicht vertrug und schließlich eigenmächtig absetzte, anderes vor, während und nach dem Essen, Basenpulver mit zwei Stunden Abstand zu den Mahlzeiten. Manches musste zwei- oder dreimal am Tag geschluckt werden oder zur Nacht, das neue Blutdruckmedikament alle acht Stunden - ich war ganz nett beschäftigt, und irgendetwas vergaß ich immer.

Es folgte eine große Zahnsanierung, mit Entfernung mehrerer Zähne, Austausch der platinhaltigen Goldkronen unter Verwendung von Zirkonoxid[62]. Dabei wurde festgestellt, dass sich unter den alten Kronen noch Reste von Amalgam befanden!

Die Kronen aus dem neuen Material wurden zunächst mit dem nicht sehr haltbaren Zement eingefügt, damit sie bei Unverträglichkeit leicht wieder entfernt werden konnten. Das führte dazu, dass ich immer wieder, bevorzugt an Feiertagen oder wenn ich verreiste, vor dem Spiegel stand und versuchte, die herausgefallenen Kronen mit dem Zementpulver selbst wieder einzusetzen...

Positiv war, dass nach der Zahnsanierung die abendlichen sehr unangenehmen Hitzewallungen im Gesicht aufhörten. Für mich wurde dadurch klar, dass ich tatsächlich Entzündungsherde im Kiefer unter den Zähnen gehabt hatte.

Was die Ausleitung von Quecksilber aus dem Körper betraf: Leider wurde mir erst viele Jahre später durch den Umweltmediziner das als gefährlich eingeschätzte DMPS verabreicht, mit gutem Erfolg.

Aber die Schlafstörungen hielten weiter an. Wenn ich bei Verwandten war, konnte ich auch unter unbequemen Bedingungen gut schlafen, ich fiel schnell in den Schlaf und stand morgens schmerzfrei auf, während ich mich zu Hause immer wie gerädert fühlte.

Ein DECT-Telefon als Hauptursache

Eines Tages erwähnte mein liebenswürdiger Physiotherapeut, der mich mit Lymphdrainage behandelte, dass manche Menschen den neu aufgekommenen Mobilfunk nicht vertrügen, und nannte mir den Namen eines Fachmannes.

Ich hatte zuvor schon drei Experten zu Rate gezogen. Der eine überprüfte - es war vor der Sanierung des Schlafzimmers - die Chemikalienbelastung der Wohnung, ein anderer stellte eine grobe Abweichung des Erdmagnetfeldes durch die metallene Hebevorrichtung des Bettes fest, und der dritte, ein

Rutengänger, fand Wasseradern, die mäanderartig unter dem Haus verlaufen sollten. Aber keiner befasste sich mit hochfrequenter Funkstrahlung!

Der Techniker, den ich nun trotz meiner großen Zweifel kommen ließ, brachte ein kleines Messgerät für Hochfrequenz mit. Als er es anschaltete, war ein widerwärtiges Tackern zu hören. Er wusste gleich, dass der verursachende Sender ein schnurloses DECT-Telefon war. Es musste den Nachbarn in der Wohnung unter der meinen gehören. Nachts, wenn ich im Bett lag, war mein Kopf ungefähr sechs Meter von der Basisstation entfernt!

Die Mitbewohner besaßen dieses Telefon schon etwa ein Jahr lang, aber bis zu meiner Operation hatte ich nichts gespürt. Erst einmal konnten sie gar nicht fassen, dass es ihr Telefon war, das mich nicht schlafen ließ, denn sie selber merkten nichts. Sie waren aber so freundlich, es gegen einen von mir gekauften Apparat mit CT-1-Technik[63] auszutauschen.

Wirklich hörten meine Schlafstörungen und Herzattacken sofort auf, die Nächte waren wieder erholsam, und insgesamt fühlte ich mich deutlich fitter! Der Blutdruck blieb aber erhöht mit 150/110 mmHg, trotz der Medikamente.

Einmal allerdings wollten die Nachbarn mich „testen“ und steckten ihr altes digitales Telefon wieder ein. Und wieder schoss ich nachts hoch, und mein Blutdruck erreichte schwindelnde Höhen. Glücklicherweise - oder soll ich sagen, leider? - verfiel ich schon nach einigen Tagen wieder in einen solch schlechten Zustand, dass die Nachbarin, eine gute Beobachterin, dies bald erkannte. Sie gestand den „Test“ ein und versicherte, nun dauerhaft das neue Telefon benutzen zu wollen.

Borreliose als zusätzliche Diagnose

Fünf Jahre nach Beginn meiner Erkrankung stellte ich mich wegen ziehender Schmerzen im rechten Vorfuß bei meinem Orthopäden vor. Er äußerte den Verdacht auf Borreliose[64] Diesmal war der Test positiv, im Gegensatz zum vorigen Mal! Wie viele andere Borreliosekranke weiß ich gar nicht, wann ich mir die Infektion zugezogen habe.

Eine Therapie mit Antibiotika brachte eine durchschlagende Besserung. Ich wagte es, mit wiedergewonnener Lebensfreude im eigenen Auto - fahrtüchtig war ich auch wieder! - eine schöne Tour durch Deutschland zu unternehmen und Verwandte und Freunde zu besuchen. Ich war so glücklich, es endlich geschafft zu haben!

Allerdings war die Besserung nicht von Dauer. Auch wenn die Ärzte die auftretende Verschlechterung anfangs für psychosomatisch hielten - nach sechs Wochen war es nicht mehr zu übersehen, dass die Entzündungswerte und schließlich die Borrelien-Titer wieder anstiegen...

Mehrere Zyklen mit Antibiotika hatten dasselbe Ergebnis, dann hatte ich die Nase voll von dem Auf und Ab und stellte auf Naturheilmittel um. Darunter waren Rizole, ölhaltige Auszüge aus Kräutern, und eine Tinktur aus der Kardenwurzel[65], die ich inzwischen regelmäßig einnehme. Übrigens wurde der hohe Blutdruck seit Beginn der Borreliosetherapie endlich auf normale Werte gesenkt!

Weitere Komplikationen

I: Wie ging es mit Ihrer Mobilfunk-Unverträglichkeit weiter?

B: Leider hatte ich mich zu früh gefreut. Neue Hausmitbewohner in dem Stockwerk über dem meinen hatten wieder ein DECT-Telefon. Und so zog ich nachts von Zimmer zu Zimmer, um auszuprobieren, wo am wenigsten Strahlung ankam und ich Ruhe finden konnte. Da passierte es dann manchmal, dass ich auf einer Matte auf dem Fußboden lag und mich jämmerlich schwach fühlte, von Schmerzen geplagt. Es war ‚nicht zum Aushalten'! Nicht einmal, wenn sie in Urlaub fuhren, dachten die Nachbarn daran, ihre Telefonanlage auszustellen!

Erst nach einigem Kampf gelang es mir, sie zu überzeugen, dass sie einen CT-1-Apparat von mir annahmen.

Nach der Zahnsanierung, der Borreliosebehandlung und dem Umtausch der Telefone ging es mir jahrelang erträglich, wenn auch nie mehr so gut wie in früheren Zeiten. Ich hatte weiterhin starke Verdauungsbeschwerden mit Blähungen und, wie ich vermutete, viele Nahrungsmittelunverträglichkeiten.

Wenn der Patient nicht selber mitdenkt, ist er verloren, heißt es im Kreis der Elektrosensiblen...Ich bat meinen Umweltarzt um einen Test auf Gluten, und siehe da, der war positiv! Das bedeutete: Umstellung auf Reis, Mais und glutenfreien Hafer oder Buchweizen, kein normales Brot mehr, keine normalen Nudeln. Ein echter Verzicht, aber einer, der sich lohnte!

In der Folgezeit wurde der Mobilfunk auch bei uns im Ort stärker, wenn auch noch nicht an dem Haus, in dem ich wohnte. Die allmähliche Verschlechterung meines Gesundheitszustandes konnte ich zunächst nicht einordnen.

Nach einem Urlaub in einem funkarmen Tal hatte ich die Gewissheit, dass es eine neue Belastung aus der Nachbarschaft gab: Ich bekam ab der zweiten Nacht wieder Gelenkschmerzen und nächtliche Herzattacken, die während des Urlaubs nicht aufgetreten waren. Ein Amateurfunker in meiner Wohngegend hatte auf digitale Technik umgestellt und funkte leider bevorzugt nachts. Ein Gespräch mit ihm half nicht weiter. So musste ich wieder einen anderen Schlafplatz suchen.

Eine Freundin, die in der Nähe wohnte, stellte mir die Abstellkammer ihres Büros zur Verfügung. Trotz Ausdünstungen von Teppichboden, Möbeln, Computer und Drucker schlief ich dort wunderbar auf einer mitgebrachten Matratze, die ich auf den Fußboden legte. Das ging fast zwei Jahre gut.

Nachdem jedoch WLAN im angrenzenden Nachbarhaus installiert worden war, musste ich wieder etwas Neues finden. Diesmal einige Kilometer entfernt, bei meinem Vater im Haus, erst im Obergeschoss, und, nach Einschalten des digitalen Fernsehens, im betonierten Keller. Zuletzt habe ich dort Abschirmgewebe über dem Bett angebracht.

Das Verhalten der Umgebung

I: Welche Erfahrungen haben Sie mit Ärzten gemacht?

B: Meine Hausärztin ist an sich um Verständnis bemüht, aber als ich wieder einmal vor ihr saß - damals hatte ich noch keine Ahnung von

Mobilfunk, ich spürte nur, dass es etwas Schlimmes war - und mir fast die Tränen kamen, weil ich nicht wusste, was mit mir los war, fragte sie, was mich so depressiv mache.

Ich reagierte empört: ‚Ich bin nicht depressiv, sondern fühle mich körperlich so schlecht wie noch nie in meinem Leben, und kein Arzt findet eine Ursache.'

Ein HNO-Arzt wimmelte mich am Telefon auf unschöne Art ab, als ich ihn notfallmäßig um Rat fragte. Er sagte, ich solle, es war Freitag kurz vor Mittag, nach 12 Uhr noch einmal anrufen. Zu der genannten Zeit hatte er jedoch bereits den Anrufbeantworter eingeschaltet. Dass es kein Versehen war, kam bei einem späteren Besuch heraus.

Andere teilten mir, überlegen lächelnd, mit, dass sie noch nichts davon gehört hätten, dass Funk solche Symptome wie bei mir hervorrufen könnte. Oder sie führten - in späteren Jahren – meine Gesundheitsstörungen anscheinend einfühlsam darauf zurück, dass ich wohl überlastet sei, weil ich mich an der Pflege meines kranken Vaters beteiligte.

I: Wie haben Familie und Freunde auf Ihre Erkrankung reagiert?

B: Bei meinen Angehörigen stieß ich auf großes Unverständnis.

Meinen Sohn von inzwischen 30 Jahren sehe ich nur zweimal im Jahr, er will nichts davon hören. Eine Cousine sagte, ich solle endlich den Ärzten glauben, dass ich ‚nichts' hätte!

Über Beschwerden oder über Behandlungen zu sprechen, ist gesellschaftlich nicht erwünscht. Warum soll ich die Stimmung verderben in der kurzen Zeit, in der ich mit Angehörigen zusammen sein kann, indem ich mit dem Thema anfange!

Als ich berichtete, ich sei in einen mobilfunkkritischen Verband eingetreten, äußerten sie zu meiner Überraschung die Sorge, dass es sich um eine Sekte handele.

Im Freundeskreis neckte man mich und hielt mir das angeschaltete Handy vor die Nase. Da ich an den meisten Aktivitäten, die wir gemeinsam unternommen hatten - Wandern und Schifahren, Theater und Kino,

Festefeiern - nicht mehr oder nur eingeschränkt teilnehmen konnte, ergaben sich kaum noch Berührungspunkte. Weil auch die guten Freunde nicht bereit waren, ihr Handy auszuschalten, wenn sie zu mir zu Besuch kamen, unterließ ich es bald, sie einzuladen.

Ein befreundetes Ehepaar gab sich in den ersten Jahren noch Mühe mit mir. Aber als ich dann aus lauter Schwäche bei einem recht kleinen Spaziergang nicht mehr weitergehen konnte, und wir regelrecht zurück**schlichen**, bekamen sie wohl doch Bedenken, was daraus werden würde. Sie luden mich nie wieder ein, und die Kontakte beschränken sich auf gelegentliche Telefonate.

Veränderte Lebensperspektiven

I: Wie sieht Ihr Leben heute aus?

B: Ich bin vorzeitig in den Ruhestand gegangen und habe die Einbußen an der Rente in Kauf genommen. Durch die Umstellung auf den Euro hat sich die Kaufkraft praktisch halbiert.

Weil die Belastung mit Funk überall, in den Städten, auf dem Land und in den Bergen stark zugenommen hat, ist vieles, was ich früher gern getan habe, nicht mehr ohne Weiteres möglich. Selbst das Lebenswichtige, wie Einkaufen, Arzt- und Zahnarztbesuche, ist schwierig geworden. Wenn ich heimkomme, bin ich völlig erschöpft.

Auch Gitarrespielen ist wegen meines Rheumas und weil es mich geistig fordert, kein Vergnügen mehr.

Lesen, Bearbeiten der neuen Nachrichten über Mobilfunk am akkubetriebenen Laptop, Telefonkontakte mit verbliebenen Freunden oder anderen Elektrosensiblen sind meine Hauptbeschäftigungen. Daneben kleine Spaziergänge und die Arbeiten in Haus und Garten, die ich aber auf das Allernotwendigste zurückgefahren habe. Selten ‚leiste' ich mir mal einen Kino- oder Theaterbesuch oder ein Essen im Restaurant, das wegen vieler Unverträglichkeiten immer ein Risiko ist.

Ich bin insgesamt ziemlich langsam und schwach geworden. Die Schmerzen hindern mich an schnellen Bewegungen. Ich habe fast alle Zähne verloren, trage eine Prothese und muss mir das Essen pürieren oder Saft zubereiten, daher brauche ich allein für das Frühstück schon doppelt so viel Zeit wie früher.

Mein Tagesrhythmus hat sich verschoben, ich verfalle regelmäßig gegen Morgen in Tiefschlaf und stehe deshalb erst am späten Vormittag auf, sofern ich keinen Arzt- oder Zahnarzttermin habe. Am besten fühle ich mich am späten Abend, zu der Zeit arbeite ich dann meistens am Computer. Erfreulicherweise vertrage ich ihn zur Zeit noch.

In dem von meinem Vater geerbten Haus kann ich mit meinem Messgerät fünf WLAN-Router aus der Nachbarschaft aufspüren, TETRA und LTE sind mit schwachen Signalen messbar. Ich trage auch zu Hause einen Hut aus Abschirmmaterial. Was geschehen wird, wenn die Smartmeter[66] in den Häusern eingebaut werden, mag ich mir noch nicht ausmalen. Wenn sich irgendwo eine gute Wohnmöglichkeit ergeben würde, würde ich nicht zögern, dorthin zu ziehen.

I: Wie sehen Sie den Zusammenhang von Mobilfunk, Borreliose und Amalgam? Oder anders gefragt: Was, glauben Sie, ist die Hauptursache für Ihre Symptome? Und wie erklären Sie sich, dass die Elektrosensibilität erstmals nach der Nebenhöhlenoperation Beschwerden auslöste?

B: Ich habe keine Ahnung, was am wichtigsten war.

Die Amalgambelastung besteht ja schon seit Jahrzehnten, ohne dass sie mir Beschwerden verursachte. Jedenfalls habe ich nie an einen Zusammenhang mit Amalgam gedacht, wenn Rückenschmerzen auftraten.

Die Operation und die Narkose haben mich sicherlich geschwächt, aber trotzdem ging es mir im Krankenhaus noch gut, sechs Tage lang. Ich hatte im Krankenhaus zwar Schmerzen und Schwellungen im Kieferbereich, aber weder Herzattacken noch diese Art von Schlafstörungen *(damals waren Krankenhäuser in der Regel noch frei von Mobilfunk und WLAN, die sogenannten Ärzte-Piepser arbeiteten mit analogem Funk und übermittelten keine Gespräche, Erg. d. Hrg.).* Auch den Zeitpunkt, an dem ich mit Borrelien infiziert wurde, kann ich gar nicht angeben, weder hatte ich eine Wanderröte noch kann ich mich an einen Zeckenbiss erinnern.

I: Lassen Sie mich abschließend etwas dazu sagen.

Für viele chronische Erkrankungen unserer Zeit gilt, dass sie nicht nur eine Ursache haben. Neben Giftbelastungen, Infektionen, Erbfaktoren spielen auch physikalische Belastungen wie Radioaktivität, die nicht-ionisierende Strahlung von Mobilfunk, Lärm und Staub eine Rolle. Durch Dr. Dietrich Klinghardt ist bekannt geworden, dass die Borreliose-Bakterien durch den Funk aggressiver werden und mehr Toxine *(Giftstoffe)* produzieren.

Der Zahnfüllstoff Amalgam besteht zu 50 % aus Quecksilber, einem starken Gift, das hauptsächlich vom Nerven- und Fettgewebe gespeichert wird und sehr viele Enzyme im Stoffwechsel blockiert.

Nun kommt noch hinzu, dass durch den Funk die sogenannte Blut-Hirn-Schranke geöffnet werden kann. Diese Barriere-Membran sorgt normalerweise dafür, dass Eiweiß und Giftstoffe aus dem Blutkreislauf nicht ins Gehirn eintreten.

Die drei Belastungsfaktoren Funk, Amalgam, Borrelien wirkten vermutlich bei Ihnen in ungünstiger Weise zusammen und verstärkten sich gegenseitig in ihrer schädlichen Wirkung.

Möglicherweise hätten Sie eine Belastung allein mit Amalgam noch länger, bis ins hohe Alter, toleriert, und ein gut funktionierendes Immunsystem hätte die Bakterien besser bekämpfen können.

Die Nebenhöhlenoperation ist ein kleiner Eingriff im Vergleich zu anderen Operationen, führt aber doch zu einer Schwächung des Organismus. Zu Hause, vor der Operation, hatten Sie nicht erkennbar auf das DECT-Telefon reagiert.

Erst nach Krankenhausentlassung begann unter dem Einfluss des DECT-Telefons eins nach dem anderen: die nächtlichen Attacken, die Herzrhythmusstörungen, der hohe Blutdruck, die Lähmung, die körperliche Schwäche, die Herabsetzung der geistigen Leistungsfähigkeit.

B: Das leuchtet mir ein, besonders das mit der Blut-Hirn-Schranke. Man spürt, wenn sich im Gehirn etwas zum Krankhaften hin verändert.

I.: Frau Berger, wir danken Ihnen für dieses aufschlussreiche Gespräch und wünschen Ihnen für die Zukunft alles Gute!

Nachwirkung bei den Ärzten

Später diskutierten wir Interviewerinnen in einem Kreis von mehreren Kolleginnen und Kollegen, auch mit denjenigen, die sich noch nicht mit dem Thema Mobilfunk befasst hatten, über das Gespräch mit Carola Berger.

Die Psychotherapeuten waren geneigt, eine Depression anzunehmen und den Anteil, den DECT-Telefon und Mobilfunk an dem Krankheitsbild hatten, gering einzuschätzen.

So schlimm könne es doch gar nicht sein, meinten mehrere.

Einer sagte schmunzelnd: „Dass ein Schnurlos-Telefon als Ursache angenommen wird - das ist nur ein menschlich verständlicher Erklärungsversuch!"

„Sie nimmt sich in ihrer Krankheit zu wichtig, sie kreist nur um sich", sagte eine Ärztin. „Was tut sie den ganzen Tag? Wenn sie zu mir als Patientin käme, würde ich mir das nicht anhören mögen."

Eine andere war beeindruckt, weil die Patientin ihre Gefühle und Gedanken nicht aussparte.

Die meisten Elektrosensiblen, die wir befragten, beschränkten sich auf die Aufzählung der vielen Symptome oder erkundigten sich, welche Möglichkeiten sie hätten, abzuschirmen, welche Strahlenmessgeräte es gebe usw. Sie konnten oder wagten nicht, ihre Gefühle zu offenbaren.

Ist es nicht ein Ausdruck von emotionaler Hilflosigkeit, wenn andere Menschen, sogar Ärzte, nicht einmal für eine Stunde jemandem zuhören mögen, der an Elektrosensibilität leidet? Er ist 24 Stunden am Tag damit beschäftigt, mit einer Umwelt zurechtzukommen, deren schädliche Wirkung er unmittelbar spürt.

Gutgemeinte Ratschläge wie „Reiß dich zusammen", „Geh mal unter Leute" sind nicht angebracht, meistens wirkungslos. Wenn die Elektrosensiblen die Anregungen nicht befolgen, gelten sie als unkooperativ. Das führt dazu, dass Ärzte sie als starrsinnig oder gar als psychisch krank einstufen. „Depression" ist dabei noch eine freundliche Diagnose.

Mit einer unangebrachten psychiatrischen Bezeichnung aber wäre den Betroffenen medizinisch nicht geholfen.

Indem die Gesellschaft Elektrosensible sozial ausgrenzt, kann sie sich vor der Erkenntnis schützen, dass es krankmachende Faktoren in unserer Umwelt gibt, und erspart sich vorbeugende Maßnahmen.

Ist das ein sinnvoller Weg? Wenn man die Ergebnisse der vorliegenden Studien ernstnimmt, sicher nicht. Die Interviewerinnen sind der festen Überzeugung, dass diese besonders sensiblen Menschen eine für alle bedrohliche Situation anzeigen und für die übrige Bevölkerung als Warnrufer dienen könnten.

Schmerzen überall oder: Die Kunst im Leben ist eben - leben (CA)

> **„Im Zeitalter der Digitalisierung haben unsere Ingenieure die Schöpfung in Bits aufgelöst."**
>
> *Werner Hengstenberg*

Das Interview

Werner Hengstenberg lädt mich in sein Zelt auf dem Dachboden. Es besteht aus Aluminiumfolie und enthält eine große Liege, einen Tisch mit zwei Stühlen und drei selbstgebaute Gleichstromlampen, die an einer Drahtschiene über dem Tisch hängen. An der dem Eingang gegenüberliegenden Giebelseite befindet sich ein großes Sichtfenster, durch das Tageslicht einfällt. Aber jetzt ist es notwendig, die Leuchten anzuschalten.

Der stattliche 89-jährige Mann ist mit jugendlich wirkender Beweglichkeit die steilen Treppen zur Bühne emporgestiegen und lässt sich auf dem Stuhl nieder, fragt mich, ob ich die Lampen spürte, und beginnt zu reden.

Kurz entsteht ein magischer Moment, wie er manchmal auftritt, wenn Menschen einander intuitiv verstehen. Respekt und Ernsthaftigkeit auf der einen Seite, Vertrauen und Offenheit auf der anderen Seite, dazu ein Humor, der sich aus Leiderfahrungen speist - hinter dem überragenden technischen Interesse und Erfindergeist wird ein lieber Mensch mit hohen Wertmaßstäben sichtbar, der sich sprachlich gewandt, auch ironisch ausdrücken kann, der sich in seinem Denken bemüht, den Sinn hinter allem Geschehen zu ergründen. Die Beziehung zwischen Technik und Leben, Natur und Menschenwerk - das ist sein Lebensthema.

Er gibt eine kurze philosophisch gefärbte Einführung.

„Alles Leben hat sich dank der Elektrizität entwickelt, wie sie in der Natur vorkommt. Ohne Sonnenlicht kein Leben. Der Mensch ist für eine natürliche Umgebung geschaffen, erst durch die Technik kommt es zur Elektrosensibilität *(z. B. wie bei Hengstenberg selber: die schmerzhafte Wahrnehmung künstlicher elektromagnetischer Felder)*. Die Frequenzen des Sonnenlichts, die wir mit dem Auge wahrnehmen können, entsprechen unserem Hörbereich.

In der Schöpfungsgeschichte heißt es: ‚Es werde Licht.‘ Und später: ‚Lasst uns Menschen machen.‘ Erst war das Licht da, dann der Mensch.

Seit der Erfindung der Fotozelle vor hundert Jahren weiß der Mensch, dass das von der Sonne ausgehende Licht sich in Strom umwandeln lässt. Aber die Solarzellen, die heute überall auf den Dächern zu finden sind, verseuchen die ganze Umgebung und stören mit ihren Wechselrichtern die natürlichen Schwingungen. Dies jedoch nimmt der Mensch nicht wahr, denn in seinem Fortschrittswahn kennt er nur die technisch geschaffene Elektrizität.

Rudolf Steiner hat schon 1923 darauf hingewiesen, dass sie uns vernichten wird.

Jedes Bit des digitalisierten Funks ist ein elektromagnetisches Geschoss! Jeden von uns treffen heute täglich Billionen solcher Geschosse und beeinflussen uns negativ."

Hengstenberg hat viele seiner Erkenntnisse in knappe Sinnsprüche gefasst. Seine Ehefrau hat sie in einem Heft gesammelt und den Einband mit Jugendstilmotiven versehen.

Ein Spruch lautet: „Im Zeitalter der Digitalisierung haben unsere Ingenieure die Schöpfung in Bits aufgelöst."

Rückschau

Mein erster Besuch

Ich bin Hengstenberg viele Jahre zuvor erstmals begegnet. Er war mir empfohlen worden, als ich auf der Suche war nach einem nicht so teuren, für Laien tauglichen Funk-Messgerät. Ich hatte nämlich den Verdacht, dass dort, wo ich lebte und arbeitete, Funkbelastungen vorkamen.

Er nahm mich gleich intensiv in Beschlag. So wie damals lief es auch in den folgenden Jahren ab: Unsere Treffen dauerten immer länger, als ursprünglich geplant, weil er über einen großen Schatz an Erfahrungen mit Funk und Elektrizität verfügte und sein Wissen gern weitergab.

Ich fuhr zu dem kleinen Weiler, in dem er wohnte, und parkte mein Auto am Ende der schmalen Straße vor dem etwas erhöht liegenden großen Haus. Von hier hatte man freie Sicht auf die Kulisse der gesamten Allgäuer Alpen und des Vorderen Bregenzer Waldes. Traumhaft!

Seine Partnerin, eine junge gutaussehende Österreicherin mit langen dunklen Haaren empfing mich herzlich und führte mich gleich in das Untergeschoss, in dem sich Hengstenberg eine Werkstatt eingerichtet hatte.

Die Räume waren vollgestellt mit Regalen, in denen sich Unmengen von Kleinteilen für elektrische Geräte befanden, dazu Flaschen und Dosen mit verschiedenen Ölen, Kraftstoffzusätzen. Der Geruch nahm mir fast den Atem.

Hengstenberg arbeitete im letzten Raum hinten, in dunkler Arbeitskleidung und mit Schutzbrille. Trotz seiner mehr als 70 Jahre wirkte er kräftig und bewegte sich flink. Er begrüßte mich mit festem Handschlag und dröhnte laut: „Hengstenberg, wie das Sauerkraut!“ -

Als er mein verblüfftes Gesicht sah, ergänzte er:

„Ja, ich bin mit denen verwandt, sie sitzen in Nordrhein-Westfalen. Aber mein Großvater wanderte nach Südtirol aus.“

Ich schilderte ihm mein Anliegen.

„Ach, Sie glauben, Probleme mit dem Funk zu haben! Ich bin selber elektrosensibel, wahrscheinlich war ich der erste in Deutschland, der sich bei den Strahlenschützern der Regierung beschwert hat.

Ich entwickle seit Jahren Messinstrumente, bei denen ich die elektromagnetische Strahlung in Schall umwandle und ihre Intensität in Vergleich zur natürlichen Strahlung setze. Ich wollte hörbar machen, was sich im Äther abspielt. Er ist übervoll mit den Wellen der Technik, die die Menschen produzieren!“

Er zeigte mir ein Exemplar und ging mit mir vor das Haus.

„Horchen Sie! Dies ist die Impulsstrahlung der Atmosphäre - so klingt es, wenn Harmonie im Äther ist. Aber heute wird diese gute Strahlung, die wir Menschen für unser Leben benötigen, überlagert von den zerstörerischen technischen Frequenzen.“

Ich nahm ein sanftes Rauschen wahr wie am Meeresstrand, mit einzelnen knisternden Geräuschen dazwischen.

Er führte mich in seinen Garten.

„Im Sommer sind die Tomaten alle verbrannt - wodurch? Durch die Sonne oder die künstliche Strahlung?“

Er deutete auf die kümmerlichen Pflanzen, die im Herbst nicht abgeräumt worden waren. Blätter und Triebe hatten eine gelbliche Farbe.

„Mit meinem Elektrosmog-Handy“ - er holte ein anderes Gerät hervor - „können Sie elektrische Maschinen auf einen Kilometer orten... Wenn jemand eine Kreissäge oder Bohrer benutzt... das kann man im Umkreis von Hunderten von Metern nachweisen.“

Das Geräusch war schrill und unangenehm.

Auf dem Wiesenfleck neben seinem Haus stieß er einen Metallstab in die Erde.

„Und hier können Sie den großen Sender aus England empfangen, mit einer Frequenz von 16 Kilohertz...Sie wird über die Erde fortgeleitet."

Ein tiefes Brummen war zu hören.

„Somit ist auch das Erdreich verseucht und schützt uns nicht mehr!"

Er schwärmte von der natürlichen Ätherstrahlung.

„Da ist Harmonie! Die Dichter und Weisen haben es gewusst. Aber der Mensch in seiner Technikbegeisterung macht alles kaputt."

In seiner Stimme schwang Besorgnis mit.

Er erklärte mir so viele Einzelheiten, dass mir der Kopf schwirrte. Für mich war alles neu und ungewöhnlich. Ich benutzte elektrischen Strom ganz selbstverständlich zur Beleuchtung, zum Kochen, Waschen, Haare-Föhnen und bei vielen anderen Gelegenheiten im Haushalt und war überrascht, dass auch der niederfrequente Wechselstrom schädliche Auswirkungen auf die Umwelt haben sollte.

Er gab mir das kompakte Elektrosmog-Handy, kaum größer als eine Zigarettenschachtel, und erläuterte mir die Funktionen.

„Ich leihe es Ihnen für ein paar Tage. Nehmen Sie es überallhin mit. Sie werden sich wundern, was Sie alles finden!"

Im Haus stiegen wir die steile Treppe hoch zu seiner Wohnung. Sein Büro war vollgestopft mit Papieren und Büchern.

Er suchte eine Bedienungsanleitung heraus. Ich schaute die durchsichtigen Vorhänge aus goldschimmerndem Material an, die vor den Fenstern seines Büros hingen.

„Es sind Metalle eingewebt, für die Abschirmung. Hier kommt nämlich ein starker Sender mit dem analogen Fernsehfunk herein, vom Berg dort gegenüber, vom Grünten. Er ist hier im Obergeschoss spürbar, obwohl er 35 Kilometer entfernt ist."

Er stellte sein Messgerät wieder an: Es knatterte ununterbrochen.

„Dazu Mobilfunk: Taktak, tak - ein Handy meldet sich an.

Und dies Pfeifen stammt von einem Handytelefonat.

Und hier habe ich einen Text über die natürliche Strahlung, den können Sie sich zu Hause durchlesen. Die Informationen der Strahlung, die auf die Erde dringen, liegen großenteils im Bereich des sichtbaren Lichts, unsere Augen und unser Nervensystem sind dafür geschaffen, sie zu sehen und zu empfinden. Die Sferics sind kurze elektromagnetische Impulse, die durch Licht, Bewegung, Wärme und die Gewitter in der Atmosphäre und in Bodennähe entstehen. Sie sind also von der Natur vorgegeben und beeinflussen den Menschen auf natürliche Weise."

Mein zweiter Besuch

Die nächsten Tage nahm ich das kleine Messgerät überall mit und lauschte gespannt, wie es tackerte und knatterte, knisterte und pfiff.

Als ich es zurückbrachte, beschrieb ich Hengstenberg, was ich außer dem Mobilfunk noch gehört hatte. Bei einer Bekannten: Ein Tak-taak wie beim Galopp.

„Das wird ein DECT-Telefon gewesen sein, eins der neuen Schnurlostelefone! Die sind besonders schlimm, weil sie nahe beim Anwender stehen. Oft ist ja nicht einmal eine Wand dazwischen."

Auch diesmal fiel ihm laufend etwas ein, was er mir zeigen wollte:

die Wirkung des Abschirmvorhangs, indem er die Strahlung vor und hinter dem Vorhang maß,

die Kassette, auf der er die unterschiedlichen Funk-Geräusche aufgenommen hatte.

Mobilfunkkritische Texte, von Baubiologen, von Zesar, von Volkrodt.

Er wusste von Krankheiten und Todesfällen und berichtete von Piloten, die während des Krieges unter dem Radar erblindeten, von einer Häufung von Selbstmorden in einem internationalen Technikkonzern in München.

„Dort haben sie die gepulste Funktechnik entwickelt, die Gehirne der Menschen drehen einfach durch. Schon nach einer kurzen Funkbelastung braucht das Gehirn bis zu einer Woche, um sich zu erholen!"

Über Volkrodt berichtete er: „Er war eben bei diesem Unternehmen angestellt. Ich habe ihn besucht, als er krank geworden war - Hirntumor. Er sagte: ´Werner, die Firma hat uns verheizt.´

Volkrodt hatte schon in den achtziger, neunziger Jahren des vorigen Jahrhunderts die Schäden an Bäumen gesehen und beschrieben, die er damals vor allem auf die Funkstrahlung des Farbfernsehens zurückführte.

Vielleicht ist Ihnen das schon mal aufgefallen: oben auf den Bergkämmen die kahlen, abgestorbenen Bäume? Die Techniker bauen ihr Radar auf und sagen, wenn ein Wald in der Strahlrichtung steht: ‚Da brennen wir uns durch!' Jetzt haben sie sogar vor, auf dem Höhenzug der Adelegg Sender aufzustellen. Im Naturschutzgebiet!

Ich habe ungefähr 1986 einen Antrag bei der Regierung gestellt, einen Forschungsauftrag zu vergeben, der das Waldsterben untersuchen sollte. Ich bewies einen eindeutigen Zusammenhang mit dem sich ausbreitenden Funk des Farbfernsehens. Das Thema Waldsterben war damals ja sehr aktuell, keiner hatte eine Erklärung, und man hatte die Bevölkerung um Mithilfe gebeten, was ihrer Ansicht nach erforscht werden solle.

Die Antwort vom Umweltministerium hieß: Studien an Bäumen hätten für die Regierung keine Priorität.

Hengstenbergs Stimme wurde laut: „Damals waren die Zeitungen voll mit Berichten über das Baumsterben - und die Regierung schreibt mir, dass Untersuchungen an Bäumen keine Priorität hätten!"

Ich erinnerte mich, was ich darüber aus den Medien erfahren hatte. Abgase aus Verkehr, Industrie und Heizungsanlagen sollten schuld sein, eine Trockenheit im Sommer, Schädlingsbefall.

Damit konnte man aber nicht erklären, warum gerade die Bäume in den Kammlagen betroffen waren.

Ich machte Hengstenberg darauf aufmerksam, dass ein Referent eines mobilfunkkritischen Vereins ganz in der Nähe einen Vortrag über die Risiken des Mobilfunks halten würde. Anlass sei, dass ein Landwirt aus einem Weiler beabsichtige, einen Vertrag mit einem Mobilfunkbetreiber zu unterzeichnen. Mit einer Sendeanlage auf seinem Hausdach hätte er eine neue, sichere Einnahmequelle.

Hengstenberg war sofort interessiert.

Der geplante Sender

Am Abend der Veranstaltung saß ich neben Hengstenberg in dem einfachen Gasthof. Für mich war es das erste Mal, dass ich an einem Bürgertreffen zu diesem Thema teilnahm. Das Publikum bestand aus Bauern aus dem Dorf, zu dem der Weiler gehörte, fast alles Männer, mit ernsten, wettergegerbten Gesichtern und abgearbeiteten Händen, die sich alle untereinander kannten. Sie rätselten, ob der betreffende Kollege wohl kommen würde.

„Der traut sich nicht!“, hieß es.

Der Vortragende aus Bayern berichtete über die Probleme, die er auf Bauernhöfen mit Milchviehhaltung erlebt hatte. Wenn in deren Nachbarschaft ein Mobilfunksender aufgestellt worden war, gab es bald danach Verkalbungen *(Fehlgeburten der Kühe)*, Missbildungen, plötzliche Todesfälle. Eine bayernweite Studie im Auftrag der Regierung war geplant.

Allen war klar, dass diese Vorfälle für die Landwirte existenzbedrohend waren.

Der Referent prüfte mit einem kleinen Messgerät, wie die Belastung aktuell im Saal war - „sehr gut“, meinte er. Es war kaum Funk vorhanden.

Ich fragte ihn, um was für ein Messinstrument es sich handele.

„Das ist von Hengstenberg“, antwortete er.

Hengstenberg grinste und stellte sich in seiner trockenen Art vor: „Ich bin der Hengstenberg.“

Der Vortragende war sehr überrascht, die Zuhörer lachten. Nun kam es zu einem kurzen Austausch zwischen den beiden Fachleuten. Hengstenberg erzählte, was ihn bewogen habe, Geräte zu entwickeln, mit denen auch der Laie ein breites Spektrum der heute verwendeten Funkstrahlung messen könne.

Etwas Derartiges gab es zu der Zeit nicht auf dem Markt, nur sehr teure und komplizierte für die Spezialisten.

Er hob hervor: Seine Messgeräte arbeiteten mit der Empfindlichkeit menschlicher Nervenzellen, im Bereich von 1 Millionstel Volt und 10 PicoTesla[67].

Es wurde beraten, ob es sinnvoll sei, noch einmal zu versuchen, mit dem Landwirt zu sprechen, der den Vertrag mit dem Mobilfunkbetreiber unterschreiben wollte.

„Mit dem kann man nicht reden“, war die Meinung vieler Anwesenden.

Eine junge Frau meldete sich zu Wort. Sie wohnten direkt daneben, also würden sie auch als Erstes die Folgen zu spüren bekommen.

Der weitere Verlauf ist schnell erzählt: Der Sender wurde errichtet. Auf dem Hof der Nachbarsfamilie traten Schäden bei den Kühen und bei Hühnern auf, die Wohnräume wurden abgeschirmt.

Nach ungefähr zehn Jahren wurde die Anlage wieder abgebaut. Ob der zuständige Landwirt den Vertrag nicht verlängern wollte oder ob andere Gründe ausschlaggebend waren, ist mir nicht bekannt.

Als Ersatz wurde ein Sendemast auf einem weiter entfernten Berg aufgerüstet.

Da der Landwirt einen Kontakt verweigerte, konnte man ihn nicht fragen, ob seine Tiere oder er selber krank geworden waren.

Weitere Kontakte

In den folgenden Jahren suchte ich Hengstenberg mehrfach auf: zur Kontrolle des erworbenen Geräts oder wegen eines Ersatzteils.

Als ich einmal darüber klagte, wie furchtbar ich die Ausbreitung des Mobilfunks fände, entgegnete er mir: „Der liebe Gott hat Ihnen das Problem bewusst gemacht, damit Sie sich darum kümmern.“

Er sah es offenbar so, dass jedem Menschen in seinem Leben ganz individuelle Aufgaben gestellt würden.

Er selber setzte sich an vielen Stellen aktiv gegen geplante Sendemasten ein. Es gelang ihm und einer Bürgerinitiative seines Dorfes, eine Funkanlage an einem großartigen Aussichtspunkt in der Nähe zu verhindern.

Gelegentlich ließ er sich noch einmal überreden, eine umfangreichere Hochfrequenzmessung durchzuführen, um damit eine Wohnsituation besser abzuschätzen - eigentlich wollte er sich aus Altersgründen zurückziehen.

Er kannte alle Rundfunk- und Fernsehsender im weiten Umkreis. Als neues, einfach zu bedienendes Gerät entwickelte er den „Elektrosmog-Spion“, der bei Elektrosensiblen bald sehr beliebt wurde.

Ich hatte im Laufe der Jahre viele faszinierende Einblicke in sein Leben gewonnen, aus oft nur locker hingestreuten Bemerkungen und Unterweisungen. Wollte man alles festhalten, was er erlebt und womit er sich befasst hat, gäbe es ein umfangreiches Werk.

In einem seiner Sprüche hat er festgehalten, dass er dem Drange, ein Buch zu schreiben, widerstehen wolle. Was ich einerseits schade finde, andererseits aufgrund der damit verbundenen Mühen und der Ungewissheit, wie es aufgenommen wird, auch verständlich ist.

So schlug ich ihm eines Tages vor, ein längeres Interview mit ihm zu führen und darüber zu schreiben, wenn auch kein Buch, so wenigstens einen Aufsatz.

Im Dezember 2015 war ich wieder einmal bei ihm. Es lief ab wie sonst auch: Er wollte mir alles Mögliche vermitteln, zeigte mir neuentwickelte Instrumente mit unterschiedlicher Empfindlichkeit und ließ mich die neuen digitalen Fernseh-Frequenzen und das nachbarliche WLAN als akustische Signale hören.

„Die digitale Fernsehtechnik des Grünten-Senders wurde erst 2012 angeschaltet. Seitdem habe ich immer eine laufende Nase und einen Tinnitus....Auch bekam ich wieder überall Entzündungen, an der Haut, an den Augen, Beinen und Armen. Trotz doppelter Abschirmung kann ich in der Küche immer noch fünfzehn Fernsehsender empfangen! So stark sind sie!

- Aber sobald ich in meinem Zelt bin, geht es mir gut, nach ein paar Minuten hören das Triefen der Nase und der Tinnitus auf.“

Er führte mir seine Lampen vor, die mit Gleichstrom betrieben wurden.

„Die vertrage ich besser als den Wechselstrom. Den Gleichstrom kann man auch modulieren[68], so dass z. B. eine Musik mithilfe eines Übertragungsmoduls dem Licht im Niederfrequenzbereich aufmoduliert wird. Diese musikalische Information wird über das Licht der Lampe wiedergegeben.“

Sobald die Lampe eingeschaltet wurde, ertönte ein tiefes, kehliges, schwermütig klingendes Singen, vergleichbar am ehesten mit gregorianischem Mönchsgesang, hörbar gemacht mit dem Elektrosmog-Spion und der Lichtmodulantenne.

Im März und April 2016 besuchte ich ihn und schrieb die Gespräche mit, die sich auf seine Person konzentrierten. Die schon früher erwähnten Einzelheiten fügten sich nun zu einem Ganzen zusammen.

Hengstenbergs Lebensgeschichte

Die Vorfahren

„Ich stamme aus einer Familie von Erfindern und Künstlern. Mein Großvater hatte viele Patente inne. Er ging im 19. Jahrhundert nach Südtirol und kaufte dort ein Gaswerk, das die Straßenlaternen mit Licht versorgte. Anschließend baute er ein Elektrizitätswerk auf, das erste in Südtirol. Mit Generator-Bürsten erzeugte er dort Gleichstrom. Dabei entstanden viele Funkenstörungen, die sich direkt im Netz niederschlugen. Weil das Licht flackerte, hielten die Bauern es für Teufelszeug, sie legten die Strommasten um und zündeten sie an. Später in Zürich, wo seine Tochter mit dem Direktor der Etschwerke verheiratet war, passierte genau dasselbe!

Und natürlich hat die Familie überall im Haus großzügig elektrische Leitungen verlegt. Mit der Folge, dass vier oder fünf der Nachkommen unfruchtbar waren. Das ist Fortschritt, man macht ihn zu einer Religion!

Mein Vater arbeitete bei dem österreichischen Bildhauer Lederer in Berlin und traf dort dessen Schwester – sie wurde meine Mutter. Ich bin in Berlin geboren. Als ich sechs Jahre alt war, zogen wir nach Bielefeld. Ab diesem Alter ließ ich mir von keiner menschlichen Autorität mehr etwas sagen.“

Erste Anzeichen von Elektrosensibilität

Als ich zwölf, dreizehn Jahre alt war, wurde der Strom in Bielefeld von Gleichstrom auf Wechselstrom umgestellt. An der Wand neben meinem Bett befand sich eine Stromleitung, die zu einer Steckdose führte. Erst mit weit über siebzig Jahren, als ich schon die Schädlichkeit des Wechselstromes erkannt hatte und Messinstrumente produzierte, wurden mir die Zusammenhänge mit der Stromumstellung in Bielefeld klar.

Riesige Kopfschmerzen – mein Kopf kam mir vor wie eine Trommel, auf die jemand mit einem dicken Schlägel einschlug, Verlust des Kurzzeitgedächtnisses. Ich musste das Gymnasium verlassen, konnte mir nichts mehr merken, z. B. beim Vokabellernen, und ich sagte mir damals: ‚Entweder du gehst ins Irrenhaus, oder du merkst dir nur noch das Wichtigste, was du zum Leben brauchst.‘

Professor Liebhart, dem ich diese Zustände schilderte, sagte mir: ‚Typisch für Demenz!‘

Also demenzkrank mit dreizehn Jahren! – Heute leiden Millionen Menschen daran und nicht nur im hohen Alter!

Mir *(einem Kind! Erg. d. Verf.)* war klar, dass sich an der Elektrizität etwas verändert hatte, denn ich hatte schon seit einem Jahr selber Säurebatterien gebastelt, und dies war mit dem Wechselstrom nicht mehr möglich. Ob die Leitung später verlegt oder das Bett verschoben oder eine andere Änderung vorgenommen wurde, weiß ich nicht mehr.

Weil ich ja glaubte, ich könne mir nichts mehr merken, hatte ich mich selber als Praktikant bei den Schweizer Präzisionskugellagerwerken beworben und musste dort den ganzen Tag feilen.

Mir war es bald zu dumm, immer in einer bestimmten Stellung zu stehen und ein Stück Eisen möglichst gerade zu feilen. Deshalb habe ich mir eine Vorrichtung zum Geradefeilen gebaut. Meine Vorgesetzten waren begeistert. Mein erstes Patent wurde also von meiner Firma angemeldet. Das fand ich sehr lustig!

Später habe ich eine ganze Reihe von Erfindungen gemacht. Eine, die ich zum Patent angemeldet hatte, wurde mir von der BASF, die mir die Rohstoffe lieferte, weggeschnappt - und so viel Geld wie die BASF hatte ich nicht, um mit der einen Prozess zu führen. Ein Patent zu verwirklichen und auf den Markt zu bringen, verschlingt immer viel Geld!

Um zu überleben, habe ich mich auch als Kaufmann betätigt, für Petroleumöfen, für Demeter-Gemüse, für Kraftstoffadditive, die ich selber entwickelt hatte, habe Kunstharzprodukte, den ‚Solarstein‘, hergestellt und verkauft und anderes.

Meine Lieblingsbeschäftigung ist, Generatoren zu basteln, um damit günstig eigenen Strom zu erzeugen. Leider kann ich wegen der vielen gebräuchlichen Maschinen, die mit Wechselstrom arbeiten, noch nicht den ganzen Haushalt auf Gleichstrom umstellen. Auch Gleichstrom kann im Umfeld gefährlich sein, wenn er häufig unterbrochen oder, wie heute, zusätzlich getaktet wird!"

In Krieg und Gefangenschaft und die Folgen

„Als Siebzehnjähriger habe ich mich freiwillig gemeldet, um meine Heimat zu verteidigen - die Engländer griffen damals Hamburg an - , und ich wurde nach einer Kurzausbildung in den Krieg geschickt. Da habe ich mir beim Marsch durch die Eifel die Füße erfroren. Ich geriet in Gefangenschaft, erst durch die Franzosen - ich hatte Glück, denn die Gefangenen, die durch die Amis in den Rheinauen festgesetzt wurden, verhungerten in Massen.

Ich kam nach Frankreich in ein riesiges Lager. Die Gaullisten bewachten uns. Wir mussten täglich ihren Dreck beseitigen, Exkremente, Kondome, es hat mich so angekotzt, dass ich nur ganz langsam gearbeitet habe. Ein Franzose sah dies und drückte mir seine MP in den Rücken, er trat mich mit seinem spitzen Stiefel. Das Steißbein wurde angeknackst, der Darm verletzt, es blutete. Ich hatte irrsinnige Schmerzen, und das über dreißig Jahre.

Wochenlang lag ich im Lazarett. Später traten viele Jahre Fieberschübe alle vier Wochen auf. Wir wurden an die Amis übergeben und nach Cherbourg an den Kanal transportiert, von dort auf einem Schiff nach New York und dann nach Arizona.

Meine Fieberschübe behandelte ich mit kalten Umschlägen. Ich musste ja in der Lage sein, zur Arbeit zu gehen, um die Verpflegung zu bekommen!

Einer unserer Sprüche im Krieg war: ‚Blöd darfste sein, du musst dir nur zu helfen wissen'!"

Hengstenberg lacht. Er erzählt, wie er mit seiner Schlitzohrigkeit während der Überfahrt Vorteile für die Gefangenen heraushandeln konnte. Da er der Einzige war, der etwas Englisch sprach, gab er die Anweisungen der Offiziere an die Küche weiter. Dabei verdoppelte er gern die vorgesehenen Portionen für sich und seine Kameraden, denn niemand kontrollierte!

Die Fieberschübe setzten sich auch in der Nachkriegszeit fort, als er aus der Gefangenschaft entlassen worden war.

„Ich stellte mich bei einer medizinischen Kapazität vor, der Arzt wollte - versuchsweise, wie er sagte - die Milz herausnehmen, einen künstlichen Darmausgang legen und die Prostata operieren.

Ich antwortete: ‚Dankeschön! Der liebe Gott wird‘s richten.‘

Ich suchte dann mehrere Heilpraktiker auf. Der eine arbeitete mit der Irisdiagnostik, der andere benutzte das Pendel. Obwohl ich das alles für Humbug hielt, haben die Mittel, die sie austesteten, jeweils eine Zeitlang geholfen. Ich habe daraufhin selber das Pendeln erlernt und damit bei anderen Erfolge erzielt. Siehe auch die Drucksache[69] meiner Firma: ‚Wenn es sein muss, arbeiten wir auch unwissenschaftlich‘!“

Ich überlegte weiter: ‚Was mache ich falsch?‘

Ich beschloss, meine Ernährung auf vegetarisch umzustellen, ohne tierisches Eiweiß, denn ich erinnerte mich an die ukrainischen Zwangsarbeiter, die ich als Junge mit vierzehn bei der Heimat-Flak kennengelernt hatte.

Sie waren bärenstark und hatten fantastische Gebisse. Während ich schon damals den ganzen Mund voll mit Amalgam hatte - aber mich heute nicht darauf besinnen kann, wann und wie die Füllungen in meinen Mund eingebracht wurden. Damals muss ich schon einen Gedächtnisverlust gehabt haben!

Diese Ukrainer kauten und spuckten den ganzen Tag - ihre Kost bestand aus Weizenkörnern und Sonnenblumenkernen, die sie aus ihrer Heimat gewohnt waren.

Meine damalige Frau protestierte gegen die ungewohnte Nahrung und lenkte erst ein, als sie sah, dass es mir und auch ihr bald besser ging.

Die Fieberschübe hörten auf! Seit der Zeit war ich in etwa 65 Jahren vielleicht viermal beim Arzt. Ich habe mich daraufhin mit Büchern über Vegetarismus befasst.

Seitdem habe ich eine ganz andere Einstellung zu Tieren bekommen: ‚Du sollst nicht töten' - das gilt für uns Menschen auch gegenüber den Tieren, unseren Mitgeschöpfen.

Ich habe kurz darauf meine Zähne von Amalgam sanieren lassen, damals noch zu sehr geringen Kosten. Der Zahnarzt entfernte alle Füllungen auf einmal, das würde man heutzutage nie machen!

Ich konnte dann in der nächsten Zeit die geschwollene Schleimhaut mehrere Zentimeter weit aus dem Mund ziehen, ungefähr ein halbes Jahr lang...

Nach der Ernährungsumstellung kam ich in Kontakt mit den Bielefelder Anstalten, die Bio-Gemüse anbauten, und übernahm den Vertrieb für Demeter in Nordrhein-Westfalen. Später eröffnete ich ein baubiologisches Geschäft mit fünf Angestellten und konstruierte mein erstes Messgerät, eins zum Anzeigen der niederfrequenten Elektrizität.

Der Lebenstraum wird zum Alptraum

1970 habe ich mir meinen Lebenstraum erfüllt und zusammen mit meiner ersten Frau ein wunderschönes altes, sanierungsbedürftiges Haus im Allgäu gekauft, eine ehemalige Käserei. Dort richtete ich mir in der unteren Etage eine Werkstatt ein. Im Garten baute ich Gemüse nach ökologischen Richtlinien an und pflanzte Obstbäume. Davon hatte ich jahrzehntelang geträumt.

Aber viele der Bäume gingen ein. Es dauerte zehn Jahre, bis ich die Ursache fand - es war der Sender mit einem starken UKW- und Fernsehfunk auf dem Grünten in 35 Kilometer Entfernung, dessen Richtstrahl nach Ravensburg genau über unser Grundstück verläuft. Nachdem ich einige Zeit in diesem Gebäude lebte, begann meine Elektrosensibilität.

Oben über das Dach erstreckte sich die Stromleitung mit fünf Drähten, zwischen denen starke Magnetfelder entstanden. Und ich war pleite, hatte einen riesigen Schuldenberg, so dass ich nicht das Geld besaß, die Leitungen zu verlegen.

Ich hatte solche brennenden Schmerzen überall am Körper, bekam Entzündungen an der Haut und eine Lähmung des rechten Armes. Es waren extreme Verkalkungen an den Nervenleitungen der Schulter, ich konnte den Arm nur bis zum Gürtel heben."

Er habe sich einen Campingwagen gekauft und meist darin gewohnt, da er es zu Hause nicht habe aushalten können.

„Ich bin mit dem Wohnmobil 3000 Kilometer gefahren, die ganzen Alpen entlang, vom Schweizer Jura bis nach Österreich, ohne eine Stelle zu finden, an der ich keine Schmerzen hatte. Ich entdeckte keinen Tannenbaum, der noch normal gewachsen war, denn überall gab es Fernsehfunk und Radar in den Bergen! Ich zog umher, blieb mal hier, mal dort zwei Tage und verkaufte meine Produkte. Oder ich war als Rutengänger tätig und spürte Wasseradern auf."

Es waren nicht nur gesundheitliche und finanzielle Probleme, die ihn schwer belasteten, sondern auch solche in seiner Ehe, die er bald nach seiner Rückkehr aus der Gefangenschaft geschlossen hatte. Er schildert, dass seine Frau nach der Trennung an den Chiemsee gezogen sei und das Anwesen habe veräußern wollen. Sie war als Eigentümerin eingetragen. Nur weil es so marode und dadurch unverkäuflich gewesen sei, habe sie es endlich ihm überlassen, gegen eine Rentenzahlung, und mit der Auflage, dass er es saniere.

Das Wunder und der Kraftort

„In den folgenden Jahren war ich mit einer Ärztin bekannt, die von einem berühmten indischen Heiler, Sai Baba, gehört hatte. Sie drängte mich, dorthin zu fahren. Wisenstrebend fügte ich mich, der hinduistische Glaube war für mich nicht der richtige. 1980 fuhren wir. Wir blieben sechzig Kilometer entfernt von dem Ort, an dem der Heiler daheim war. Ich hatte kein Bedürfnis, ihm näher zu kommen.

Erst später erfuhr ich, dass er mich wahrgenommen hatte. Wieder ins Allgäu zurückgekehrt, geschah ein Wunder.

Ich bekam aufgrund verschiedener Ereignisse eine große Summe Geld auf mein Konto und hatte plötzlich genügend, úm meine Werkstatt zu renovieren und die Dachständerleitungen zu verlegen, alles in Eigenarbeit. Drei Tage, nachdem die Stromleitung mit einem Stab geerdet war,

war die Lähmung des rechten Armes verschwunden, und die Schmerzen ließen großenteils nach!“

Hengstenberg ist das Erstaunen noch anzumerken.

Da es sich um ein Wunder handelt - ein Spruch von Hengstenberg: „Wirkliche Wunder sind immer unwissenschaftlich“, eine Sache des Glaubens -, spare ich aus, was sich im Einzelnen zugetragen hat.

„Nachdem die Magnetfelder des Wechselstroms beseitigt waren, blieb nun noch die Hochfrequenz als belastender Faktor übrig. Die Pegel wurden immer höher. Ich musste erst einmal Messgeräte dafür entwickeln.

Der Grünten-Sender war 1970 in Betrieb gegangen, das Farbfernsehen breitete sich aus, dann der Mobilfunk.

Die Amateurfunker wussten schon früher, dass ihre Frequenzen im Seitenband starker UKW-Sender mitgezogen wurden. Sie hängten sich beim Funken an die Deutsche Welle an und kamen auf diese Weise bis nach Australien, trotz der damals noch geringen Leistung ihrer Funkgeräte von 100 Watt. Heute senden sie mit bis zu 2 Kilowatt *(2.000 Watt)*. Der Äther ist jetzt mit so viel Energie angereichert, dass überall diese Mitzieh-Effekte entstehen.

Um mich und die Familie zu schützen, habe ich an der Seite zum Grünten-Sender überall Abschirmungen angebracht, unter den Dachsparren, an den Fenstern, und weil es immer schlimmer wird, jetzt das Zelt auf dem Dachboden.“

Hengstenberg hatte des öfteren davon gesprochen, wie gut er sich auf der Kanareninsel La Palma erholte.

„Seit 1984 verbringe ich dort in meinem Haus den Winter, wenn möglich. Um hier dem Schmuddelwetter zu entkommen, wenn meine Schmerzen stärker sind. Besonders gern gehe ich zu einem der Vulkane der Insel. Es sind Kraftorte, an denen ich auftanken kann. Dieses Glücksgefühl!

Ich hatte eigentlich Angst vor dem Fliegen, 1981, bei der ersten Reise. Aber schon im Flugzeug hatte ich keine Schmerzen mehr. Dann habe ich mich dort so wohl gefühlt wie noch nie und ein Grundstück gekauft. Ich habe drei oder vier Container nach La Palma geschickt, die

Wechselstromleitung, die an das Grundstück führte, gekappt und mit Batteriestrom gelebt. Später baute ich mir einen kleinen Dieselgenerator für die Waschmaschine, einen Asynchrongenerator, der nur 1/50 der Störungen des üblichen Synchrongenerators hat."

Im Interview klagt er darüber, dass sein Paradies auf der Insel nicht mehr in dieser Form existiere.

„Die Freunde, die mir davon vorschwärmten, leben nicht mehr. Die Einheimischen verstehen nichts von Umweltschutz. Es wird jetzt alles zugebaut, sie wollen alle Fehler machen, die bei uns gemacht worden sind. Es kommen zu viele Touristen.

Ein ähnliches Glücksgefühl wie auf La Palma empfinde ich in meinem Zelt auf dem Dachboden.

Immer da, wo ich außerhalb aller Funkfelder bin."

Die zweite Ehe

„Mit 60 Jahren habe ich noch einmal ein ganz großes privates Glück erlebt. Ich lernte in Österreich meine Norma, meine zweite Frau, kennen - sie war 25, ich 60, zu der Zeit, als ich im Wohnmobil unterwegs war. Ihr Vater hatte ein Elektrogeschäft und war Geschäftspartner. Ich hatte Bedenken wegen des großen Altersunterschiedes und fragte sie, ob sie mich wirklich heiraten wollte.

Es kamen noch zwei Kinder, die inzwischen herangewachsen sind, der Sohn arbeitet in einer Elektrikerfirma, kümmert sich um meine Gleichstromlampen und hilft auch sonst im Betrieb, die Tochter macht in München eine Ausbildung. Sie sind in der freien Zeit gern zu Hause. Ich hoffe, dass ich ihnen mit dem, was ich erarbeitet habe, etwas mitgeben konnte, das sie für ihr Leben nutzen können."

Die Dankbarkeit gegenüber seiner Frau ist spürbar, und er spricht es immer wieder an.

Sie hat einen riesigen Bereich an Aufgaben, die sie in bewundernswerter Weise ausfüllt, früher mit der Erziehung der Kinder, mit Küche, Haus und Garten, mit der Abwicklung von Bestellungen und der Organisation der Kundentermine und des Schriftverkehrs.

Er selber widmet sich ganz der Arbeit in seiner Werkstatt.

Mein Digitmeter, das Hoch- und Niederfrequenz misst, zeigt mir zuverlässig an, welche funkenden Apparate in meiner Nachbarschaft benutzt werden. Das höherfrequente WLAN im Bereich von mehr als 5 Gigahertz kann es allerdings nicht erfassen. Ich frage Hengstenberg, ob er nicht auch ein Gerät für diese Frequenzen herstellen möchte.

Hengstenberg lehnt resigniert ab. „Es geht doch immer weiter, vielfach werden schon Frequenzen mit 10 und 60 Gigahertz angewendet... Es muss wohl erst zu einer großen Katastrophe kommen!"

Beim zweiten Interview-Termin sagt er lächelnd zu mir:

„Sie können ruhig schreiben: ‚Das ist ein ganz verrückter Kerl, früher hätte man den mit der Polizei abholen lassen und in die Psychiatrie gesteckt.'"

Da kommt seine Fähigkeit, sich selbst auf die Schippe zu nehmen, zum Vorschein.

Unter psychologischen Gesichtspunkten könnte man fragen: Wenn jemand sehr sensibel und einfallsreich und dabei schöpferisch tätig ist, zudem noch auf vielen Gebieten Talente hat - soll er deshalb „verrückt" genannt werden, weil er Fähigkeiten besitzt, die die anderen nicht haben und die ihn „außerhalb des Normalen" stellen?

Die Spruchsammlung

Hengstenberg hat etwa 300 knappe humorvolle, im Grunde traurige Sätze voll Lebensweisheit, Aphorismen, formuliert.

Über den sogenannten Fortschritt, der ein Rückschritt ist, über Liebe und den sinnvollen Einsatz des eigenen Verstandes, über die Jagd nach Profit, über die Natur und die Schönheit der Schöpfung.

Viele gefallen mir gut.

Eine kleine Auswahl:

Wer sich um Wahrheit kümmert,
kann auf Reputation verzichten.

Wahrheit ist wie Leben -
unwissenschaftlich!
Beides ist folglich
unbewiesen, und nach Meinung
einer anerkannten Mehrheit
von Wissenschaftlern
nicht existent.
(zur Auseinandersetzung mit den Ämtern,
die athermische Wirkungen von Funk leugnen)

Wissenschaft und Technik wären groß,
könnten sie ein einziges lebendigesSamenkorn
gebären
und für friedliche Zwecke verwenden.

Wenn man genau hinschaut,
hat eigentlich niemand
maßgebliche Verantwortung -
das System ist perfekt.
(eben die Ämter)

Seinen Verstand
hat der Mensch
in erster Linie
dazu benutzt, um unlösbare
Probleme zu schaffen!

Das Schreckliche
wird uns nur zu bald
selbstverständlich.

Wer noch etwas im Hirn hat,
sollte es jetzt herauslassen,
später dürfte es immer
schwieriger werden!

Dieser Bericht gibt den subjektiven Eindruck der Autorin wieder, ohne Anspruch auf Vollständigkeit und Richtigkeit, was Details angeht.

Ich danke Herrn Hengstenberg für seine geduldige Mitarbeit an diesem Projekt.

September 2016 Christine Aschermann

Von Chemikaliensensibilität zu Elektrosensibilität (CA)

Zur Person

Magda Clemens war, bevor sie erkrankte, mit ihrem Leben rundum zufrieden. Sie war verheiratet mit einem Gartenbautechniker und hatte drei halbwüchsige Kinder. Bis zur Ehe hatte sie als Kinderkrankenpflegerin gearbeitet und später als Tagesmutter für Kinder im Kleinkindalter, ein Beruf, für den sie aufgrund ihrer Gutherzigkeit und Geduld, ihrer liebevollen und praktischen Art, mit Kindern umzugehen, wie geschaffen war.

Damals lebte sie mitten in der Stadt, alle Einkäufe konnte sie zu Fuß erledigen.

Die Vergiftung durch Lederspray

Bereitwillig erzählt Magda, wie alles begann.

„Mit 39 Jahren wurde ich ganz plötzlich chemikaliensensibel. Mein Mann hatte ein Wildlederspray benutzt - das übrigens später aus dem Verkehr gezogen wurde - und damit die Schuhe, auch die meinigen, eingesprüht. Ich wusste davon nichts. Erst als ich ein paar Tage später die Schuhe für ein Fest mit Freunden anzog, bekam ich Symptome. Es fing an mit Blasen an den Füßen und Beinen, die sich bis zur Brust ausbreiteten. Sie waren etwa so groß wie ein Zwei-Cent-Stück, dicht bei dicht, schmerzten und juckten und platzten schließlich. Meine Beine schwollen auf doppelten Umfang an, ich fühlte mich hundeelend.

Ich suchte erst meinen Internisten und dann zwei Kliniken auf, aber kein Arzt wusste, was los war. Der eine sagte: ein anaphylaktischer Schock, der andere: eine toxische Reaktion. Sie wussten auch nicht, was sie therapeutisch machen sollten. Sie spritzten mir Cortison, das aber nicht half.

Ich kam selber darauf, dass es von dem Schuhspray ausgelöst wurde, weil ich am Fuß, dort, wo die Schuhe endeten, einen roten, entzündeten Rand hatte. Eine Heilpraktikerin, weit von meinem Heimatort entfernt, empfahl mir telefonisch, meinen ganzen Körper in Heilerde einzupacken.

Das tat ich, und daraufhin wurde es - nach vier Wochen Qualen - allmählich besser. Die Blasen trockneten ein und fielen ab.

Mein Arzt rief daraufhin die Firma an, die das Spray herstellte, und informierte sie über den Vorfall. Da noch andere Anwender sich beschwerten, nahm sie das Spray vom Markt.

Zunehmende Chemikalienunverträglichkeit

Nach ungefähr einem halben Jahr wurde ich auf alle möglichen Chemikalien sensibel, Farben, Lacke, Drucksachen, Duftstoffe. Es begann mit leichterem Unwohlsein, Übelkeit und Atemstörungen, die sich im Laufe der Zeit bis zu Asthma und narkoseartigen Zuständen steigerten.

Ich konnte zunächst frische Farben nicht vertragen - wenn also irgendwo am Haus, Fenster oder Heizkörper, gestrichen oder Holz geölt wurde - dann aber auch nicht mehr die schon vor Jahren aufgetragenen Farben. Ich reagierte auf Zeitungen und Zeitschriften, auf die aus dem Computer auf Papier ausgedruckten Texte, auf Postsendungen, die Klebeetiketten trugen.

Lästig war auch die Unverträglichkeit von Parfüms, anderen Duftstoffen, Hautpflegemitteln, Duschseifen, Handcremes, Gesichtswässern - denn alle Menschen meiner Umgebung benutzten irgendetwas in der Art.

Es wurde immer schlimmer.

Schließlich reagierte ich auch auf die Waschmittel für die Wäsche und besonders stark auf die Weichspüler. Natürlich auch auf alle Schuhputzmittel und auf Kleidung und Schuhe, die viele unverträgliche Farben und Substanzen enthalten. Was bedeutete, dass ich die Konfektionsabteilung von Kaufhäusern nicht mehr betreten konnte und ich mir den Neukauf eines Kleidungsstückes verkneifen musste, bis es nicht mehr ging.

Wenn mein Mann etwas aus dem Kaufhaus heimbrachte, musste es erst einmal mindestens zwei Tage in einem Abstellraum ausdünsten, bevor ich es in die Hand nehmen konnte. Weil ja in den Geschäften regelmäßig Maßnahmen gegen Ungeziefer ergriffen werden und überall Dosen mit ausströmendem Permethrin stehen.

Ich probierte dann zu Hause mit meiner Nase aus, was ich tolerieren konnte. Oder ich bestellte über Katalog. Das neue Kleidungsstück musste ich mindestens dreimal waschen, so heiß es ging, bevor ich es anziehen konnte.

Alles, was mit Verbrennung zu tun hatte, konnte ich nun nicht mehr ertragen – Kerzen hatten wir ohnehin nicht - das Heizöl im Haus, die Abgase unseres Autos.

Alle Teppiche wurden aus der Wohnung entfernt, ebenso Zimmerpflanzen. Ich reagierte auf das Emaille und Nickel der Kochtöpfe und legte mir deshalb Glaskochgeschirr zu.

Anfangs wusste ich nicht, wie mir geschah. Die Symptome entwickelten sich ja schleichend, immer weniger konnte ich aushalten, oder wenn ich glaubte, dass ich dies und jenes in Kauf nehmen könnte, war mir hinterher tagelang schlecht. Ich bekam auch Zustände wie bei einer Grippe, rheumaartige Schmerzen in den Muskeln und Gelenken.

Die ärztliche Diagnose und Empfehlung

Es dauerte neun Jahre, bis die richtige Diagnose gestellt wurde, im Fachkrankenhaus Bredstedt. Dorthin ging ich, nachdem ich in einer Zeitschrift ein Interview mit der ersten Patientin, die dort wegen einer Umwelterkrankung behandelt wurde, gelesen hatte. Nun hatte ich endlich eine Vorstellung, woran ich leiden könnte, und der Arzt dort hat es mir bestätigt. Er sagte mir, ich hätte MCS (Multiple Chemikaliensensibilität) und ich sollte unbedingt in Isolation leben. Es würde im Laufe der Jahre immer schlimmer werden.

Mit meinem Mann überlegte ich, was wir tun könnten.

Wir zogen schließlich aus der Stadt in die Einsamkeit, in ein Haus, das mitten im Walde gelegen war. Es waren mehrere Gebäude, die zu einem früheren Hofgut gehörten. Sie hatten Lehmwände und waren Hunderte von Jahren alt. Glücklicherweise vertrug ich das Haus, in das wir einzogen, und Schimmel war nicht vorhanden. Ringsherum waren an drei Seiten große Wälder.

Was wir leider nicht bedacht hatten, war, dass an der freien Seite Felder gelegen waren, auf denen Mais angebaut wurde.

Es waren große Monokulturen, die mehrmals im Jahr, vom März bis zur Ernte, mit Herbiziden gespritzt wurden, mit Fungiziden und Insektiziden. Der Wind trug die Gifte zu unserem Haus herüber. Ich reagierte mit Schwindel und Hautausschlägen, Herzrasen, Atemnot, Nesselsucht und allergischen Schockzuständen, obwohl wir die Fenster immer geschlossen hielten an den Tagen, an denen gesprüht wurde, und ich mit dem Auto tagsüber aus dem Gebiet weggefahren wurde.

Von Nachteil war auch, dass wir dort im Wald nun vollends auf das Auto angewiesen waren, um in die Stadt zum Einkaufen zu gehen. Das meiste musste jetzt mein Mann erledigen.

Besucher konnte ich nicht mehr empfangen, auch meinen Beruf als Tagesmutter musste ich endgültig aufgeben, da ich die Duftstoffe der Kinder, die in meiner Obhut waren, nicht mehr aushielt.

Nach einiger Zeit vertrug ich auch keine Autofahrten mehr, höchstens mal zehn Minuten mit Atemmaske und extra Sauerstoffzufuhr und Luftfilter im Auto.

Gelegentlich machte ich noch einmal einen Versuch, am normalen Leben teilzunehmen. So redete mir mein Mann sehr zu, doch einmal, und wenn es nur kurz wäre, bei einer Gartenparty mitzufeiern... Die Voraussetzungen waren ja günstig. Das Fest fand draußen an der frischen Luft statt, die Gastgeber und anderen Gäste wussten von meiner Chemikalienempfindlichkeit und würden bestimmt Rücksicht nehmen.

Es endete in einem Fiasko!

Kaum zehn Minuten konnte ich bleiben, dann sagte ich rasch zu meinem Mann, ich müsste weg, und ergriff die Flucht. Ich setzte mich ins Auto und machte mich auf den Heimweg. Mitten auf der Waldstraße überkam mich schlagartig eine lähmende Müdigkeit, ich fuhr nur noch rechts heran an die Seite, und dann wusste ich nichts mehr. Nach eineinhalb Stunden kam ich wieder zu mir. Es war wie eine Narkose! Das hätte mich das Leben kosten können!

Ab dieser Zeit ging es mir dann richtig schlecht - und meine inzwischen erwachsenen Kinder glaubten mir nicht. Sie waren der Ansicht, dass ich etwas ‚verdrängen‘ würde. Und dass ich nach dem Besuch der Enkel aus lauter Schwäche zwei Tage im Bett liegen musste, weil deren Kleidung mit Weichspülern behandelt worden war, sahen sie nicht!

Elektrosensibilität kommt hinzu

Aber das war ja noch nicht alles.

Ab 2004 wurde ich zusätzlich elektrosensibel. Auch hier fehlte mir anfangs der Begriff dafür. Ich saß eines Tages vor dem Fernseher und schaute eine Sendung an. Da trat ein heftiges Kribbeln der Beine auf, der Blutdruck stieg rapide auf 180/95, und ich fühlte mich grenzenlos unwohl. Ich wusste ja erst nicht, was los war!

Vor allem reagierte ich ab jetzt auf die niederfrequente Elektrizität, also den Haushaltsstrom von Föhn, Staubsauger, Kochherd - ein ganz normaler älterer elektrischer Herd. Sowie er angeschaltet wurde, rannte ich aus der Küche. Ich konnte kaum noch telefonieren, selbstverständlich nur mit einem Schnurtelefon, aber auch das ging nur ein paar Minuten am Tag.

Wir versuchten, den Fernseher abzuschirmen, aber das war nicht möglich.

Nun musste mein Mann noch mehr Hausarbeiten übernehmen wie Staubsaugen und Kochen. Weil er in seinem Beruf selbständig war, konnte er sich glücklicherweise die Arbeit einteilen. Er musste sogar öfter zu Hause bleiben, um mich zu versorgen, wenn es mir besonders schlecht ging. Er ist wirklich ein ganz lieber Mann, es ist nicht selbstverständlich, dass er so auf mich einging!

Unser Haushalt musste komplett umorganisiert werden. Der Kühlschrank kam in den Keller, in die elektrischen Lampen wurden 15-Watt-Birnen eingesetzt. Ich spürte irgendwann auch den Computer meines Mannes und die Bässe der Musikanlage, sein Büro lag neben dem Wohnzimmer. Da war allerdings bei meinem Mann eine Grenze erreicht!

Den Fernseher schafften wir ab. Für mich war das schlimm, denn Fernsehen war eines meiner wenigen Kontakte zur Außenwelt - ich schaue gerne Naturfilme! Mein Mann schirmte sein Arbeitszimmer ab, dann ging es mir besser. Allerdings störten mich die tiefen Vibrationen der Stereoanlage immer noch.

Nachts konnte ich immer schlechter schlafen, die Steckdosen merkte ich schon oder das Radio meines Mannes in seinem weit entfernten Zimmer. In der Nähe von Stromquellen trat bei mir Tinnitus auf.

Ich konnte nur zehn Minuten an meinem Laptop mit Akkubetrieb arbeiten. Das allerdings war mir wichtig, denn ich war in Selbsthilfegruppen und Foren aktiv und tauschte mich mit anderen MCS-Kranken aus. Für Elektrosensible gab es kein Forum, weil viele keinen Computer mehr nutzen konnten.

Wenn ich - ganz selten - doch noch einmal in die Stadt ging, spürte ich die Handys der anderen, die Sendemasten, die elektronischen Kassen und die Chips in den Kleidungsstücken. Alles wurde im Laufschritt erledigt!

Die Lichtallergie

Und immer war es noch nicht genug!

Zwei Jahre später kam eine Sonnenlichtunverträglichkeit hinzu. Ich habe helle Haut und helle Haare, aber bis dahin hatte mir die Sonne nichts ausgemacht. Jetzt konnte ich im Sommer auch mit großem Sonnenhut keine Sonne mehr vertragen und bekam sofort eine Art Krämpfe im Kopf und Übelkeit, schon nach einem kurzen Weg im Sonnenschein.

Die Unterhaut von Armen und Beinen schwoll nach nur einminütiger Bestrahlung massiv an.

Auch helles Licht im Haus wurde irgendwann unerträglich: Ich saß mit Sonnenbrille im Zimmer, die Vorhänge zugezogen, ich ging nur noch im Dunkeln aus dem Haus oder suchte schattige Plätze auf. Im Auto, wenn ich zum Arzt fahren musste, mussten die Scheiben - außer der Frontscheibe - abgedeckt werden.

An der Haut entwickelten sich auf kleinste Reize Ekzeme oder Rötungen, und die Schuppenflechte, die ich schon seit dem 35. Lebensjahr hatte, verstärkte sich.

Es war kein Leben mehr. Ich habe oft zu Gott gebetet, dass er mich sterben lässt. Aber er hat mir auch immer wieder Kraft gegeben. Wenn ich mich in der Natur, in dem Wald in meiner Umgebung, aufhalten konnte, fühlte ich mich gleich gestärkt und getröstet. Ich habe Plätze unter den alten Bäumen aufgesucht, mir aus Moos ein Lager gemacht und dort den Tag verbracht.

Zwölf Jahre lebte ich so in der Einsamkeit, nur mit Mann und Kindern, und hatte nur sehr wenige Kontakte zu anderen Menschen.

Wieder gesund

Und nun geschah ein Wunder!

Ein altes Ehepaar, bei dem mein Mann arbeitete, hatte eine Fernsehsendung angeschaut, in der eine neue Therapieform einer Heilpraktikerin vorgestellt wurde. Sie riefen mich direkt danach an. Durch meinen Mann wussten sie von meinem Schicksal. Es geht dabei um eine Form der Eigenblutbehandlung mit Ozon, kombiniert mit anderen Medikamenten.

Unfassbar war für mich, dass sie mir dann sogar die Therapie bezahlten!

Bereits nach der dritten Behandlungsserie war meine Überempfindlichkeit auf Chemikalien und Sonnenlicht verschwunden, nach sieben Monaten war auch die Elektrosensibilität gebessert!

Während einer derartigen Therapie macht der Patient einiges mit: Ich war ja total vergiftet, das Gehirn, Milz, Leber und Nieren waren betroffen, eine Gallenstauung lag vor, Magen und Darm arbeiteten nicht mehr richtig. Die roten Blutkörperchen waren kaum mit Sauerstoff beladen, das Immunsystem gestört. Ich entgiftete praktisch nur noch über die Haut!

Wenn unter der Therapie die Gifte freigesetzt werden, kann es einem vorübergehend ziemlich schlecht gehen. Aber ich hielt durch!

Dabei hat mich die Zuversicht der behandelnden Heilpraktikerin ermutigt. Ich musste damals täglich viele Kilometer von dem abgelegenen Gartenhäuschen einer Freundin zur Behandlung gefahren werden, da ich es in einem Hotel in der Stadt mit all dem Funk und den üblichen Chemikalien nicht ausgehalten hätte! Es war draußen 12 Grad minus, innen bekam ich es mit einem Heizgerät bis auf 5 Grad warm. Ich habe es überstanden, dank Gottes Hilfe!

Was meine Zähne angeht: Die Heilpraktikerin sagte mir, dass ich das erst in Angriff nehmen sollte, wenn ich voll wiederhergestellt wäre. Seit vorigem Jahr lasse ich mir nach und nach die amalgamgefüllten Zähne ziehen, sie sind sowieso ziemlich kaputt. Mit der Teilprothese aus einem allergikerfreundlichen Material komme ich gut zurecht.

Ein schönes Erlebnis hatte ich dann mit den Kindern: Nachdem ich geheilt war und bei einem Besuch des zweiten Sohnes und seiner Familie vorschlug, wir könnten zum ‚Griechen‘ zum Essen gehen, schauten sie mich verwundert an. Als wir dort saßen, erwarteten sie wohl jeden Moment, dass ich zusammenbrechen würde, weil ich ihnen früher oft davon erzählt hatte. Es passierte aber nicht.

Sie kamen extra eine Woche später noch einmal, um mit mir darüber zu sprechen, umarmten mich und weinten. Sie waren ganz erschüttert, weil es mir nach der rein körperlichen Behandlung bei der Heilpraktikerin so gut ging und die Ursache nicht etwas ‚Psychisches‘ war - und weil sie all die Jahre mir nicht beigestanden, sondern negativ über mich gedacht hatten.“

Soweit der Bericht von Magda Clemens, den ich mit ihrem freundlichen Einverständnis veröffentliche.

Was sagt die Wissenschaft?

Die Forderung nach wissenschaftlichem Beweis ist immer eine Handlungsanweisung für Untätigkeit und Aufschub und üblicherweise die erste Reaktion der Schuldigen – in der Tat war der wissenschaftliche Beweis noch nie, ist nicht und sollte auch nicht die Basis für politische und gesetzliche Maßnahmen sein.

S. J. Green, 1980, British American Tobacco, in einem Anflug von (privater) Ehrlichkeit

Wie kamen die Grenzwerte zustande?

Die ICNIRP[70] legte in den 1998 veröffentlichten Richtlinien u. a. folgende Grenzwerte für die Leistungsflussdichte[71] fest:

- für GSM 900 4,5 W/m² (4,5 Millionen µW/m²),
- für GSM 1800 9 W/m² (9 Millionen µW/m²).
- Laut ICNIRP dürfen die Werte für die SAR (Spezifische Absorptionsrate) 0,08 W/kg Körpermasse bei Ganzkörperbelastung und 2 W/kg bei Teilbelastung (z. B. Kopf) nicht übersteigen.

Diese Werte wurden an einem künstlichen Körper gewonnen, der Kopf war mit einer gelartigen Flüssigkeit gefüllt und diente als Modell eines menschlichen Kopfes, der Knochen, Häute und Gehirn usw. enthält(!). Es wurde die Leistungsflussdichte bestimmt, bei der der Körper sich um 1 Grad erwärmt. Nun wurde behauptet, dass unterhalb dieser Erwärmungsschwelle *(thermischen Schwelle)* keine schädlichen Wirkungen aufträten, es gebe also keine nachteiligen nicht-thermischen oder athermischen Wirkungen.

Dies war schon damals falsch, denn die ICNIRP selber führte in ihren Richtlinien solche athermischen Wirkungen an, hielt sie aber für „nicht gesichert“ oder „widersprüchlich“.

Die Grenzwerte beziehen sich nur auf Kurzzeitexposition, nicht auf Dauerbestrahlung über 24 Stunden oder länger.

Sie wurden eins zu eins von der deutschen Bundesregierung übernommen. Dass in der Realität heute meist viele verschiedene Frequenzen auf den Menschen einwirken und sich im Effekt summieren, wurde anscheinend gar nicht bedacht.

Seitdem wiederholen Behördenvertreter und industrienahe Wissenschaftler gebetsmühlenartig das sogenannte thermische Dogma. Auch 2009 nach einer Überprüfung der neuen Literatur blieb die ICNIRP bei der Auffassung, dass die nicht-thermischen Mechanismen wenig plausibel seien und die Studien übereinstimmend zeigten, dass gentoxische und karzinogene Effekte bei niedriger Intensität unwahrscheinlich seien(!).

Diese Vorgehensweise der ICNIRP erklärt, dass auch jetzt nach 20 Jahren intensiver Forschung auf eine Studie, die schädliche Effekte nachweist, häufig eine Gegenstudie folgt, die das Gegenteil beweisen will. Als könne eine Studie, die schädliche Wirkungen nachweist, durch eine Studie, die „nichts" findet, ungeschehen gemacht werden! Eher müsste man nach der Methodik fragen, wenn konstant „nichts" gefunden wird.

Was gilt als Beweis?

Ein paar Worte zu Untersuchungen an Lebewesen:

Sie sind nicht so einfach durchzuführen nach dem Prinzip „eine Ursache, eine Wirkung" wie diejenigen in der herkömmlichen Physik.

Bei Lebewesen verhält es sich grundlegend anders. Sie haben die Fähigkeit zur Selbstregulation, d. h. sie können in weiten Bereichen ihre innere Balance aufrechterhalten oder wiederherstellen, wenn diese durch äußere Einflüsse gestört wurde.

Wenn ich Nahrung zu mir nehme, steigt mein Blutzuckerspiegel an, dies gibt ein Signal an die Bauchspeicheldrüse, Insulin zu produzieren, und der Blutzucker wird gesenkt.

Die Fähigkeit zum Ausgleichen ist bei den Individuen unterschiedlich ausgeprägt.

Wie kann man dann überhaupt an Lebewesen forschen, um eine allgemeingültige Aussage zu erhalten?

Indem man eine größere Gruppe untersucht und mit einer anderen Gruppe (Kontrollgruppe) vergleicht.

Man führt eine epidemiologische Untersuchung durch und vergleicht Teile der Bevölkerung, z. B. Arbeiter in der Kurzwellenindustrie, mit einer Normalbevölkerung, die weniger funkbelastet ist.

Oder man stellt eine Gruppe zu Forschungszwecken zusammen - nach einer Faustregel sollte sie mindestens ca. 100 Personen/Tiere umfassen. Dann ordnet man die Teilnehmer nach dem Zufallsprinzip in die Versuchs- oder Kontrollgruppe ein und setzt die Versuchsgruppe z. B. einer Strahlungsquelle aus (Exposition), während die Kontrollgruppe unbelastet bleibt. Die Teilnehmer erfahren nicht, welcher Gruppe sie angehören, um psychische Einflüsse auszuschließen („einfach blind“). Wenn auch der Versuchsleiter die Zuordnung nicht weiß, handelt es sich um eine Doppelblindstudie.

Anschließend werden je nach Art der Untersuchung Tests durchgeführt, z. B. Blutzellen auf Zellkernveränderungen überprüft und ausgewertet. Um feine Unterschiede zwischen den Gruppen zu entdecken, wendet man statistische Methoden an.

Damit kann man berechnen, **wie wahrscheinlich** es ist, dass ein Zusammenhang besteht zwischen den Ergebnissen und der Funkbelastung, oder andersherum, ob es sich um ein Zufallsergebnis handelt[72].

Wenn Sie mir bis jetzt als Leserin oder Leser gefolgt sind, wird es Sie vielleicht erstaunen, dass seit Jahrzehnten derartige statistisch ermittelte Beweise zu Menschen und Tieren vorliegen!

Die Geschichte der Funktechnik ist auch eine Geschichte über Täuschungen der Öffentlichkeit.

Ich belege dies hier vor allem mit Schriften von Professor Neil Cherry, dem früheren Wetterforscher aus Neuseeland, (**Cherry 2000**[73]), von **Dr. Wolf Bergmann/Dr. Horst Eger**[74], **Dr. Robert O. Becker**[75]**,** mit dem **Bioinitiative-Report**[76], der **EMF-Leitlinie der EUROPAEM**[77] und verschiedenen Einzelstudien.

1991 schrieb die Strahlenschutzkommission (SSK)[78]: „Über spezielle Effekte, die nicht auf der Erwärmung beruhen, wird in der Literatur seit ungefähr 15 Jahren berichtet. Wenn eine Hochfrequenz-(HF-)Strahlung mit einer anderen Frequenz amplitudenmoduliert[79] ist, können Feldwirkungen auftreten, welche bei unmodulierter Strahlung nicht existieren. Es handelt sich meistens um Veränderungen der Permeabilität *(Durchlässigkeit, d. Hrg.)* von Zellmembranen. Beispielsweise wurde festgestellt, dass bei einer HF-Strahlung mit einer Frequenz von 147 MHz, die mit Frequenzen zwischen 6 und 20 Hz moduliert war, der Kalzium-Ausstrom aus Zellkulturen bei bestimmten Frequenzen signifikant (um 10 bis 20 %) erhöht war. Insgesamt wurde eine komplexe Abhängigkeit dieser Effekte von Intensität und Frequenz beobachtet, wobei spezielle Frequenzbereiche[80] besonders wirksam sind. Die Membraneffekte wurden vielfach bestätigt, so dass ihre Existenz heute als gesichert gilt. Hervorzuheben ist, dass die SAR-Werte hierbei teilweise kleiner als 0,01 W/kg (= 10 mW/kg) sind und damit erheblich unterhalb thermisch relevanter Intensitäten liegen.“

Die SAR-Werte, die heute gesetzlich erlaubt sind, liegen für Ganzkörperbestrahlung bei 0,08 W/kg und bei Teilkörperbestrahlung (z. B. beim Telefonat mit dem Handy/Smartphone) bei 2 W/kg[81].

Im Text der SSK heißt es weiter: „Außer den in vivo und in vitro *(am lebenden Objekt und im Reagenzglas)* beobachteten Wirkungen auf die Membranpermeabilität von Kalziumionen wurden bei Katzen und Kaninchen auch Veränderungen des EEG sowie der Phagozytoseaktivität *(Fressaktivität)* von Lymphozyten festgestellt. Einige dieser Beobachtungen haben sich als nicht reproduzierbar erwiesen. Die physiologische Bedeutung der amplitudenmodulierten Effekte ist bisher unklar[82].“

Weshalb blieb der SSK damals die physiologische Bedeutung dieser Effekte unklar? Hat sie sich mit Ärzten beraten? Und steht sie heutzutage zu ihrer eigenen Veröffentlichung?

Welche Bedeutung hat ein verstärkter Kalziumionen-Fluss, der unter den oben genannten sehr niedrigen SAR-Werten auftritt *(s. Arbeiten von* **Adey, Bawin 1980**[83]*)*?

Kalzium ist zum größten Teil im Skelett gebunden, wirkt aber auch mit bei der Abdichtung der Zellmembranen, der Freisetzung von Neurotransmittern[84], der Glucose-Bereitstellung, der Muskelkontraktion und Nervenleitung, der Synthese und Sekretion von Hormonen, außerdem bei dem Ionentransport[85], der Regulation der Herzfrequenz, der Energieproduktion, bei der Zellkommunikation u. a.! Oft gibt es sog. Fenstereffekte (*s. o. und* **Cherry 2000***, S. 58*)**.** Kurz, Kalzium ist bei sehr vielen Vorgängen im Organismus beteiligt.

Frühe Beobachtungen und Forschungen

Schliephake gab 1932 erstmalig Hinweise auf eine schädigende Wirkung von Funk**.**

Er beobachtete an Arbeitern in der Kurzwellenindustrie, dass sie Symptome aufwiesen, die ihn an die sogenannten Neurastheniker *(Neurasthenie: Nervenschwäche, früherer Begriff für Depression oder Erschöpfungssyndrom)* erinnerten. Er nannte: starke Mattigkeit am Tag, nachts unruhiger Schlaf, erst eigenartiges Ziehen am Kopf, später Kopfschmerzen, die sich immer mehr steigerten, Depression und Aufgeregtheit. Am unangenehmsten waren anscheinend die Wellen von 4-5 Meter Länge *(60-75 MHz).* Durch Wärmewirkung allein hätten sich diese Erscheinungen nicht erklären lassen (**Schliephake 1932**[86]**).**

In der UdSSR wurde die amerikanische Botschaft in Moskau über mehr als zwanzig Jahre (1953-1975) aus großer Nähe mit wechselnden Radar-Signalen bestrahlt. Viele Botschaftsangestellte und ihre Angehörigen erkrankten, je nach Dauer des Aufenthalts, zunächst an unspezifischen Symtomen, nach längerer Latenz an Krebs. Dabei ist zu berücksichtigen, dass es sich bei Botschaftsangehörigen in der Regel um junge, gesunde Personen handelt.

Als der Wissenschaftler Lilienfeld seine medizinischen Untersuchungen durchführte, wurden aus Rücksicht auf den militärisch festgelegten Grenzwert (und mögliche Entschädigungsforderungen) die Ergebnisse abgeändert, so dass die Öffentlichkeit nicht die vollständige Wahrheit erfuhr. Erst Goldsmith veröffentlichte nach dem Zusammenbruch der Sowjetunion die genauen Daten **(Goldsmith 1995** und **1997)**[87,88].

Ähnlich verhielt es sich mit der Studie von **Robinette/Silverman 1980.** Es handelt sich um eine epidemiologische Studie an 40.000 Marinesoldaten, die während des Koreakriegs (1950-1953) auf den Schiffen der US-Marine Dienst geleistet hatten.

Für die statistische Auswertung wurden unzulässigerweise jeweils gering mit Radar belastete Soldaten gemeinsam mit hochbelasteten in Gruppen zusammengefasst, um u. a. Durchschnittswerte (z. B. Alter, Todesfälle) zu berechnen.

Die Ergebnisse zeigten zwar, dass diese Soldaten vermehrt krank wurden, aber spiegelten bei weitem nicht die wahren Verhältnisse wider. (Sogar dieses Ergebnis wurde noch bestritten! Und die Originalstudie wurde von der ICNIRP als Grundlage für die Richtlinien verwendet und als „Null-Effekt“-Studie behandelt, mit dem Hinweis, dass man bei dieser großen Berufsgruppe keine Schäden durch jahrelange Radarbelastung habe finden können!)

1995 jedoch stellte Goldsmith aufgrund der Unterlagen aus Militär- und Veteranenhospitälern usw. eine Neuberechnung an. *(Zu dem sehr komplexen Material hier nur ein paar Bemerkungen.)* Dabei nahm er selbst eine Gruppeneinteilung der Soldaten vor, je nach Tätigkeit (Funker, Wartungsdienst, Matrosen u. a.) und wies sie entweder der Gruppe mit hoher oder der mit niedriger Radarbelastung zu. Nun wurde offensichtlich, dass die hochexponierten Soldaten, nach einer Latenzzeit, viel häufiger und früher an unterschiedlichen Krankheiten litten oder sogar vorzeitig verstarben.

An Gesundheitsstörungen wurden vermehrt Katarakte (grauer Star), Allgemeinerkrankungen, unspezifische Sensibilitätsreaktionen auf Funk sowie Krebs und Leukämie nachgewiesen, auch die Rate der Unfälle war stark erhöht.

Die Militärdoktrin und die Sicherheit des Staates

Robert O. Becker (1923-2008), der US-amerikanische Orthopäde und Experte für Energiemedizin, berichtete 1990 in seinem bahnbrechenden Buch darüber, dass die Grenzwerte durch das Militär festgesetzt worden seien.

Er schrieb: Die aufkommenden künstlichen elektromagnetischen Strahlungsarten wie Radar, Satelliten und Abhörsysteme hätten seit dem 2. Weltkrieg eine neue Strategie für das Militär ermöglicht. Dank derer würden in Heer, Flotte und Luftwaffe die militärischen Strukturen von Befehl, Kontrolle, Nachrichtenwesen und Information (**c**ommand, **c**ontrol, **c**ommunications and **i**nformation, sog. C^3I-Doktrin) weltweit ohne Probleme zusammengeführt. Um die Operationen der Streitkräfte nicht einzuschränken, sei von der Luftwaffe ein hoher Grenzwert für Mikrowellen von 10 mW/cm² *(100 000 mW/m² bzw. 100 W/m², Erg. d. Hrg.)* festgelegt worden. Der Wert orientiere sich nicht an der Gesundheit der Menschen.

Für das übrige elektromagnetische Spektrum sei die thermische Regel *(im Deutschen oft Dogma genannt, d. Hrg.)* maßgeblich, d. h. Strahlung, die nicht das Gewebe erwärme, habe als harmlos zu gelten:

Zitat[89]: (…) „dass nichtthermische biologische Wirkungen auch im zivilen Bereich für unmöglich erklärt wurden. Mir wurde bald klar, **dass alle Beweise für die Existenz nicht-thermischer Wirkungen als Angriff auf die Sicherheit des Staates** betrachtet würden *(Herv. d. Hrg.)*.

Man sicherte sich die Kontrolle über die etablierte Wissenschaft, indem man nur für die Projekte Forschungsmittel zur Verfügung stellte, die vorher ‚gebilligt' worden waren - d. h. Projekte, die die thermische Regel nicht anfechten würden. (…)

Man mobilisierte das geballte offizielle Establishment des amerikanischen Wissenschaftsbetriebs.

(…) Wissenschaftliche Daten, die auf nichtthermische biologische Wirkungen hinweisen, wurden entweder ignoriert oder ausführlich im ablehnenden Sinn diskutiert. (…)

Um einen falschen Eindruck zu erwecken, griff man sogar zu dem Mittel der gezielten Desinformation (…).

Man stampfte eine Anzahl von Experten aus dem Boden, die die Aufgabe von Sprechern und Sachverständigen übernahmen.(…)

Wissenschaftler, die die Frage der von einem Teilbereich des elektromagnetischen Spektrums ausgehenden schädlichen Wirkungen beharrlich an die Öffentlichkeit brachten, wurden in Misskredit gebracht. Ihre Forschungsmittel wurden gestrichen.

(Herv. von R. O. Becker)

Forschung um die Jahrtausendwende

Seit den neunziger Jahren des vorigen Jahrhunderts, paralell mit der Entwicklung des digitalen Mobilfunks, gab es in der westlichen Forschung einen Aufschwung: z. B. Studien zur **Spermienqualität** bei bestrahlten Ratten oder bei Männern, die ein Handy am Gürtel trugen, **Dasdag 1997**[90], **Davoudi 2000**[91], **Wdowiak 2007**[92]. Die Anzahl und Beweglichkeit der Spermien waren vermindert.

In der UdSSR waren übrigens schon Jahrzehnte zuvor wesentlich mehr Erkenntnisse zu den schädlichen Wirkungen nicht-ionisierender Strahlung vorhanden, sie wurden aber im Westen nicht ernstgenommen und nicht verbreitet.

1997 wurden **Karl Hecht und Hans-Ulrich Balzer** vom damaligen Bundesinstitut für Telekommunikation beauftragt, eine Zusammenfassung der 1500 russischen arbeitsmedizinischen Untersuchungen aus 30 Jahren zu erstellen. Sie wurde nicht veröffentlicht[93]. War der Inhalt für die Regierung zu brisant?

Studien zur **Blut-Hirn-Schranke** durch **Salford** zeigten eine erhöhte Durchlässigkeit dieser schützenden Membran (1994), und 2003 wurde nachgewiesen, dass Nervenzellen im Rattengehirn nach einer zweistündigen Exposition mit gepulstem GSM abstarben. Die Ganzkörper-SAR-Werte betrugen unter 1 W/kg. Bei niedrigsten SAR-Werten (unter 10 mW/kg) wird die Durchlässigkeit der Blut-Hirn-Schranke für das Bluteiweiß

Albumin überraschenderweise höher (Fenstereffekt) **(Salford 1994, Salford 2003**[94,95])!

Belege für Veränderungen der Hirnströme (EEG) wurden seit den siebziger Jahren des vorigen Jahrhunderts in verschiedenen Labors (in Russland, Frankreich, USA, Schweiz, Deutschland) erbracht (**von Klitzing 1997**, *s. Kapitel „Neuropsychiatrische Störungen"*).

Repacholi (1997)[96] bestrahlte genveränderte (*„transgene"*) Mäuse über 18 Monate mit GSM. Er fand fast eine Verdoppelung der Tumorfälle (43 %) gegenüber der Kontrollgruppe (22 %). Die Untersuchung wurde zwei Jahre nicht veröffentlicht, und als sie bekannt wurde, erfolgte bald eine Studie, von **Utteridge (2002)**[97]**,** mit gegensätzlichem Ergebnis**.** Laut Behauptung war es derselbe Mäusestamm wie bei Repacholi. Weil aber die unbestrahlten(!) Kontrolltiere in 74 % Tumore entwickelten, sind Zweifel daran berechtigt. Außerdem wurden hier die Tiere dauerhaft in enge Röhren eingesperrt, während sie sich bei Repacholi frei bewegen konnten. Die Expositionszeit war ebenfalls eine andere. Bei einer Wiederholungsstudie sollten jedoch exakt dieselben Bedingungen herrschen.

Cherrys Kritik an den ICNIRP-Richtlinien

Neil Cherry, Professor für das Fachgebiet „Umwelt und Gesundheit", überprüfte im Auftrag und als Berater der neuseeländischen Regierung die Studien, die die ICNIRP für die Herausgabe ihrer Richtlinien zu elektromagnetischen Feldern ausgewertet hatte. Und er registrierte, dass die Untersuchungsergebnisse oft verzerrt und falsch dargestellt oder falsche Schlussfolgerungen gezogen worden waren.

Zitate aus der ICNIRP-Kritik von 2000[98]:

„Es zeigt sich hierbei, dass sowohl der grundlegende Ansatz der ICNIRP als auch die Art, in der die wissenschaftlichen Erkenntnisse bearbeitet wurden, schwerwiegende Fehler aufweisen. Die ICNIRP-Bewertung ist darauf angelegt, die thermische Hochfrequenz-Sicht aufrechtzuerhalten, und verwirft oder verschweigt daher alle wissenschaftlichen Erkenntnisse, die zu dieser These in Widerspruch stehen. Man könnte hier von

‚konstruktivem Nicht-zur-Kenntnis-nehmen‘ (constructive dismissal) sprechen, da auf der Grundlage eines vorgefassten Konzepts in völlig unangemessener Weise sämtliche wissenschaftlichen Erkenntnisse, die dieses Konzept in Frage stellen, verworfen werden.

Besonders rigoros werden von der ICNIRP epidemiologische Nachweise abgetan, da alle vorliegenden Studien auch nichtthermische Exposition einschließen. Ein Akzeptieren der Gültigkeit dieser Studien würde also die thermische HF-Sicht direkt angreifen“ *(S. 9)*.

„(…) So wird diese Kritik gleichzeitig deutlich machen, dass **die ICNIRP einer vorgefassten ablehnenden Vorgehensweise folgt**, die in höchstem Maße **selektiv** *(wählerisch)* **und unwissenschaftlich** ist und sogar **absichtlich und wiederholt falsch zitiert und Studienergebnisse falsch darstellt** *(S. 44, Herv. d. Hrg.)*.

Cherry führte auch folgende von der ICNIRP ignorierte Studie **zur Fruchtbarkeit** an:

Magras/Xenos 1997[99]**:** Mäuse wurden einer Kurzwellen- und Ultrakurzwellenbestrahlung ausgesetzt. Bei einer Leistungsflussdichte von 10.500 µW/m² wurden sie in der dritten, bei 1.680 µW/m² in der fünften Generation unfruchtbar.

Weitere Studien und Zusammenfassungen

Erste Studien zu **Hirntumoren** wurden noch vor dem Jahre 2000 in Schweden bekannt, wo die (ungepulste) Mobilfunktechnik schon länger in Gebrauch war. Für gepulsten Mobilfunk war die Latenzzeit *(Zeit, die Krebs benötigt, um sich zu entwickeln*) zu kurz. Auffällig war, dass die Tumore sich auf der Seite entwickelten, auf der das Handy gehalten wurde **(Mild 1999, Hardell 2000**[100]**).**

Johansson 1995 und 2001[101,102]**:** Er untersuchte **Hautreaktionen** bei Computerarbeitern (z. B. Vermehrung von Mastzellen, die Histamin freisetzen).

Die Forschungen der europaweiten **REFLEX-Studie**[103] dauerten von 2000 bis 2004. In elf Arbeitsgruppen aus sieben EU-Ländern wurden verschiedene Zelltypen (z. B. Vorstufen weißer Blutkörperchen) auf Veränderungen untersucht. Verwendet wurden analoge und gepulste Strahlung, 1,8 GHz, SAR 1,3 W/kg. Ergebnis: Schädigungen an den Zellkernen und Einzel- und Doppelstrangbrüche der DNA *(Erbsubstanz)*. Umgehend wurde behauptet, dass die Ergebnisse des Wiener Projekts gefälscht worden seien.

Alexander Lerchl *(s. u.)* war bei diesen Unterstellungen führend. Jahrelang zogen sich die Verleumdungen hin, eine Assistentin wurde bezichtigt, den Verblindungscode geknackt und Daten „fabriziert" zu haben.

2015 wurde Lerchl vom Landgericht Hamburg untersagt, seine unbewiesenen Behauptungen zu wiederholen. Die Pressemeldungen mit den Falschbehauptungen, herausgegeben vom früheren Rektor der Universität Wien, auf die Lerchl sich berief, mussten daraufhin zurückgezogen werden.

In Deutschland erregte 2004 die sogenannte **Naila-Studie von Dr. Eger** und Kollegen zu Krebsfällen in der Nähe einer Mobilfunkbasisstation besonderes Interesse. Er hatte zusammen mit anderen niedergelassenen Ärzten in der Kleinstadt Naila Folgendes herausgefunden: Nach fünf Jahren des Bestehens hatten die Menschen, die in einem Umkreis von bis zu 400 Metern um die Sendeanlage lebten, ein dreifach höheres Krebsrisiko als die, die weiter entfernt wohnten **(Eger et al. 2004[104])**.

Das Bundesamt für Strahlenschutz kritisierte die Studie wegen „erheblicher Schwächen". Es seien keine anderen Ursachen in Betracht gezogen worden wie z. B. Rauchen, Alkohol und Arbeitsplatzfaktoren[105].

Das Anliegen der Studie war jedoch zunächst einmal, festzustellen, ob Krebsfälle sich in Abhängigkeit von der Nähe zur Sendeanlage **häuften**. Die Autoren empfahlen weitere Studien, wofür jedoch das BfS keine Mittel bereitstellte.

Neben Forschungen zu der Exposition mit GSM-Sendern und -Handys rückten zunehmend auch solche zu neueren Techniken wie UMTS, WLAN mit 2,4 GHz und LTE in den Mittelpunkt wissenschaftlicher Arbeit. In zahlreichen Studien fand man besorgniserregende Resultate[106].

Eine sehr gute Übersicht über die Studienlage lieferte der **Report der Bioinitiative von 2007** mit seiner Erweiterung im Jahre **2012**[107], herausgegeben von Cindy Sage und David Carpenter, unter Mitwirkung von 28 namhaften Forschern.

Bewertet wurden Studien zu Effekten auf Gene und Proteinbildung, zu Schäden an der Erbsubstanz, zu Immunfunktionen, neurologischen und Verhaltensstörungen, Aufbrechen der Blut-Hirn-Schranke und Hirntumoren sowie zu kindlicher Leukämie.

Berücksichtigt wurden auch Untersuchungen zu Fruchtbarkeit, Feten und Neugeborenen. Studien zu Autismus, dessen Häufigkeit stark zugenommen hat, und zu Melatonin wurden zitiert; die Verringerung des Schlafhormons kann z. B. Alzheimer-Erkrankung und Brustkrebs nach sich ziehen.

Reicht das nicht aus, um die Schädlichkeit zu beweisen?

Der Vorwurf der Behörden: Der Bericht sei „unausgewogen".

Das **Deutsche Mobilfunkforschungsprogramm**[108] mit über 50 Projekten wurde je zur Hälfte vom Bundesumweltministerium und von der Mobilfunkindustrie gefördert. Nach seinem Abschluss 2008 gab das BfS Entwarnung für den Mobilfunk. Die Frage stellt sich: Inwieweit waren die beteiligten Wissenschaftler in Planung und Durchführung der Studien von Industrie und Politik unabhängig?

Im Jahre 2011 wurde die Mobilfunkstrahlung von der IARC[109] als möglicherweise krebserregend eingestuft. Zugrundegelegt wurden Befunde aus einer Studie über Hirntumore.

2015 sorgte in Kreisen der Mobilfunkgegner eine Studie unter Leitung **Alexander Lerchls** für Aufsehen. Lerchl, Professor an der privaten Jacobs-Universität Bremen, wurde bekanntlich nicht zu der Sitzung der IARC 2011 zugelassen, als es um die Einstufung des Krebsrisikos von Mobilfunk ging.

Weil er eine Studie des Fraunhofer-Instituts, durchgeführt von **Tillmann 2010**[110], anzweifelte, führte er eine Wiederholungsstudie durch. Hierbei wurden Mäuse, die mit einer toxischen Chemikalie vorbehandelt waren, mit UMTS bestrahlt. Sie entwickelten daraufhin verstärkt Tumore.

Verglichen mit den Kontrolltieren, hatten sie mehr Lungen- und Lebertumore sowie Lymphome. Eine krebspromovierende *(krebsfördernde)*

Wirkung der Strahlung ist demnach anzunehmen. Das Ergebnis wurde jedoch von Lerchl verharmlost **(Lerchl 2015[111])**.

Die Bedeutung einer großangelegten teuren Studie des **NTP, des National Toxicology Program der USA**, die eine erhöhte Tumorbildung (Gliome, Schwannome) bei männlichen Ratten nachwies, wurde ebenfalls heruntergepielt. Da sie sehr sorgfältig geplant wurde und über viele Jahre lief, konnten die üblichen Vorhaltungen - schlechte Planung, zu kurze Dauer - entkräftet werden **(Wyde et al. 2016[112])**. Trotzdem beharrte die Gegenseite auf ihrer teilweise lächerlich anmutenden Kritik, die aber in allen Punkten von Joel M. Moskowitz[113], University of California, widerlegt werden konnte.

Zum Beispiel wurde behauptet, Tierversuche, hier an Ratten, seien nicht auf den Menschen übertragbar. Ratten sind jedoch ein bevorzugtes Tiermodell für Studien, deren Ergebnisse auf den Menschen übertragen werden können.

Die **EUROPAEM-Leitlinie zu elektromagnetischen Feldern (EMF)** von **Belyaev et al. 2016**[114] bietet eine gute, auf Deutsch und Englisch erschienene Übersicht über den aktuellen Kenntnisstand. Darin werden Studien über EMF-bedingte Schäden an den verschiedenen Organsystemen bewertet und Empfehlungen gegeben. Ärzte können sich hier auf einfache Weise Informationen zum Thema verschaffen. Sie werden aufgefordert, bei ungeklärten Krankheitsbildern EMF als Ursache miteinzubeziehen.

Das Spektrum reicht von Krankheiten des Gehirns und Nervensystems wie Morbus Parkinson, Morbus Alzheimer, Amyotropher Lateralsklerose[115] bis zu Veränderungen an Blut- und Knochenmarkszellen mit Schädigung der Erbsubstanz, zu Botenstoffen, Hormonen, zu Störungen des Gedächtnisses, Schlaf und EEG, zu unspezifischen vegetativen Symptomen und Elektro(hyper)sensibilität[116].

Demnach sind sowohl ausreichend Studien zu den Vorstufen von Tumorleiden und degenerativen Erkrankungen, zu dem heftig umstrittenen Thema Elektro(hyper)sensibilität als auch zu den Entstehungsmechanismen angeführt.

Seitens offizieller Stellen und industriefreundlicher Wissenschaftler wird immer wieder bezweifelt, dass ein einzelner, sich als elektrosensibel bezeichnender Mensch an derartig vielen Organstörungen leiden könne. Es müsse deshalb eine psychische Ursache in Betracht gezogen werden.

Diese Argumentation lässt sich aufgrund der Forschung – wie oben beschrieben - leicht entkräften: Die vielgestaltigen Bilder beruhen gerade darauf, dass grundlegende Mechanismen des Zellstoffwechsels gestört sind, die alle Organe betreffen können, je nach Zustand des Organismus (Redoxkapazität[117]).

Man spricht von **chronischer Multisystemerkrankung (CMI),** s. **Warnke 2013**[118]**.** Ein Mechanismus wurde von **Warnke** schon **2007**[119] beschrieben: HF-Strahlung, kombiniert mit schwachen Magnetfeldern, führe zur vermehrten Bildung freier Radikale.

Für die ärztliche Praxis ist die Arbeit **Belpommes** aus dem **Jahre 2015**[120] äußerst wertvoll**:**

Es wurden insgesamt mehr als 1200 Personen mit selbstberichteter Multiplen Chemikaliensensibilität (MCS) und Elektro(hyper)sensibilität (EHS) untersucht.

Die Tests bestanden aus einer großen Anzahl von Laborparametern und einer computergestützten Ultraschalluntersuchung des Blutflusses im Gehirn, der Schläfenlappen beider Hemisphären, und zwar mittels der eintreffenden Pulswelle[121].

Alle Parameter sind nicht spezifisch, aber mehrere von ihnen treten typischerweise gemeinsam sowohl bei EHS als auch bei MCS auf. Deshalb wird ein gemeinsamer Entstehungsmechanismus vermutet. Die Durchblutung bestimmter Hirnbezirke war teilweise herabgesetzt, eine statistische Auswertung dazu liegt noch nicht vor. Die auffälligen Befunde könnten auf ein Risiko für eine chronische neurodegenerative Erkrankung hinweisen[122].

Angesichts dieser kaum noch überschaubaren Menge an wissenschaftlichen Untersuchungsergebnissen, die großenteils eine stark schädigende Wirkung der modernen Funktechnik belegen, muss der Behauptung nachdrücklich widersprochen werden, es sei „bisher wissenschaftlich nichts bewiesen“.

Therapeutische Ansätze bei Elektrosensibilität - So wenig Strahlung wie möglich

Das Wichtigste am Anfang

Die körperlichen Störungen der Elektrosensibilität entstehen meist, nachdem eine längere mäßige oder kurzzeitig eine hohe Belastung durch nicht-natürliche, technisch erzeugte elektromagnetische Felder (EMF) vorgelegen hat. Diese Felder überfordern die Reparaturmechanismen des Organismus, weil sie grundlegende Funktionen angreifen. Die körpereigene Entgiftung und die Erholung von Stress werden dadurch mehr oder weniger stark beeinträchtigt. Die EMF stammen von hochfrequenten Funkanlagen oder von Geräten oder Maschinen, die mit Niederfrequenz[123] betrieben werden (z. B. Haushaltsgeräte, Züge der Bahn mit den zugehörigen Stromleitungen).

Deshalb muss als erste Maßnahme **die auslösende Quelle gemieden bzw. abgeschaltet oder abgeschirmt werden,** ähnlich wie bei einer Allergie. Wenn die gesundheitlichen Störungen sich anschließend bessern, was teilweise innerhalb weniger Tage oder Wochen geschieht, ist das ein Beweis dafür, dass sie tatsächlich durch EMF verursacht wurden.

Beispielsweise sollten das eigene Schnurlostelefon oder die WLAN-Funktion am Router ausgestellt werden[124]. Wenn das Telefon oder der Router des Nachbarn die Probleme verursacht, hilft evtl. ein Gespräch mit dem Besitzer oder notfalls Abschirmung. Wenn ein Sendemast der Auslöser ist, empfiehlt es sich, erst einmal zum Ausprobieren eine funkarme Zone aufzusuchen. Bei sehr starken Beschwerden, die sich nicht durch eine Abschirmung beheben lassen, sollte unter Umständen ein Umzug erwogen werden.

In einzelnen Fällen wurden durch Bürgerinitiativen Sendeanlagen verhindert, oder die Betreiber ließen sich darauf ein, die Abstrahlrichtung einer Antenne so zu verändern, dass das Haus nicht mehr im Hauptstrahl des Senders lag.

Was ist hilfreich außer Abschirmen oder Umzug?

Die meisten betroffenen Menschen haben verständlicherweise das Bedürfnis, in ihrer angestammten Umgebung zu bleiben.

Sie ziehen erst einmal in den Keller ihres Hauses oder schirmen Wohnräume ab. Aber auch in diesen Fällen müssen sie zum Einkaufen, zum Arzt oder zu Behörden gehen und sind damit einer funkbelasteten Umwelt ausgesetzt (Schlange an der Supermarktkasse, Wartezimmer, Fußgängerzonen und Geschäfte mit „Freiem WLAN“). Sie hoffen nun, dass sie von den Ärzten eine wirksame medikamentöse oder andere Hilfe erhalten.

Es gibt jedoch keine medizinisch allgemein anerkannte Therapie der Elektrosensibilität, und auch unter den Alternativ-Verfahren ist keines, das bei jedem Menschen wirkt. Nur der Aufenthalt in einer geschützten Umgebung führt zu einem guten Erfolg.

Allerdings existiert eine Reihe von Maßnahmen, die das Leben für diejenigen Elektrosensiblen, die extrem unter der Funkstrahlung leiden, erleichtern können, so dass sie besser zurechtkommen.

Im Folgenden werden hauptsächlich die Funkgeschädigten berücksichtigt, denn der niederfrequenten Belastung können sie aus dem Weg gehen, indem sie einen größeren Abstand zu der Stromquelle einhalten. Nur wenn die elektrische Hausinstallation im Ganzen durch unzureichende Erdung o. a. gestört ist, ist ein Abstandhalten nicht möglich.

Ärzte, vorwiegend Umweltmediziner, ganzheitlich arbeitende Zahnärzte oder Heilpraktiker führen die nachfolgend genannten Behandlungen entweder selbst durch oder empfehlen sie der betreffenden zahnärztlichen oder hausärztlichen Praxis. Sie verordnen außerdem Medikamente, Nahrungsergänzungsmittel und/oder Physiotherapie. Alternative Heilmethoden werden von den Krankenkassen in der Regel nicht bezahlt.

Viele Betroffene neigen zur Selbstbehandlung, aber ohne Anfangsuntersuchung und Beratung sowie Kontrolle des Therapieverlaufs durch die genannten Fachleute wissen sie nicht, welche Störungen und Schädigungen bei ihnen vorliegen.

Die üblichen Laboruntersuchungen liefern keinen Nachweis, dass eine Elektrosensibilität besteht. Deshalb greifen viele Therapeuten auf die vielfach bewährte, wenn auch schulmedizinisch nicht anerkannte Methode der kinesiologischen Testung zurück. Mit ihr lassen sich Störungen der Organfunktionen, Mangelzustände und homöopathische Medikamente austesten.

Ich schildere nachfolgend eine typische E-Mail-Korrespondenz, ergänzt durch Telefonate, mit einer Dame mittleren Alters, die mich wegen ihrer Elektrosensibilität um Rat bittet. Da ich selbst keine umweltmedizinische Praxis betreibe, sind sämtliche Angaben nur als Anregungen für die Patientin zu betrachten.

N.: Ich bin in den letzten fünf Jahren immer stärker elektrosensibel geworden. Ich wusste erst gar nicht, was los war, aber nach und nach wurde mir klar, dass ich Smartphones und WLAN nicht mehr vertrage und die Sender auf der Autobahn spüre. Was kann ich tun außer abschirmen?

Vorbelastungen und Vorschädigungen abklären

Antwort: Liebe Frau N., leider muss ich Sie darauf hinweisen, dass es meines Wissens keine Methode gibt, Elektrosensibilität vollständig zu heilen. Aber man kann sicherlich die Symptome in einem hohen Maße lindern.

Zunächst einmal sollte, am besten durch einen Arzt für Umweltmedizin, untersucht werden, welche körperlichen Belastungen vorliegen, ob Sie z. B. Vorschädigungen durch Chemikalien oder durch chronische Infektionen haben.

Oder ob Sie aufgrund Ihrer Erbanlagen nur eingeschränkt entgiften können.

Die meisten Elektrosensiblen, die ich kenne, haben eine Metall- oder chemische Belastung, z. B. durch Amalgam *(das neben 50 % Quecksilber auch Silber, Zinn, Kupfer u. a. enthält, s. Mutter 2002*[125]*)*, Goldkronen mit Palladium oder Titanimplantate im Kniegelenk oder im Kiefer. Es kann auch ein MCS[126] -Syndrom mit Überempfindlichkeit auf Farben, Löse- und Desinfektionsmittel, Benzin, Heizöl, Duftstoffe usw. vorliegen.

Zu den Infektionen: Sehr häufig bestehen eine (manchmal unerkannte) Borreliose oder eine andere chronische bakterielle oder Virus-Infektion.

Als Drittes ist die Veranlagung, die genetische Disposition, zu nennen. Jeder Mensch ist von seinen Genen her einzigartig. Viele, die an umweltbedingten Erkrankungen leiden, haben eine Minderleistung ihrer Entgiftungsenzyme. Diese Enzyme kommen in der Bevölkerung, genetisch determiniert, entweder in einer starken, einer mittleren oder in einer schwachen Form vor.

Wichtige Entgiftungsenzyme sind z. B. die Glutathion-S-Transferase (GST)[127], die vor allem zur Schwermetallentgiftung benötigt wird, die Catecholamin-O-Methyltransferase (COMT)[128], die für den Abbau von Adrenalin, Noradrenalin (Neurobotenstoffe) u. a. sowie von Umweltgiften zuständig ist, Cytochrom P450 und weitere. Charakteristisch für Menschen mit einer schwachen Form des COMT-Enzyms ist, dass sie - auch in Krankheitsstadien - oft übertrieben aktiv erscheinen. Dies resultiert daraus, dass das aktivierende Adrenalin nur verlangsamt abgebaut werden kann.

N.: Diese drei Faktoren treffen bei mir zu, eine Schwermetallbelastung, Borreliose und eine schwache Variante des COMT-Enzyms.

Meine Beschwerden begannen, als ich von einer Indienreise zurückkam. Nach der Rückkehr nach Hause war ich plötzlich sehr schwach, so dass ich kaum meinen üblichen Tagesablauf bewältigen konnte. Zuerst hat man natürlich geglaubt, dass ich mir eine Tropenkrankheit zugezogen hätte, das war aber nicht der Fall. Der Arzt meinte, dass die Borreliose eventuell jahrelang geruht habe und dann ausgebrochen sei.

Behandlung von Infektionen

A.: Wenn Sie diese Faktoren kennen, sollte die Therapie entsprechend ausgerichtet werden. Bei Borreliose gibt man nach Lehrmeinung Antibiotika. Das Problem bei Antibiotika ist, dass sie oft nur bei einer frischen Borrelieninfektion erfolgreich sind. Die Bakterien ziehen sich später in Gewebe mit einem langsamen Stoffwechsel wie Sehnen und Gelenkhäuten zurück oder dringen sogar in Zellen ein. Damit erkennt das Immunsystem sie nicht mehr als fremd und greift sie nicht an. So wird die Basis für rezidivierende Rheumaschübe gelegt. Der Ethnobotaniker Wolf-Dieter Storl, der selbst an Borreliose erkrankte, empfiehlt Kardentinktur zur Behandlung der chronischen Form.

Bewährt hat sich nach meiner Ansicht auch die Sanazon-Therapie[129] der Heilpraktikerin Sabine Linek, die in der Dunkelfeldmikroskopie die Borrelien nachweisen und durch Ozon-Eigenblut-Infusionen zum Absterben bringen kann. Allerdings ist dabei, wie auch bei anderen Maßnahmen, Geduld gefordert; wiederholte Auffrischungsbehandlungen erscheinen sinnvoll.

Aus den Erfahrungsberichten von Patienten ist zu entnehmen, dass die Sanazon-Therapie sich sehr gut auf die Elektrosensibilität auswirkt und allgemein zu einer besseren Sauerstoffversorgung des Körpers beiträgt. Dass dies ein entscheidender Faktor ist, wird durch Professor Belpommes[130] Forschungen unterstrichen. Er stellte bei Hunderten von Elektrosensiblen fest, dass die Durchblutung des Gehirns vermindert war.

N.: Wenn ich die Borreliose schon länger hatte: Hätte ich das merken können?

A.: Manche entdecken eine Zecke am Körper oder haben ein Erythema migrans (Wanderröte). Aber viele können sich nicht an einen Zeckenbiss erinnern. Möglicherweise werden die Borrelien auch durch Mücken übertragen. Es gibt übrigens noch andere chronische bakterielle Infektionen, die vom Immunsystem nicht ausreichend bekämpft werden können.

N.: Ich hatte mal eine Zeit, in der ich so schwach war, dass ich hauptsächlich im Bett gelegen und geschlafen habe.

A.: Das könnte z. B. auch durch eine Virusinfektion (oft Herpesviren) ausgelöst worden sein. Eine starke Müdigkeit ist typisch für das Epstein-Barr-Virus (EBV), Erreger des Pfeifferschen Drüsenfiebers. Die Infektion kann aber auch fast unbemerkt ablaufen. Borrelioseerkankungen sind oft schon im frühen Stadium mit Schmerzen verbunden.[131]

N.: Das Epstein-Barr-Virus wurde tatsächlich bei mir nachgewiesen.

A.: Wenn das Immunsystem geschwächt ist, kann sich der Körper nicht erfolgreich gegen die Viren wehren, und es verbleiben Viren im Körper.

Zu Metallen und unverträglichen Chemikalien

N.: Was sagen Sie zu den Schwermetallen?

A.: Metalle und ihre Legierungen sollten so weit wie möglich aus dem Körper entfernt werden. Bei der Herausnahme der Zahnfüllungen und Kronen ist es notwendig, bestimmte Schutzmaßnahmen einzuhalten. Anschließend könnte sofort mit der Ausleitung begonnen werden. Diese sollte in einer funkarmen Umgebung erfolgen, damit die Metalle besser mit dem Urin ausgeschieden werden können.

Meist werden schwefelhaltige Präparate verwendet, die die Schwermetalle binden. Die Ausleitung gehört in die Hände eines erfahrenen Arztes oder Heilpraktikers. Menschen, die an einer HPU- oder KPU-Stoffwechselstörung[132] leiden, vertragen ohne Behandlung dieses Problems keine Ausleitungstherapien.

In den übrigen Fällen ist DMPS[133] als wiederholte Injektion sehr wirkungsvoll. Leider schwemmt es nicht nur Schwermetalle aus, sondern auch weitere Mineralien, die anschließend wieder zugeführt werden müssen.

Andere Therapeuten wenden DMSA[134] an, das allerdings eine wesentlich schwächere Wirkung hat.

Weniger empfehlenswert sind Grünalgen (Chlorella) und Bärlauch, die in alternativen Kreisen propagiert werden. Deren Ausleitungsvermögen ist nicht ausreichend für schwer Erkrankte, aber für manche, die DMPS nicht vertragen oder noch Amalgamfüllungen haben, eine Möglichkeit.

Sinnvoll erscheint mir auch das rezeptfrei erhältliche MSM-Pulver[135] (Methyl-Sulfonyl-Methan), ein schwefelhaltiges Präparat, falls eine DMPS-Therapie nicht in Frage kommt oder auch parallel dazu. Es wirkt direkt über die Schleimhäute. Eine Kombination mit Glutathion[135] -Injektionen wird empfohlen. Auch zehnprozentiges Natriumthiosulfat, eingenommen oder injiziert, bindet Schwermetalle.

N.: Wie sollen sich Menschen mit MCS verhalten?

A.: Auch hier gilt: Meiden der Exposition von unverträglichen Stoffen. Angesichts der Vielzahl der Chemikalien ist das eine riesige Aufgabe, angefangen vom Teppichboden über Holzschutzmittel bis zu Farben und Duftstoffen in Kleidung, Waschmitteln und Kosmetika. Oft wird man hier Kompromisse machen müssen, um Kosten zu sparen, z. B. bei Hausbau und Inneneinrichtung nicht ausschließlich teure Bio- Materialien verwenden. Bei Nahrungsmittelunverträglichkeiten hat der Betroffene es selber in der Hand, was er zu sich nimmt.

Laut verschiedenen Patientenberichten ist auch bei MCS-Kranken eine Sanazon-Therapie sehr wirkungsvoll.

N.: Was kann ich tun – ich habe eine Schwäche der Entgiftungsenzyme?

A.: Expositionsvermeidung ist das A und O! Sich nicht überlasten, wenn man sich auch gerade sehr aktiv oder sogar überdreht fühlt.

Behandlung von Fibromyalgie und HPU/KPU

Für eine andere sehr wahrscheinlich genetisch bedingte Störung, die in Deutschland bei Ärzten noch kaum bekannt ist, möchte ich etwas weiter ausholen. Dr. Kersten[137] in Bamberg befasst sich als einer der wenigen damit. Es geht um das Fibromyalgiesyndrom, das von dem amerikanischen Arzt Dr. R. Paul St. Amand ausführlich erforscht wurde. Er beschreibt es als eine vererbte Stoffwechselstörung; er selber und seine Töchter litten daran. Dr. St. Amands Definition beinhaltet auch das Chronische Erschöpfungssyndrom (Chronic-Fatigue-Syndrom, CFS) und das MCS-Syndrom. Näheres dazu in seinem Buch „Fibromyalgie - Die revolutionäre Behandlungsmethode, durch die man vollständig von Beschwerden frei werden kann."[138]

Nach Dr. St. Amands Hypothese werden die körpereigenen Phosphate nicht ausreichend über die Nieren ausgeschieden und stattdessen in allen Geweben, vor allem Sehnen und Gelenken, abgelagert, so dass sich später eine Arthrose entwickelt. Die Ablagerung über Jahre hinweg führt zu verschiedenen, letztlich alle Organe betreffenden Funktionsstörungen und schließlich zu einem Mangel an Energie.

Die Therapie besteht in der Einnahme von Guaifenesin, das aber durch pflanzliche Bestandteile[139] aller Art gehemmt wird. Diese blockierenden Substanzen (vor allem auf der Haut angewandte pflanzliche Säfte, Öle, Tinkturen, Hautpflegemittel, aber auch Extrakte in Nahrungsergänzungsmitteln, u. a.) sollten gemieden werden, sonst ist die Behandlung nicht erfolgreich. Während der Therapie können heftige Symptome auftreten, wenn die abgelagerten Substanzen wieder gelöst und abtransportiert werden. Ähnlich wie bei Diabetes mellitus muss sie lebenslang durchgeführt werden.[140]

Zu der Stoffwechselstörung HPU oder KPU siehe das Büchlein von Dr. Strienz 2014[141].

Strienz erklärt dort gut verständlich die große Bandbreite der Symptome und weist auf die häufig mit KPU verbundene Elektrosensibilität hin. Die Beschwerden stehen in Zusammenhang mit mangelnder Entgiftungsfähigkeit und einem massiven Verlust von Vitamin B6, Zink und Mangan.

Als Nervenärztin würde ich mir wünschen, dass dieses (in schulmedizinischer Sicht bislang nicht existierende) Krankheitsbild auch den Psychiatern und Psychotherapeuten bekannt würde. Meiner Einschätzung nach könnte eine Reihe der kreativen, phantasievollen Menschen, die wegen ihrer psychischen Auffälligkeiten psychiatrisch behandelt wurden – häufig unter der Diagnose Bipolare Störung (früher manisch-depressive Störung)– , durch eine KPU-spezifische Therapie geheilt werden.

Nahrungsergänzungsmittel und Ernährung

N.: Was halten Sie von den vielen Sorten an Nahrungsergänzungsmitteln (NEM)?

A.: Da wird ungeheuer viel angepriesen und viel Geld damit verdient. Den Nutzen finde ich häufig zweifelhaft, außer wenn ein Mangel besteht (nachweisbar durch Labor- oder kinesiologische Testung). Gerade die preiswerteren Präparate enthalten Zusatzstoffe, die von den Chemikaliengeschädigten nicht vertragen werden und auch für andere nicht gesund sind. Oder die NEM werden im Magen-Darm-Trakt gar nicht resorbiert *(aufgenommen),* da bei chronischen Krankheiten häufig die Darmwand geschädigt ist.

Selbst wenn diese Substanzen theoretisch, aufgrund der Kenntnis der Stoffwechselwege, sinnvoll erscheinen, gibt es keine ausreichenden Belege, dass sie in der Praxis tatsächlich einen Nutzen haben! Und da die o. g. Theorien von Dr. St. Amand oder zu KPU in der Regel nicht berücksichtigt werden, wird verständlich, dass allein durch NEM nur selten positive Ergebnisse erzielt werden.

Nach meinem Eindruck ist unter den Elektrosensiblen, die ich kennenlernte, eine große Anzahl vom Fibromyalgie-Syndrom betroffen, in der Definition von Dr. St. Amand, oft in Kombination mit der schwachen COMT-Enzym-Variante, oder sie leiden an der HPU/KPU-Stoffwechselstörung.

Viele Elektrosensible stellen irgendwann auf vegetarische oder sogar auf vegane Kost um, weil sie merken, dass es ihnen damit besser geht.

Der Umweltmediziner Dr. Joachim Mutter empfiehlt eine Roh- und Grünkost[142] unter weitestgehendem Verzicht auf Fleisch, Milcheiweiß, evtl. auch auf Eier, und dazu eine glutenfreie[143] Diät. In seinem Buch nennt er überzeugende Belege für den Nutzen dieser Ernährungsform.

Ein bedeutendes Thema in alternativen Kreisen ist immer wieder die Übersäuerung und der Säure-Basen-Haushalt. Jedoch lässt sich mit Maßnahmen, die nur in der Zufuhr von alkalisierenden Substanzen (z. B. Natron) bestehen, keine Änderung erzielen, manchmal lagert sich dadurch Kalk ein, oder es kommt sogar reaktiv zu einer Magenübersäuerung.

Eine m. E. mehr Erfolg versprechende Maßnahme ist die Rohkost mit einem hohen Grünanteil (fast alles gekochte Essen belastet den Körper mit Säure[144]).

Meistens ist es notwendig, folgende Vitamine zu ergänzen: Vitamin B12 Depot Hevert[145] in Ampullenform, das bei sehr vielen Stoffwechselprozessen verbraucht und oft über die Nahrung nicht ausreichend zugeführt wird, Vitamin D (Blutspiegel bestimmen lassen!) und evtl. die übrigen B-Vitamine.

Der Mineralienhaushalt[146] dürfte sich mit Grünkost deutlich verbessern, evtl. müssen Kalzium, Magnesium und Spurenelemente wie Selen[147] zusätzlich gegeben werden. Hochdosis-Vitamin-C-Infusionen, mehrere in Folge, können einen sehr geschwächten Organismus rasch wieder funktionstüchtig machen.

Kieferentzündungen als Ursache von Elektrosensibilität

N.: Welche Bedeutung haben Ihrer Ansicht nach Kiefersanierungen?

A.: Die Verwendung von Amalgam und Formaldehyd in der Zahnheilkunde führt nicht so selten nach Jahren zu Wurzel- und unerkannten Kieferentzündungen, die teils faulig, teils fettig degenerativ sind und typischerweise nicht oder nur wenig schmerzen.[148]

Bei Verdacht sollte sich der erfahrene Zahnarzt oder Kieferchirurg mit einer besonderen Diagnostik – DVT (Digitale Volumentomographie, eine spezielle Röntgenaufnahme) und Ultraschall des Kiefers - Klarheit verschaffen. Eine Schwierigkeit in der Praxis ist, dass nicht jeder beauftragende Oralchirurg oder Röntgenologe die DVT oder auch das Computertomogramm korrekt beurteilen kann. Es ist also anzuraten, sich vorher genau zu erkundigen, wem man sich anvertraut!

Entstörprodukte sinnvoll oder nicht?

N.: Was denken Sie über Chips und Antennen, die die Strahlung neutralisieren sollen?

A.: Ich kenne zwar eine Reihe von Gegenständen, die in der esoterischen Szene beworben werden. Manche dieser Dinge mögen auch eine Zeitlang eine stabilisierende Wirkung auf den Organismus haben. Aber eine Abschwächung der elektromagnetischen Strahlung anzunehmen, halte ich für Humbug. Es gibt beim Militär sogenannte Störsender, die, wenn die vorherrschende Frequenz, z. B. GSM 900, bekannt ist, eingesetzt werden, um Handytelefonate - hier mit GSM 900 - unmöglich zu machen. Für Elektrosensible kann der Störsender genauso unverträglich werden wie die ursprüngliche Strahlung.

N.: Frau Dr. A., vielen Dank für Ihre Informationen. Ein großer Teil davon trifft genau auf mich zu. Haben Sie darüberhinaus noch Tipps?

Allgemeine Ratschläge

A.: Ich möchte es wiederholen: **Strahlung und Gifte meiden! Und insgesamt ein gesundes Leben führen!**

Das ist, wie ich zugeben muss, heutzutage schwierig.

Immer wünschenswert ist eine gesunde Tageseinteilung mit genügend Schlaf, körperlicher Bewegung (dazu möglichst funkarme Gegenden aufsuchen, z. B. tief drinnen in Wäldern!) und frischer Luft, mit qualitativ guter, kontrolliert biologisch angebauter Nahrung und ausreichend Flüssigkeitszufuhr mit gutem Wasser.

Verhindern, dass Gifte aus dem Darm resorbiert werden! Mittel dazu sind neben Chlorella Zeolithe, Heilerde, auch Einläufe. Darauf achten, dass ein ausreichender Abstand zu den Mahlzeiten und zur Medikamenteneinnahme eingehalten wird.

Besonders der Schlafraum sollte frei von allen störenden EMF-Belastungen sein.

Wenn man gezwungen ist, stark funkbelastete Innenstädte und Geschäfte usw. zu besuchen, Kopf und Oberkörper mit Abschirmkleidung *(meist silberdurchwobene Kunstfaserstoffe, siehe Kapitel „Was ist bei Abschirmung zu beachten?")* schützen, falls sie vertragen wird.

Die Kleidung sollte ansonsten möglichst aus Naturfasern, d. h. Baumwolle, bestehen, besonders die, die unmittelbar am Körper anliegt. Wolle ist für Chemikaliensensible nicht angezeigt, da die Schafe mit Desinfektionsmitteln gegen Parasiten behandelt werden. Auch bei Wolle aus ökologischer Produktion ist man nicht davor gefeit. Die chemikaliensensiblen Menschen merken es meistens schon bei einem Hautkontakt oder am Geruch.

Auf Metalle am Körper, in Schmuckstücken, BH-Schnallen und -Bügeln, Gürteln u. a. sollte verzichtet werden, bei Brillen sind Metallgestelle zu vermeiden. Leider wirken die Metallschrauben, die an den Bügeln in Höhe der Schläfen befestigt sind, am Kopf wie kleine Antennen.

Weitere Maßnahmen deute ich hier nur an:

Regulierung des Schlafverhaltens. Da der Schlafrhythmus bei vielen Elektrosensiblen verschoben ist, neigen sie dazu, spät zu Bett zu gehen und somit den Teufelskreis von Schlafstörungen und Erschöpfung aufrechtzuerhalten.

Wenn das Arbeiten am Computer noch vertragen wird, sollte man eine Schutzbrille mit orangefarbenen Gläsern aufsetzen, die die Blaulichtanteile entschärft.

Nicht direkt vor dem Schlafengehen am Rechner arbeiten!

Neben ärztlich verordneten physiotherapeutischen Maßnahmen sollte ein leichtes körperliches Training ausgeführt werden. Dabei ist unbedingt darauf zu achten, weit unter ihrer Belastungsgrenze zu bleiben. Das fällt vielen Elektrosensiblen schwer.

Wenn sie an starker Erschöpfung leiden, sollten sie regelmäßige Pausen (auch hier wieder: in möglichst funkarmer Umgebung!) machen, und zwar jeweils früh genug, bevor sie wieder in einen erschöpften Zustand verfallen. Es ist erstaunlich, wie sich allein durch diese Pausen, die kurz sein können, die Leistungsfähigkeit verbessert. Pause heißt dabei: Liegen und **nichts tun**, auch nicht Zeitung lesen oder Musik hören.

Die **Therapie nach Gupta** wird von einigen als hilfreich geschildert. Es handelt sich dabei um ein neurowissenschaftlich begründetes Umprogrammieren von Angstreflexen, die im Gehirn (im Mandelkern) gespeichert sind.

Weitere therapeutische Ratschläge finden sich bei **Joachim Mutter** in seinem Buch „Gesund statt chronisch krank“, 2009 erschienen im Verlag Fit fürs Leben, und in **Sarah Myhills Broschüre „**Diagnose und Therapie des chronischen Erschöpfungssyndroms, Chronic fatigue Syndrome - CFS“, 2013 auf Deutsch herausgegeben vom Verein Fatigatio e.V.

Manche Angaben in Myhills Broschüre sehe ich allerdings kritisch - z. B. die Betonung einer fleisch- bzw. eiweißreichen Kost („Steinzeitdiät“).

In Deutschland wird in den letzten Jahren allgemein die sogenannte mediterrane Kost mit wenig Fleisch und viel Gemüse und Kräutern empfohlen. Kürzlich wurde bekannt, dass die neunzigjährige englische Königin sich ebenfalls mit einer Diät fit hält, die aus Gemüse und Früchten besteht.

Zusammenfassung

Funkexposition meiden!

Falls notwendig, auch die niederfrequenten Felder und die höherfrequenten Felder des Computers (Megahertz bis Gigahertz-Bereich) meiden.

Vorbelastungen und genetisch bedingte Einschränkungen abklären und behandeln.

- Metalle im und am Körper entfernen.

- Infektionen behandeln.

- Kiefer sanieren.

Möglichst Umstellung auf kontrolliert biologisch angebaute vegetarische Kost, mit rohem Gemüse, Wildkräutern.

Einen nachgewiesenen Mangel an bestimmten Vitaminen und Mineralien ausgleichen.

Was ist bei Abschirmungen zu beachten?

Abschirmung von Häusern oder Räumen

Viele Elektrosensible versprechen sich von Abschirmmaßnahmen, dass sie ihre Belastung durch elektromagnetische Felder in Haus oder Wohnung senken können.

Da das Thema sehr komplex ist und viele Fehler bei der Durchführung gemacht werden können, empfiehlt es sich auf jeden Fall, einen Fachmann (einen erfahrenen Baubiologen, am besten auf Empfehlung) zu Rate zu ziehen. Dieses Kapitel kann nur als kleine Einführung dienen, mehr erfahren Sie im Buch des Baubiologen Wolfgang Maes[149].

Als Erstes steht eine umfangreiche Messung an, um folgende Fragen zu klären:

- Welche Sender erreichen mit ihrer Strahlung das Innere des Hauses (Mobilfunk, Radio- und Fernsehfunk, Radar)?
- Welche Seiten des Hauses sind betroffen?
- Welche Funkquellen gibt es innerhalb des Hauses?

Bei Mehrparteienhäusern sind die innen gelegenen WLAN-Router und DECT-Schnurlostelefone oft stärkere Strahlungsquellen als die, deren Strahlung von außen kommt.

- Gibt es störende Magnetfelder durch den Haushaltsstrom, gibt es „schmutzigen" *(s. u.)* Strom?

Sinnvoll sind in vielen Fällen Netzfreischalter. Sie sollen nachts die Geräte oder Zimmer vom Stromnetz trennen, welche nicht benötigt werden. Da heutzutage aber an vielen Orten die Stromnetze „verschmutzt" sind z. B. durch Oberwellen[150], muss der Einbau von Netzfreischaltern im Einzelfall geprüft werden.

Hauswände hindern aufgrund ihres Materials schon einen Teil der von außen einfallenden Strahlung am Durchtritt, siehe auch die Broschüre über Tests, die Dr. Moldan zusammen mit Professor Peter Pauli von der Bundeswehruniversität durchführte[151]. So haben theoretisch Beton- und gemauerte Wände eine gute Abschirmwirkung (Dämpfung), die allerdings auch von der sorgfältigen Bauausführung und Hauserdung abhängt.

Die jetzt beliebten Holzständerbauten aus Kiefer oder Fichte bieten praktisch keinen Schutz. Eine süddeutsche Firma ist dazu übergegangen, ihre Holzhäuser mit einer Graphitschicht auszukleiden, um die elektromagnetischen Wellen des Mobilfunks am Eindringen zu hindern.

Oder es werden feinmaschige Metallgitter an der Fassade unter dem Putz angebracht.

Moderne Fenster mit metallbedampften Scheiben halten Strahlung großenteils sehr wirkungsvoll ab.

Ebensogut schirmt eine Aluminium-Isolierung, die unter dem Dachaufbau angebracht wird, wenn sie richtig und lückenlos ausgeführt wird. Von Nachteil ist, dass von unten bzw. aus dem Haus kommende Strahlung an ihr wieder nach innen reflektiert wird. Es muss also darauf geachtet werden, dass innen keine mobilen Funkgeräte betrieben werden.

Komplizierter wird es, wenn Abschirmungen nachträglich innen eingebaut werden.

Der Bauherr kann wählen zwischen reflektierenden Materialien und solchen, die sowohl reflektieren als auch absorbieren. Zu letzteren gehören Abschirmfarben auf Graphitbasis.

Reflektierend sind alle feinmaschigen Metallgitter, die außen oder innen unter Putz angebracht werden, Vliese und Tapeten. Die Aluminiumtapeten sind dampfdicht, was für das Raumklima problematisch ist. Maes empfiehlt, sie mit einer Igelwalze zu perforieren. Die Abschirmwirkung geht dadurch nicht verloren.

Probleme bei der Erdung

Ein weiteres wichtiges Thema ist die Erdung. Auch hier gibt es keine allgemeine Regel, ob Erdung sinnvoll ist oder nicht. Bei den Anstrichen und Tapeten ist allerdings eine Erdung nach den Vorschriften des VDE[152] unbedingt erforderlich. Sie leitet die entstehenden elektrischen Felder und Oberwellen, aber auch eventuell entstehende 230-Volt-Spannungen über den Erdungsleiter sicher in den Erdboden ab.

Wie mir bekannt wurde, gibt es in manchen Fällen Probleme, die Erdung sauber auszuführen. Oftmals ist die vor vielen Jahren installierte Hauserdung durch Korrosion unterbrochen. Oder es hat sich der Erdungswiderstand erhöht, z.B. wenn bei Altbauten, die früher über die Wasserzuführungsrohre der Gemeinde geerdet waren, neuerdings Plastikrohre ins Leitungsnetz eingefügt wurden. Somit ist eine hundertprozentige Ableitung der entstehenden Felder in das Erdreich nicht mehr gegeben. Abhilfe ist nur über den Bau einer separaten Hauserdung mit Edelstahl möglich[153].

Ich weiß von einem Fall, bei dem erst in fünf Meter Tiefe eine gute Erdung mit einem Erdungsstab gelang. Denn auch der Boden im Garten kann durch alle möglichen vagabundierenden Ströme, Magnetfelder und Funk verunreinigt sein, die dann ins Haus verschleppt werden. Leider kennen sich auch die zuständigen Elektriker oft nicht genügend aus. Wenn dann zusätzliche Probleme durch Schotterbänke usw. im Untergrund hinzukommen, wird es noch schwieriger.

Das Abschirmmaterial kann, wenn jemand einigermaßen handwerklich begabt ist, von einem Nicht-Fachmann angebracht werden. Aber wenn die Verarbeitung von Vlies oder Tapete oder der Anstrich fertig sind, sollte - immer - eine Nachmessung erfolgen! Bekannte Schwachstellen sind die Einfassungen von Türen und Fenstern und die Durchlässe für die Rohrleitungen, an denen überlappend gearbeitet werden muss.

Vorhänge und Baldachine

Vorhänge und Gardinen mit eingearbeiteten Metallfäden an den Fenstern sind ebenfalls eine Möglichkeit (und eine einfache dazu), die Funkstrahlung erheblich zu verringern.

Am einfachsten, falls man nur den Schlafplatz strahlungsfrei gestalten will, ist es, einen Baldachin über dem Bett anzubringen. Man kann zwischen Baumwoll- und Synthetikgewebe wählen, wobei für die Nacht m. E. Baumwolle vorzuziehen ist.

Er sollte an fünf Seiten abschirmen, nach oben und zu den Seiten. Falls aber von unten her Hochfrequenzstrahlung eindringt, muss auch dort vorgesorgt werden. Wenn man den Baldachin erdet, kann sein Metallgewebe unerwünschterweise an die 50-Hertz-Felder des Stromnetzes ankoppeln.

Die Schirmstoffe halten besonders gut Mikrowellen im Gigahertzbereich ab, weniger gut Rundfunk- und Fernsehwellen. Falls Sie feststellen, dass ein Handy innerhalb des Baldachins klingelt, ist das kein Grund zur Beunruhigung, denn ein Handy funktioniert auch noch mit der minimalen Funkintensität, die durch die Abschirmung hindurchdringt.

Da an den Kanten des Baldachins - und auch der anderen Materialien - Reflexionen entstehen können, sollte darauf geachtet werden, dass der Raum unter dem Baldachin so groß ist, dass der Körper 20-30 Zentimeter, bei Digitalradio 50 Zentimeter Abstand zum Gewebe hat. Zu bedenken ist, dass die niederfrequente Pulsung z. B. von WLAN sogar durch eine Abschirmung mit hoher Dämpfung spürbar ist[154].

Abschirmkleidung – eine sinnvolle Ergänzung?

Für Abschirmkleidung gibt es ebenfalls keine allgemein gültige Regel. Manche Elektrosensiblen vertragen sie nicht. Die Teile wie T-Shirts, Blusen, Pullis, Kappen, Hüte, Hosen bestehen aus ähnlichem oder demselben Material wie die Vorhänge, und jemand, der geschickt ist, kann sie selbst nähen. Die Textilien bieten aber keinen vollständigen Schutz, so am Gesicht.

Menschen, die bevorzugt an bestimmten Körperregionen auf Hochfrequenzbelastung reagieren - z. B. Kopfschmerzen oder Herzrhythmusstörungen bekommen - können von einer Teilabschirmung des Körpers profitieren, mit einem abschirmenden Hut auf dem Kopf oder einer Bluse aus Abschirmmaterial.

Bei Hüten ist darauf zu achten, dass die Strahlung von vorne oder unterhalb des Hutrandes nicht durch Reflexion direkt in die Augen oder auf die Stirn fällt. Sie sollten also sehr groß sein, eine Art Panamahut (der im Ausland angeboten wird).

Es empfiehlt sich, auszuprobieren, ob die Schutzkleidung für die Wege außerhalb der geschützten häuslichen Räume von Nutzen ist.

Sehr gut abschirmend, besonders für Schwerstbetrofffene, aber teuer und schweißundurchlässig sind die Ganzkörperanzüge für die Funktechniker mit Kapuze und z. T. mit Gesichtsschleier. Weil sie die Bewegung behindern, werden sie als unpraktisch empfunden.

Schutzmaßnamen bei Photovoltaikanlagen

Kurz vor Drucklegung dieses Buches erfuhr ich von Problemen mit einer Photovoltaikanlage. Da hierbei zwar keine Abschirmmaßnahmen, aber doch, falls notwendig, Schutzvorkehrungen getroffen werden sollten, füge ich das Thema in dieses Kapitel ein.

Eine elektrosensible Dame vermutete, dass eine Photovoltaikanlage der Umgebung ihre Beschwerden (Schmerzen, Müdigkeit und Schwäche) verursache. Wenn sie sich anderswo in einigermaßen funkarmer Umgebung aufhielt, fühlte sie sich sofort besser.

Sie gab an, deutliche Vibrationen zu spüren, wenn sie die Hand auf eine Stahlbetonwand ihres Hauses legte, eine elektrische Spannung war jedoch nicht zu messen. Mit dem neu entwickelten „EMP-Spion" von Hengstenberg (EMP für elektromagnetischen Impuls) ließen sich, besonders an den Wänden, verschiedene Geräusche hören, die der Erfinder den Photovoltaikanlagen zuschrieb: von dem Wechselrichter, der den Solarzellenstrom in 50-Hz-Wechselstrom umwandelt, mit einer regelmäßigen Taktung, und außerdem niedrige und höhere digitalisierte Frequenzen (zwischen 200 Hz und 100 kHz, genau im Bereich der natürlichen Elektrizität) von den einzelnen Bauteilen der Anlage.

Bei meiner Nachforschung fand ich Folgendes: Es gibt große Unterschiede zwischen den Photovoltaikanlagen (nicht zu verwechseln mit Solarmodulen für den eigenen Strombedarf), und bei der Errichtung können eine Reihe von Fehlern gemacht werden. Nicht nur bei Hausbewohnern unterhalb einer solchen Anlage können Beschwerden auftreten, sondern, da der erzeugte Strom mitsamt seinen Störfeldern und -impulsen in das regionale Stromnetz éingespeist wird, auch bei den Nachbarn. Zudem erwies sich meine Annahme, dass die Wechselrichter nachts nicht arbeiteten, weil keine Sonne scheine, als nicht korrekt(!).

Um Abhilfe zu schaffen, sollte in Zusammenarbeit eines qualifizierten Elektrikers mit einem Baubiologen die Anlage so weit als möglich verbessert werden. Es werden auch Filter angeboten, die bei den Nachbarn die „schmutzige Elektrizität" fernhalten sollen.

Als Notmaßnahme könnte im Hause der elektrosensiblen Dame zur Stromabschaltung gegriffen werden. Dabei werden die stromführenden Leitungen plus Nullleiter und Schutzleiter der betroffenen Stromkreise bzw. Räume (mittels Zusatzschalter oder Steckdosen) noch vor dem Sicherungskasten einzeln ab- (bzw. an-)geschaltet, je nach Notwendigkeit. Anschließende Kontrolle des Effektes mit dem EMP-Spion.

Quellen (Auswahl): persönliche Mitteilungen von **Hengstenberg, Werner**, Fa. Endotronic und **Scheingraber, Claus,** AEB.

Weiteres s. unter: **Henze, Norbert**, Elektromagnetische Verträglichkeit und Sicherheitsdesign für Photovoltaische Systeme – Funkstörungen in Photovoltaikanlagen [www.iset.uni-kassel.de/esdeps]

Aus baubiologischer Sicht: **Düser, Arthur**, Elektrosmog von der Sonne? [www.antariksha.de]

[https://www.photovoltaik.eu/Archiv/Heftarchiv/article-448844-110453/nachtarbeit-moeglich-.html]

[https://www.sma-service.com/faq-support/wok/Search/index.html?no_cache=1&cHash=300cc10ba35a7fcdfc882806b82454c4]

[https://www.sma.de/partner/expertenwissen/sma-verschiebt-die-phase.html]

EMF-freie Kabinen

Professor Josef Pöppel von der Technischen Hochschule Ingolstadt experimentiert seit Jahren mit EMF-freien Kabinen. Er empfiehlt sie als brauchbare Lösung für Menschen, die zwischendurch eine Erholung vom Strahlenstress benötigen. Man kann kleine mit Aluminiumfolie ausgekleidete Kammern in einem Kellerwinkel herrichten oder stellt Stahlcontainer mit geschweißten Nähten, groß genug für eine Liege, im Garten oder in der Garage auf. Nach einem ein- oder zweistündigen Aufenthalt in einer solchen Kabine fühlen sich Elektrosensible, aber auch Menschen, die nach eigener Einschätzung nicht betroffen sind, häufig sehr erleichtert, wie befreit. Tinnitus und andere Beschwerden können verschwinden.

Durch solche Experimente wird deutlich, in welchem Ausmaß die elektromagnetische Belastung für den heutigen Stress und seine Folgeerkrankungen verantwortlich ist.

„Weiße Zonen“

Was sind „Weiße Zonen“, und wo gibt es sie?

Mehrere schwerstbetroffene Elektrosensible berichteten mir, dass sie es nur noch unter großen Schmerzen und vielfältigen anderen Beschwerden zu Hause in ihrer gewohnten Umgebung aushalten könnten, obwohl sie Handy, WLAN und Schnurlostelefone weder benutzten noch installiert hatten und, falls notwendig, sogar auf übliche elektrische Haushaltsgeräte verzichteten. Denn seit dem Ausbau von TETRA-Funk, LTE und dem neuen digitalen Fernsehen (DVBT 2) hat sich die allgemeine, von außen kommende Funkbelastung noch einmal deutlich erhöht.

Im Hausinneren werden Elektrosensible jetzt unter Umständen nicht nur von den DECT-Telefonen der Nachbarn, sondern auch von deren WLAN-Netzwerken bombardiert. Besonders das neue schnellere WLAN im Bereich über 5 Gigahertz ist sehr intensiv und hat eine größere Reichweite. Die damit bestückten Router dienen dazu, die Straße mit öffentlichem WLAN zu versorgen.

Die betroffenen Menschen wissen buchstäblich nicht mehr, wohin sie in Deutschland noch ausweichen können.

Von Mitgliedern des Münchner Vereins für Elektrosensible und Mobilfunkgeschädigte e.V. hörte ich 2002 zum ersten Mal die Begriffe „Funkloch“ oder „Weiße Zone“ für einen mobilfunkfreien Ort.

Welche Gegenden kommen derzeit überhaupt in Frage?

Es müssen sinnvollerweise abgelegene Plätze in einsamen Waldregionen oder engen Gebirgstälern sein.

Die Realität sieht aber heute so aus: Die engen Täler sind schattig und oft feucht. Die wenigen vorhandenen Häuser sind häufig mit Schimmel oder Holzschutzmitteln belastet, damit ungeeignet. Neue Häuser dürfen nicht gebaut, Wohnwagen nicht aufgestellt werden.

Die Funkfreiheit dort ist meistens eine relative: Waldarbeiter müssen bei ihrer Arbeit aus Sicherheitsgründen ein Handy mit sich führen (die Nutzung eines Satellitentelefons wäre eine mögliche Alternative), und Rettungskräfte im Gebirge funken mit TETRA. Das bedeutet, dass die Strahlung der zugehörigen Sender auch bis dorthin reichen muss. Darüberhinaus werden Berge in unbewohnten Gebieten bevorzugt für die Aufstellung von Rundfunk- und Fernsehmasten genutzt, die Strahlenkeulen nicht nur in die Weite, sondern zum Teil auch nach unten abgeben, oder die Hänge sind den Sendern der gegenüberliegenden Höhen besonders stark ausgesetzt.

Außerdem können die elektrischen Weidezäune, heute ebenfalls getaktet, und oberirdisch verlaufende Stromleitungen mit riesigen Masten stören.

Sehr selten gibt es, ganz versteckt, in dichtbebauten Innenstädten noch funkarme Stellen oder Gebäude.

Aus Schweden wurde vor zehn Jahren vom dortigen Verband der Elektrosensiblen die erfreuliche Nachricht gemeldet, dass Schwerbetroffenen mit Unterstützung einer Gemeinde ein Haus zur Verfügung gestellt werden sollte. Aber den Mobilfunkbetreibern gelang es, die Verwaltung umzustimmen.[155]

Nun ist Schweden im Vergleich zu Deutschland ein dünn besiedeltes Land mit großen Waldflächen und sehr guter Sozialfürsorge. Man sollte meinen, dass es deshalb für die Regierung leichter wäre, ein geeignetes Gebäude, z. B. eins der vielen typisch skandinavischen Sommerhäuser, ausfindig zu machen und für die Bedürfnisse Elektrosensibler herzurichten. Aber auch hier sind die Betroffenen meist auf private Initiativen angewiesen.

In Italien existiert seit 2010 eine sogenannte „Weiße Zone“[156] in einem Landschaftsschutzgebiet bei Ravenna. Von den Behörden wurde eine abgeschirmte Unterkunft mit Frühstück für fünf Gäste bereitgestellt. Die Funkstrahlung im Gelände ist für Elektrosensible allerdings mit Werten bis zu 100 Mikrowatt pro Quadratmeter ($\mu W/m^2$) nicht ausreichend niedrig *(Angabe von 2010)*.

In Frankreich wurde eine „Weiße Zone“ auf Privatgrund in der Nähe von Grenoble errichtet. Dort machten sich der Lärm und die Magnetfelder des Hochgeschwindigkeitszuges TGV, der alle paar Minuten in der Nähe vorbeifuhr, unangenehm bemerkbar. Die Menschen lebten ziemlich primitiv in Campingwagen, ohne Elektrizität, ohne fließendes Wasser. Es gab im Freien gelegene Wasserentnahmestellen. Auch Höhlen wurden von einigen Schwerstbetroffenen genutzt.

Von Seiten des deutschen Staates wurde bisher kein Konzept entwickelt, um den leidenden Menschen zu helfen. Im Gegensatz dazu plant man in Frankreich, stark belastete Anwohner durch gesetzliche Regelungen zu schützen, indem man die Exposition der Bevölkerung auf **1 Volt pro Meter**[157] beschränkt. Zusätzlich soll in jedem Departement eine funkfreie Zone geschaffen werden.

In Deutschland wird auf der politischen Ebene über die Einrichtung funkfreier Zonen nicht einmal diskutiert, obwohl Anstöße dazu von europäischen Gremien kamen und verzweifelte Bürger die Landesregierungen in Petitionen um Hilfe baten.

Warnungen von Wissenschaftlern und europäischen Gremien

In zahlreichen Appellen und Resolutionen der letzten zwanzig Jahre haben Wissenschaftler und Ärzte immer wieder auf die Gesundheitsrisiken des Mobilfunks hingewiesen.

Die **russische Strahlenschutz-Kommission RNCNIRP**[158] warnte 2008 vor folgenschweren und irreparablen Auswirkungen durch elektromagnetische Strahlung vor allem auf Kinder und verschärfte ihre Warnung 2011 noch einmal.

Die **Europäische Umweltagentur EEA**[159] mahnte 2009 und 2013 Vorsorgemaßnahmen an.

Auch das **Europaparlament**[160] empfahl 2009, Schritte zur Prävention einzuleiten. Menschen mit Elektrosensibilität sollten als behindert anerkannt werden, damit ihnen auf rechtlicher Grundlage ein angemessener Schutz und Chancengleichheit geboten werden könnten.

Der **Ständige Ausschuss des Europarates**[161] verlangte am 06.05.2011 ein grundsätzliches Umsteuern in der Mobilfunkpolitik. Im Text heißt es u. a.: Den Bedürfnissen elektrosensibler Personen sei Rechnung zu tragen, und **strahlungsfreie Gebiete** seien einzurichten.

Gesundheitsministerin beruft sich auf Mobilfunkforschungsprogramm und WHO

2009 stellte eine Abgeordnete der Grünen, Gisela Splett, eine Kleine Anfrage im Baden-Württembergischen Landtag zu funkfreien Gebieten.[162] Die Antwort der Gesundheitsministerin Stolz, einer Ärztin, fiel enttäuschend aus. Sie lehnte die Schaffung mobilfunkfreier Zonen mit der Begründung ab, dass das Deutsche Mobilfunkforschungsprogramm keine Schäden habe nachweisen können und bei Einhaltung der Grenzwerte der Schutz der Bevölkerung gewährleistet sei. Auch die WHO habe 2005 festgestellt, dass ein Zusammenhang zwischen Elektrosensibilität und elektromagnetischen Feldern nicht existiere.

Und von der Badischen Zeitung[163] wurde sie zitiert: (...) Die Frage nach der Einrichtung von Schutzzonen erübrige sich daher.

Den deutschlandweit bekannten Elektrosensiblen Ulrich Weiner betreffend, zog Stolz das Fazit: Das Phänomen, unter dem Menschen wie Weiner litten, verweise auf psychische Grundbedingungen. Gutachter bescheinigten Weiner indes, nicht psychisch gestört zu sein.

Internationaler Wissenschaftler-Appell 2015[164]

2015 wandten sich mehr als 200 international anerkannte Wissenschaftler an die Vereinten Nationen und an die WHO als untergeordneter Behörde und forderten sie auf, sich in ihrem Umweltprogramm damit zu befassen, wie die Belastung mit elektromagnetischen Feldern (EMF)[165] verringert werden könne. Sie schrieben: „Obwohl es wichtig erscheint, dass die Industrie beteiligt ist, darf ihr nicht gestattet werden, den Verlauf und die sich ergebenden Schlussfolgerungen in ihrem Sinne zu beeinflussen."

Die aus dem Programm gewonnenen Erkenntnisse sollten an die Vereinten Nationen und die WHO weitergeleitet werden, um die Weichen für vorbeugende Maßnahmen zu stellen.

Sie beantragten außerdem, dass

„1. Kinder und Schwangere besonders geschützt werden;

2. Richtlinien und Ausführungsbestimmungen verbessert werden;
3. die Hersteller ermuntert werden, sicherere Technologien zu entwickeln;
4. die Einrichtungen, die für Erzeugung, Weiterleitung, Verteilung und Überwachung der Elektrizität verantwortlich sind, angemessene Stromqualität bereithalten und ordnungsgemäße elektrische Leitungsnetze bereitstellen, um schädlichen Streustrom möglichst gering zu halten;
5. **die Öffentlichkeit** über die möglichen gesundheitlichen Risiken elektromagnetischer Felder **vollständig aufgeklärt und über Maßnahmen zur Verminderung der Schädlichkeit unterrichtet wird;**
6. **medizinisches Fachpersonal über die biologischen Wirkungen elektromagnetischer Felder unterrichtet und für die Behandlung elektrosensibler Patienten ausgebildet wird;**
7. **die Regierungen für Ausbildung und Forschung** zum Thema elektromagnetische Felder und Gesundheit **Mittel bereitstellen**, und zwar **unabhängig von der Industrie** und von der Forschung, die von der Industrie in Auftrag gegeben wird;
8. **die Medien finanzielle Verbindungen von Experten zur Industrie offenlegen, wenn sie deren Meinung zu Gesundheits- und Sicherheitsaspekten EMF-emittierender Technologien zitieren;** und
9. **für Elektrosensible „Weiße Zonen" (strahlungsfreie Gebiete) ausgewiesen werden** *(alle Herv. durch d. Verf.)*."

Zum Artikel „Mobilfunkfreie ‚Weiße Zonen' – irreal oder rechtlich geboten?" von Budzinski und Kühling

Bernd Irmfried Budzinski, ehemaliger Richter am Verwaltungsgericht Freiburg, veröffentlichte am 14.10.2015 zusammen mit Professor Dr. Ing. Wilfried Kühling, dem Vorsitzenden des wissenschaftlichen Beirates im BUND, in der „Neuen Zeitschrift für Verwaltungsrecht 20/2015" einen Artikel mit dem Titel „Mobilfunkfreie ‚Weiße Zonen' - irreal oder rechtlich geboten?"[166]

Ich gebe im Folgenden die wichtigsten Punkte wieder, mit freundlicher Genehmigung der Autoren sowie des C.-H.-Beck-Verlages. Die

Hervorhebungen stammen von der Verfasserin. Die Quellen, soweit nicht angegeben, sind dem Originalartikel zu entnehmen. Die Ausführungen könnten auch für eine gerichtliche Auseinandersetzung bedeutsam sein.

Elektrosensibilität und Zunahme von Erkrankungen

In Deutschland wird von ca. acht Millionen Elektrosensiblen ausgegangen, die mehr oder weniger stark betroffen sind. Die Zahl derer, die wegen unerträglicher Beschwerden im Keller oder mit Wohnwagen im Wald leben, wurde 2007 vom Bundesamt für Strahlenschutz – sicherlich sehr vorsichtig - auf 25 000 geschätzt.

In einer Umfrage von 2009 zeigten sich 23 % der Bundesbürger „ziemlich" bis „stark besorgt" bezüglich elektromagnetischer Felder, 5% fühlten sich „ziemlich" und 2 % „stark beeinträchtigt".[167]

Selbst die ICNIRP gesteht zu, dass es einen besonders empfindlichen Personenkreis geben könne.[168]

Krankenkassenberichte und Zeitungsmeldungen über gesundheitliche Störungen sind alarmierend.

So bestehen Schlafstörungen bei der Hälfte der Bevölkerung, fast ebenso viele leiden an einer Depression oder Burn-out[169]. Zwei Drittel klagen über Kopfschmerzen, auch Schulkinder. Es handelt sich um einen noch nie dagewesenen Zustand, wie bei einer Epidemie.

Derartige epidemieartige Entwicklungen deuten auf Umweltfaktoren hin. Da diese Krankheitsentwicklung parallel zum Ausbau des Mobilfunks verlief und für Mobilfunk in einer großen Zahl wissenschaftlicher Studien gesundheitliche Wirkungen nachgewiesen wurden, ist es gerechtfertigt, Mobilfunk als eine der bedeutsamen Ursachen anzunehmen.

Von Seiten der Behörden ist oft zu hören, dass es sich um Einbildung handeln müsse - die Angst vor dem Sender mache krank. Da aber die Mehrheit der Deutschen keine Schädigung durch Mobilfunk erwartet, kann man nicht von Einbildung sprechen.

Bei einer Epidemie ist dringend Vorsorge notwendig, selbst auf Verdacht hin, um eine weitere Zunahme der Erkrankungsfälle zu verhindern.

Was ist an Vorsorge durchführbar?

Die übliche Vorsorge mit einer Versicherung für den Schadensfall ist hier nicht möglich, da die Versicherungen sich weigern, Gesundheitsschäden durch Mobilfunk zu versichern.

Eine deutsche Krankenversicherung empfahl, schnurlose Telefone durch schnurgebundene zu ersetzen und den Internetzugang über Kabel herzustellen.

Aus welchen Gründen wird keine Vorsorge betrieben?

1. Es wird eine psychische Ursache für Elektrosensibilität angenommen.
2. Es besteht ein Mangel an Gefahrenbewusstsein, weil die Mobilfunkbetreiber unzutreffenderweise
   a) die Strahlung der Basisstation als sehr schwach angeben. Allenfalls könne das Handy schaden.
   b) mit Rundfunk und Fernsehfunk vergleichen, der angeblich auch keine Schädigung bewirke.
   c) behaupten, dass die Strahlung nicht tief in den Körper eindringe.
   d) auf die Strahlung der Sonne und des Kosmos verweisen.

Alle diese Behauptungen sind verharmlosend und nicht sachgemäß.

a) Denn die Leistung ist in Wirklichkeit viel höher: So behaupten die Betreiber, dass der Sender nur eine Leistung von 20 Watt habe, „so viel wie eine schwache Glühbirne“. Diese Angabe ist völlig verfehlt. Denn 20 Watt gilt pro Kanal, die Leistung muss also multipliziert werden mit der Gesamtzahl der Kanäle, üblicherweise 2-4[170], mit der Zahl der verschiedenen Techniken (GSM 900, 1800, UMTS, LTE) und der Zahl der Betreiber, die ihre Antennen gemeinsam an dem Mast installiert haben. Entscheidend ist die wahre Ausgangsleistung der Basisstation (EIRP). Für übliche Sendeanlagen kommt man auf Tausende von Watt[171].

b) Radio- und Fernseh-Sender mit ähnlich hohen Leistungen werden nicht in einem Wohngebiet aufgestellt. Selbst bei Einstrahlung von außerhalb können sie noch Schäden hervorrufen.[172]

c) Die sogenannte Eindringtiefe in das Körpergewebe wird folgendermaßen definiert: Die Entfernung von der Hautoberfläche, bei der 63 % der eingestrahlten Energie vom Körpergewebe absorbiert wurde (mit evtl. schädigenden Folgen), gilt als maximale Eindringtiefe. Es wird vorgespiegelt, dass die restliche Energie von noch 37 % keine Bedeutung habe. Aber selbstverständlich hat auch die stärker in die Tiefe gehende Reststrahlung einen Effekt auf die Zellen des Körpers. Alle Organe werden durchdrungen.

d) Die natürliche Strahlung, an die unser Organismus angepasst ist, ist nicht vergleichbar mit der technischen gepulsten Strahlung des Mobilfunks. Ihre Leistung beträgt nur einen Bruchteil unserer Grenzwerte (Mikrowellenstrahlung der Sonne tagsüber 0,06 Volt pro Meter, Hintergrundstrahlung des Kosmos 0,000014 Volt pro Meter, Angaben nach Neitzke[173], deutscher Grenzwert für GSM 61 Volt pro Meter).

Welche schädlichen Effekte auf die Gesundheit wurden nachgewiesen?

Bedeutende wissenschaftliche Studien zeigen, dass die Strahlung oxidativen Stress[174] auslöst, dass DNA[175] - und Spermienschäden sowie Wirkungen auf das Zentralnervensystem gefunden werden. Ein Schwellenwert, unterhalb dessen keine Effekte auftreten, wurde bisher nicht nachgewiesen.

Mobilfunkstrahlung wirkt weitgehend unabhängig von der Leistungsflussdichte/Feldstärke, d. h. nicht-linear in sogenannten biologischen Reaktionsfenstern.

Die gesamte Bevölkerung ist betroffen, wie sich am hohen Krankenstand ersehen lässt.

Juristische Argumentation zu den Wirkungen des Mobilfunks

Es ist Gefahr im Verzug, Millionen sind betroffen, die Schäden können gewaltig sein.

In einem solchen Fall genügt der sogenannte **„Anscheinsbeweis"** *(die Wahrscheinlichkeit)* einer krankmachenden Wirkung, um den Staat zu Vorsorgemaßnahmen zu zwingen. Weil der Anscheinsbeweis vorliegt, muss nun der Störer beweisen, dass kein Schaden entstehen kann. **Für die Vorsorge** muss auch nicht abgewartet werden, bis die nichtthermische Wirkungsweise in allen Einzelheiten geklärt ist.

Was sollte unternommen werden für Schutz und Vorsorge?

Die Strahlenbelastung muss vermindert werden, keine andere Maßnahme verspricht Erfolg. Die Verminderung kann bei der Sendestation ansetzen oder direkt beim Menschen, der von der Strahlung betroffen ist.

Da die Grenzwerte nach Aussagen einer Vertreterin der Strahlenschutzkommission so hoch bleiben sollen, wie sie jetzt sind, können Schutz- und Vorsorgemaßnahmen nur bei den Betroffenen selber vorgenommen werden.

Schutzpflicht des Staates

Im öffentlichen Raum

Der Staat ist verpflichtet, seine Bürger zu schützen. Notfalls muss er schutzbedürftige Bürger vor der Strahlung durch **Schutzräume oder Evakuierung** in Sicherheit bringen. Gleichzeitig soll ihnen aber auch die Teilhabe am bürgerlichen Leben durch (teilweise) **funkfreie öffentliche Gebäude und Verkehrsmittel** ermöglicht werden. Die Ulmer Handwerkskammer hat dies durch Abschirmung ihres Gebäudes verwirklicht.

Schutz der Wohnung

Insbesondere muss der Staat den Schutz der Wohnung gewährleisten (siehe Europäische Menschenrechtskonvention, EMRK, Art. 8,1[176]). Die Mobilfunkversorgung in der Wohnung darf nicht erzwungen werden.

Der Versorgungsauftrag der Mobilfunkbetreiber erstreckt sich nicht auf den Innenraum von Wohnungen, denn dort gibt es die sogenannte Universaldienstleistung mit einem Festnetzanschluss.

Mobilfunkbetreiber sind keine Behörden und haben kein Recht, den Bürger quasi zu enteignen, wenn er keine Durchstrahlung seiner Wohnung wünscht.

Die Mobilfunkversorgung könnte sich in speziellen Wohngebieten auf das Freie beschränken. Hier wird das **St. Galler Modell**[177] als Beispiel einer funkreduzierten Zone angeführt.

Juristische Argumentation in Bezug auf Betreiber und gerichtliche Abweisung

Auch bei Versorgung über Kabel bleibt das Recht auf freie Kommunikation und Wirtschaft erhalten.

Der Schutz der Bewohner nach Grundgesetz und Europäischer Menschenrechtskonvention geht vor gegenüber dem Versorgungsauftrag mit Mobilfunk. Empfangslücken sind zuzumuten.

Bisher konnten Klagen geschädigter Anwohner mit Verweis darauf abgewiesen werden, dass ihre Empfindlichkeit nicht beachtet werden müsse („unbeachtliche besondere Empfindsamkeit"). Wenn aber keine Möglichkeit zum Ausweichen oder zur Versetzung des Senders an einen anderen Standort besteht, dürfen die Gerichte die Klagen nicht mehr abweisen, sondern müssen sich für Schutzmaßnahmen einsetzen.

Eine weitere Möglichkeit könnte sein, die Leistung der Sendeanlage zu verringern, so dass Abschirmung wirksam werden kann, ähnlich wie in Frankreich.

Notfalls hat der Geschädigte Anrecht auf eine mobilfunkfreie Zone.

Zusammenfassung

Die Forderung nach mobilfunkfreien Zonen ist nicht „irreal".

Wir haben in Deutschland ein vorsorgeorientiertes Rechts- und Wertesystem, deshalb ist es die **Pflicht des Staates,** den Bürger zu schützen und Vorsorgemaßnahmen zu ergreifen.

Beim Risiko durch Mobilfunk handelt es sich nicht um ein vernachlässigbares sogenanntes Restrisiko, sondern sehr viele Menschen sind mit hoher Wahrscheinlichkeit betroffen.

Von daher ist zwingend geboten, dass mobilfunkfreie oder zum Schutz der Wohnung funkreduzierte Zonen errichtet werden, mindestens deren Errichtung zugelassen wird, und Entsprechendes gilt für öffentliche Räume und Verkehrsmittel.

Weitestgehende Senkung der Funkstrahlung, Vermeidung und Abschirmung sind außerdem ein **Gebot der Menschlichkeit – und der Vernunft.**

Smart Home - Zukunftsaussichten, ironisch betrachtet

Herr Schmidgruber stieg aus seinem autonom fahrenden Auto, das ihn genau vor der Tür seines Reihenhauses abgesetzt hatte. Ein paar Klicks auf dem Smartphone, und schon entfernte es sich in Richtung Tiefgarage unter den Grünflächen der Wohnanlage. Die Wagen parkten dort selbsttätig auf einem der dreigeschossigen Stellplätze ein.

Am Eingang erfasste der seitlich angebrachte Scanner den Abdruck seines rechten Zeigefingers, die Haustür öffnete sich, und sofort ging das Licht im Inneren des Hauses an. Er hörte ein „Tok-tok“: Das war das Signal, dass sich die Lüftung mit leisem Rauschen in Betrieb setzte.

Nach fünf Minuten würde sie von selber wieder abschalten, wie er wusste.

Er legte seine Jacke in der Diele ab und stellte die Tasche auf den Boden, aus der er nun sein Tablet zog, sein Hauptarbeitsmittel, den „Controller“ für zu Hause. Sein Smartphone legte er auf die mit einer Spule präparierte Konsole, um den Akku wieder aufzuladen.

Da klapperte es und tackerte es. Robby näherte sich, der 60 Zentimeter hohe Roboter, den er sich zur Arbeitserleichterung angeschafft hatte.

„Guten Abend“, begrüßte ihn sein künstlicher Helfer mit schnarrender Stimme. „Haben Sie einen guten Tag gehabt?“ Dabei drehte er das Gesicht zu Herrn Schmidgruber und bewegte die Augäpfel, als würde er ihn anschauen.

Herr Schmidgruber winkte mit dem Zeigefinger in die Richtung von Robbys Kopf, was „ja“ bedeutete.

„Möchten Sie etwas essen?“ Herr Schmidgruber bedeutete ihm ebenso: „Ja.“

„Ein Käsebrot?“

Herr Schmidgruber schüttelte die rechte Hand, was „nein“ hieß.

„Möchten Sie einen Presssack mit Brot?“

„Ja.“

Während der Roboter sich am Kühlschrank zu schaffen machte, setzte sich Herr Schmidgruber an den Esstisch und kontrollierte auf dem Tablet die Einstellungen seines Hauses.

Lüftung, Heizung, Warmwasser, Strom, Zustand der Rollläden - alles war in Ordnung, nur beim Strom zeigte sich ein Mehrverbrauch am Vormittag - was hatte da stattgefunden? Er las das Symbol für die Waschmaschine.

Also musste er später Robby zur Maschine schicken, damit dieser die Wäsche herausnahm.

Der Roboter kam mit leisem Scheppern wieder und tischte ihm den Presssack mit Hausmacherbrot auf.

„Möchten Sie etwas trinken?“

Herr Schmidgruber schnippte bestätigend.

„Bier?“ Wieder bestätigte er.

Der Roboter wackelte zurück zum Kühlschrank. Herr Schmidgruber beobachtete ihn.

„Dass Robby nicht zwei Dinge auf einmal bringen kann, sollte noch verbessert werden“, dachte er.

„Auch seine Technik, wie er die Flasche öffnet!“

Dass er ihm kein Glas brachte, konnte Herr Schmidgruber verschmerzen. Der „Kleine“, wie er ihn manchmal liebevoll nannte, musste noch ausreifen.

Nun servierte Robby ihm die Flasche Bier und stellte sich neben den Tisch, als erwarte er weitere Aufträge.

„Möchten Sie, dass ich Ihnen die Zeitung vorlese?“

Herr Schmidgruber äußerte mit dem Zeigefinger ein Ja.

Robby begann, aus seinem Speicher laut vorzulesen. Er kannte die Vorlieben seines Besitzers: das lokale Blättchen mit seinen Nachrichten aus dem internationalen Sport und dem örtlichen Fußballverein.

Nach einer Weile legte Herr Schmidgruber die Hand auf die Schläfe des Roboters als Zeichen, dass dieser aufhören solle.

Heute konnte er die quäkige Stimme nicht mehr ertragen. Er hatte leichte Kopfschmerzen.

Stattdessen gab er Robby den Auftrag, die Wasch- und Trockenmaschine auszuräumen und die Teile zusammenzulegen.

Nach dem Essen verwandelte er seinen Stuhl mit ein paar Tipp- und Wischbewegungen auf dem Display in einen bequemen Fernsehsessel und rollte ihn vor den Fernseher, den er nun wiederum per Tablet einschaltete.

„Fiep-fiep“, tönte es und erinnerte ihn daran, dass er den abendlichen Kühl- und Gefrierschrank-Check noch nicht vorgenommen hatte. Auf seinem tragbaren Computer leuchteten die Symbole für die Lebensmittel, die nicht mehr in ausreichender Menge vorhanden waren: Joghurt, Butter, Tiefkühlerbsen, Tiefkühlfisch.

Auch zum Innenleben des Hängeschranks konnte er sich elektronischen Zugang verschaffen und sah, dass die Plastikdose mit dem leckeren Fertigmüsli fast leer war.

Das brauchte er dringend!

Was tat er nicht alles, um fit zu bleiben!

Er schickte dem Supermarkt eine Auftrags-E-Mail und erhielt ein paar Minuten später – angekündigt durch „Fiep-fiep“ - die Nachricht: Morgen früh zwischen sieben und halb acht würde ihm eine Drohne das Bestellte liefern.

„Hoffentlich fliegt sie rechtzeitig ein, bevor ich zur Arbeit aufbreche“, murmelte er. „Wenn dichter Luftverkehr herrscht, könnte sie sich verspäten...“

Dann wandte er sich wieder dem Fernsehen zu. Während er sich durch die Programme zappte, fiel sein Blick auf seine Smart-Watch. Unübersehbar zeigte sie an, dass ihm an diesem Tag noch Neunhundertachtundfünfzig Schritte für sein Aktivitätsprogramm fehlten.

Er ließ seinen Blick über den Esstisch in die Diele schweifen, in der sein Laufband und andere Trainingsgeräte standen.

Es war jetzt fast neun Uhr abends Uhr - nein, er war doch nicht der Sklave seiner Armbanduhr mit ihren sportlichen Animationen!

Stattdessen setzte er durch einen Schalter am Sessel hunderte von kleinen Elementen, die in der Lehne eingebaut waren, in Bewegung und genoss die Massage seiner Rückenmuskulatur. Vielleicht half das auch gegen die Kopfschmerzen!

Sein geruhsamer Fernsehabend wurde ein paarmal durch das melodische Klingeln seines Smartphones unterbrochen. Er nahm es hektisch wieder zur Hand: Zuerst war es ein Kollege, danach meldeten sich neue Internetbekanntschaften, und zuletzt rief noch der Chef an wegen verschiedener Fragen. Auf diese Weise konnte Herr Schmidgruber die betrieblichen Probleme von zu Hause aus klären, großartig!

Der Roboter war zurückgekehrt und wartete diskret wie ein englischer Butler an dem offenen Durchgang zwischen Küche und Wohnzimmer.

Während Herr Schmidgruber im Sessel lehnte und noch ein Bier trank - das er sich selber geholt hatte, was immerhin 30 Schritte ausmachte - , schaute er sich prüfend um.

An der Wand hinter ihm wurde vom Fernsehgerät ein täglich wechselndes Gemälde projiziert.

War das heutige Bild – eine Darstellung von großstädtischen Hochhäusern bei Nacht - nicht zu naturalistisch?

Die aus der Mode geratenen gedruckten Zeitschriften auf dem Beistelltisch: Konnte man sie als politisch korrekt einstufen, weder aufrührerisch – zu weit links - noch volksverhetzend – zu weit rechts?

Hatte Robby den russischen Wodka von gestern Nacht wieder weggeräumt?

Herr Schmidgruber war sich im Klaren darüber, dass der überdimensional große Bildschirm nicht nur für ihn zum Fernsehen geeignet war. Er diente auch dazu, unbekannten Personen - niemand wusste, um wen es sich handelte - , Einblick in sein Wohnzimmer zu verschaffen und die dort Lebenden zu beobachten. Daher legte Herr Schmidgruber Wert darauf, nicht unangenehm aufzufallen. Und wer konnte sicher sagen, dass die Ergebnisse der Beobachtungen nicht seinem Chef mitgeteilt wurden!

Die TV-Programme langweilten ihn. Wie jeden Abend gab es: die Informationsviertelstunden mit den immer gleichen sehr hübschen, aber blasiert wirkenden Sprecherinnen.

Sendungen über die Vorteile der Globalisierung.

Schöner Wohnen. Gewinnbringende Geldanlagen.

Über die eigene Verantwortung bei der Selbstoptimierung, durch bewusste und gesunde Ernährung, angemessenen Sport, richtiges Verhalten in der Partnerschaft.

Nach dem Tod seiner Frau, die an Hirntumor verstorben war, hatte er ein paar Versuche unternommen, neue Bekanntschaften zu schließen.

Wie schwierig war es doch mit den jungen Frauen, die ihn interessierten und die er alle über das Internet kennengelernt hatte! Mindestens das Essen musste er spendieren, wenn er sich mit ihnen traf - was ihn Geld kostete. Meist ließen sie sich aber nicht auf langfristige engere Beziehungen ein, und so verliefen seine Bemühungen im Sande.

Thema Geld: Rasch überprüfte er am Tablet den aktuellen Stand seiner intelligenten Zähler, für Wasser, Strom, die Fernwärmeheizung.

Er musste lächeln, wenn er daran dachte, wie sich die Menschen vor ein paar Jahren noch darüber aufgeregt hatten, wenn ihnen ein solch „smartes" Gerät in den Keller eingebaut wurde. Nur aus dem Grund, weil es mit Funk arbeitete, der nach ihrer Meinung gesundheitsschädlich war. Glücklicherweise hatte sich die Vernunft durchgesetzt!

Die Zähler nahmen alle fünf Sekunden Kontakt mit dem Energieversorger oder dem Wasserlieferanten auf, und diese hatten immer den genauen Überblick, welche elektrischen Geräte angeschaltet waren, wie viel Strom, Wasser oder Wärme verbraucht wurden. Sie konnten daraus sogar berechnen, wie viele Personen im Haus waren.

Ja, diese Zähler waren smart und clever! Herr Schmidgruber, nun schon etwas entspannter, schmunzelte in sich hinein. Er hatte ja nichts zu verbergen!

Und damit konnte er alle paar Minuten - wie praktisch! - auf zwei Stellen hinter dem Komma genau seine Verbrauchsdaten abrufen und feststellen, dass er, wieder einmal, gegenüber der letzten Woche 20 Kilowattstunden gespart hatte. Während er in der Firma war, konnten alle hauseigenen Geräte tagsüber in ausgewählten Niedriglastzeiten laufen.

Und wie sinnvoll war es doch, wenn der Energieversorger ferngesteuert die Waschmaschine, den Trockner und die Spülmaschine zu Zeiten anschaltete, in denen der Strom verbilligt geliefert wurde! Das war echter Fortschritt, umweltschonend!

Allerdings: Wenn es nachts passierte, fand er den Lärm der Wäscheschleuder schon lästig...und am Morgen musste er als Erstes Robby beauftragen, dass er die Maschine ausräumte.

Auf diese Weise konnte sich der Stromzähler, der beim Einbau überraschend teuer gewesen war, in ein paar Jahren rentieren.

Auch Robby kostete einiges an Energie. Herr Schmidgruber blickte zu ihm hinüber.

Er wirkte geradezu menschlich, mit seinem Kopf, den großen Augen, den schlanken Armen und dem wohlproportionierten Rumpf!

Ein letztes Mal kontrollierte Herr Schmidgruber anhand seines Tablets, ob alle technischen Einrichtungen im Gebäude den erwünschten Zustand hatten - Rollläden geschlossen, Lüftung auf halbstündliche Intervalle eingestellt, Heizung im nächtlichen Sparbetrieb - lauschte auf das bestätigende Piepsen und schlurfte ins Badezimmer.

Die Kopfschmerzen waren nicht viel besser geworden. Vielleicht würde es ihm helfen, wenn er früher als sonst zu Bett ging.

Aus dem Spiegel blickte ihm ein müdes, alt und faltig aussehendes Gesicht entgegen, mit grauen Haaren an den Schläfen. Das erstaunte ihn immer aufs Neue. Die Optimierung mit den Anti-Aging-Nahrungsergänzungsmitteln *(gegen das Altern wirkende Mittel)* schien nicht so ganz zu klappen.

Gewohnheitsmäßig kleidete er sich aus, es gab nur eine kurze Wäsche von Gesicht und Händen. Im Schlafzimmer legte er wie üblich Tablet und Smartphone auf die Konsole und stellte die Weckzeit ein. Er hatte sich gerade die leichte Synthetikdecke bis ans Kinn gezogen, als er entsetzt noch einmal hochschoss.

Er musste Robby zur Nacht in die Ladestation schicken! Einmal, um den Akku aufzuladen, aber vor allem, damit der „Kleine“ nicht von allein im Dunkeln durchs Haus geisterte!

Ein Klick auf das Tablet, und nun konnte er unter dem bläulichen Licht der gedimmten Leuchtdioden beruhigt einschlafen.

Im Traum erblickte er eine Wiese mit grünem Gras und drei uralten hohen Bäumen. Er lief darauf zu, aber stets, wenn er sich der Wiese näherte, schwebte sie hinweg. Sogar im Traum verspürte er eine heftige Enttäuschung.

Als er am Morgen erwachte, schmerzte sein ganzer Körper, und mühsam erhob er sich.

Die Verflechtungen von Industrie, Wissenschaft, Politik und Medien

Wie schaffen es die Konzerne, unsere Gesellschaft in ihren Klauen zu halten?
Ganz einfach: Wenn sie nicht schießen, dann kaufen sie. Sie kaufen fähige Köpfe und spannen sie vor ihren Karren.
Sie kaufen Studenten, die noch feucht hinter den Ohren sind, und gewöhnen ihnen das Denken ab. Sie geben falsche Dogmen aus und führen unter dem Deckmantel der politischen Korrektheit die Zensur wieder ein.
Sie sponsern Universitätsneubauten, diktieren den Lehrstoff, verteilen Lehrstühle an Leute, die ihnen in den Arsch kriechen, und Abweichler werden gemobbt. Ihr alleiniges Ziel ist es, die wahnwitzige Maxime unendlicher Expansion auf einem endlichen Planeten fortzuschreiben, mit permanentem Unfrieden als kalkulierbares Ergebnis.
John le Carré, „Absolute Freunde"[178]

Eine Interessengemeinschaft

Ja, wie schaffen es die Konzerne, unsere Gesellschaft in den Klauen zu halten?

Nicht nur mit den obengenannten Mitteln.

Es gelingt ebenso mit einer kleinen, feinen Gruppe von industriefreundlichen Wissenschaftlern, einer verschworenen Truppe, deren Mitglieder in bestehende Gremien eingeschleust oder in hervorragende Positionen eigens neugegründeter Organisationen versetzt werden, mit den Angehörigen einer Interessengemeinschaft, die sich gegenseitig die Bälle zuspielen.

Der neuseeländische Wissenschaftler Neil Cherry zeigte auf, wie eine Handvoll Personen ihr Ziel erreichte, die wissenschaftliche Diskussion über Mobilfunk weltweit zu beherrschen.

So heißt es bei Cherry in einer Schrift von 1999[179], in der er die geplante Übernahme der ICNIRP[180]-Grenzwerte durch die neuseeländische Regierung kritisierte:

Die Behauptung, es gebe keine gesundheitsschädlichen Wirkungen von Mobilfunk (außer solche durch übermäßige Erwärmung), wird ständig wiederholt, schriftlich und mündlich, von der ICNIRP,

von der internationalen Strahlenschutzvereinigung IRPA[181],

von der Weltgesundheitsorganisation WHO[182], unter deren Aufsicht das EMF-Projekt des Australiers Dr. Michael Repacholi[183] durchgeführt wurde, und von den neuseeländischen, australischen und britischen Strahlenschutzbehörden.

Die leitenden Beamten dieser Körperschaften schließen sich dieser Ansicht an.

Ein führender Verfechter dieser Position ist eben der genannte Dr. Michael Repacholi, der Beamter bei der WHO ist und vormals Vorsitzender von ICNIRP und IRPA und zusätzlich des australischen Radiofrequenz[184]-Normierungskomitees war.

Repacholi vertrat diese Auffassung in Fernsehen, Radio und Presse,

in Übersichten (Reviews) von ICNIRP, IRPA und WHO und als vereidigter Sachverständiger bei einer Anhörung des Planungsgerichtshofes in Christchurch 1995.

Auch sämtliche Mitarbeiter der genannten Behörden geben diesen Standpunkt als eigene Meinung wieder.

Diese Position steht in starkem Gegensatz zu den epidemiologischen Forschungen und Laboruntersuchungen, die Dr. William Ross Adey durchgeführt hat. Adey ist (seit den siebziger Jahren) einer der weltweit führenden Wissenschaftler auf dem Gebiet der elektromagnetischen Strahlung. *(zusammengefasst nach Cherry 1999, d. Verf.)*

Es besteht meines Erachtens kein Zweifel daran, dass es sich bei den deutschen Behörden wie Bundesamt für Strahlenschutz (BfS) und Strahlenschutzkommission (SSK) nicht wesentlich anders verhält.

Und wie steht es mit den Medien? Geben sie nur die amtlichen Verlautbarungen wieder, oder nutzen sie auch andere Quellen?

Insgesamt erfüllen sie die Aufgabe, die sie in einer Demokratie wahrnehmen sollten, nur unzureichend: die Öffentlichkeit unparteiisch zu informieren und die politischen Vorgänge zu kommentieren und zu analysieren.

Meiner Meinung nach ist es sehr problematisch, dass eine derartige (für den Laien nicht auf den ersten Blick durchschaubare) Klüngelwirtschaft von Presse, Rundfunk und Fernsehen nicht stärker ins Licht der Öffentlichkeit gerückt wird, obwohl Gesundheit und Leben der Bevölkerung davon abhängen.

Die Rolle der Medien

Im Folgenden sollen Beispiele dafür vorgestellt werden, wie die Industrie sich der Medien bedient, um ihre wirtschaftlichen Ziele durchzusetzen.

Wiederkehrende Zeitungsmeldung: „Angst macht Beschwerden“

Seit Jahren wird z. B. in Zeitungen immer wieder eine Untersuchung aus der Mainzer Universität, durchgeführt von den Psychologen Witthöft und Rubin[185], zitiert. In verschiedenen Varianten wird dabei als angeblich neue Erkenntnis aus der Studie vorgetragen, dass es die Angst vor dem Funk sei, die die Symptome hervorrufe.

Das war aber mitnichten das Ergebnis der Studie.

Von den beteiligten Journalisten wird nicht genau recherchiert, der eine schreibt vom anderen ab, es wird der Nocebo-Effekt[186] verantwortlich gemacht - ein wissenschaftlich wenig tragfähiges Konzept...

Aber der Reihe nach. Unzulängliche oder schlicht fehlerhafte Informationen zu Mobilfunk und über elektro(hyper)sensible Menschen werden über viele Kanäle und mittels zahlreicher Helfer verbreitet.

Industrienahe Wissenschaftler

Manchmal liegt es schon an den Wissenschaftlern selber, die enge Verbindungen zur Industrie haben, dass Falschmeldungen verbreitet werden. Jeder Forscher muss heute, wenn er etwas veröffentlicht, mögliche Interessenkonflikte nennen, z. B. welche Organisation sein Projekt gefördert hat. Aber ergeben sich daraus Konsequenzen?

Über **Rubin**, einen Psychologen am berühmten King`s College in London, ist z. B. bekannt: Er erstellte gegen Bezahlung ein Gutachten zum Aufbau eines WLAN-Projektes der anglikanischen Kirche und ist Mitglied einer (industrienahen) Beratergruppe zu nicht-ionisierender[187] Strahlung. Er gab als Co-Autor eines Zeitschriftenüberblicks zu umweltbedingten Unverträglichkeiten mehrere Interviews.

Der Psychiater **Wessely** fällt seit Jahren in wissenschaftlichen Arbeiten durch seine irreführenden Behauptungen auf, es gebe keine Multiple Chemikaliensensibilität (MCS-Syndrom) und kein Vietnam- bzw. Golfkriegssyndrom[188] bei den US-amerikanischen Kriegsveteranen.

Wie wirkt sich diese Einstellung aus, wenn er im Rahmen einer Studie mit MCS-Kranken arbeitet?

Studie zur Berichterstattung in britischen Zeitungen

Neben der oben kurz erwähnten Studie, die die beiden Psychologen, Rubin und Witthöft, erarbeiteten, ist eine von **Eldridge-Thomas und Rubin** aus dem Jahre **2013**[189] von Interesse.

Dabei wurde gezählt und vermerkt, wie häufig und in welcher Art und Weise in Zeitschriften über die sogenannte Idiopathische umweltbedingte Unverträglichkeit, die elektromagnetischen Feldern zugeschrieben wird, berichtet wurde. Die Autoren kritisierten u. a., dass manche Zeitungsjournalisten in einer Weise schrieben, als gäbe es wirklich eine Unverträglichkeit von elektromagnetischen Feldern. Sie selber vertreten hartnäckig die Überzeugung, dass keine Verbindung zwischen den vielfältigen Beschwerden der sogenannten elektro(hyper)sensiblen Menschen und EMF existiere. Deshalb benutzten sie auch die Bezeichnung IEI-EMF statt Elektro(hyper)sensibilität (EHS).

In anderen wissenschaftlichen Studien drücken Forscher ihre Zweifel an dem Vorhandensein von Elektro(hyper)sensibilität durch folgende Begriffe aus: „selbstberichtete“ oder „subjektiv behauptete“ Elektro(hyper) sensibilität oder durch Anführungszeichen. Sie begründen dies mit Verweis darauf, dass Elektro(hyper)sensible bei Tests nicht zuverlässig und prompt sagen könnten, ob elektromagnetische Felder an- oder ausgeschaltet seien.[190]

Unterschlagen wird von industrienahen Forschern, dass es längst gut aufgebaute Studien gibt, die nachweisen, dass Individuen auf ganz bestimmte Frequenzen elektrosensibel reagieren können.

- Beispielsweise liegt eine Studie von **Rea 1991**[191] vor. Rea testete die individuell wirksamen Frequenzen aus und führte dann verblindete Tests mit diesen Frequenzen durch.
- Eine Untersuchung von **Leitgeb 2007**[192]: Er fand, dass Personen, die angaben, auf Funk elektro(hyper)sensibel zu sein, überzufällig häufig in einer anerkannten Testsituation auch auf niederfrequente Felder reagierten.
- In einer Dissertation an der ETH Zürich **(Müller, C. H. 2000** mit Leitgeb als Korreferent[193]) wurden sehr sorgfältig die Unterschiede zwischen Elektro(hyper)sensiblen und Nichtbetroffenen (z. B. im Schlafverhalten) herausgearbeitet.

Vergleich von MCS- und EHS-Betroffenen mit Eremiten

Boyd und **Rubin** sowie **Wessely** vom King`s College stellten 2012 in einer kleinen Untersuchung[194] einen Vergleich an zwischen Eremiten früherer Zeiten und denjenigen, die in unserer Zeit aus der Gesellschaft flüchten, um giftigen Chemikalien und/oder elektromagnetischen Feldern auszuweichen (MCS- und EHS-Kranke). Die Autoren nutzten dafür Berichte der betroffenen Personen selbst oder Schilderungen durch die Zeitgenossen und kamen zu der nicht gerade tiefgründigen Schlussfolgerung, dass es immer schon Menschen gegeben habe, die sich von der Gesellschaft absonderten und in der Einsamkeit lebten.

Aber, so fragt sich der Leser, ergibt dieser Vergleich einen Sinn? In dem einen Fall sind es Menschen, die sich aus freiem Willen in die Wüste oder Waldregionen zurückziehen, um sich in Gebet und Meditation ganz ihrer Religion zu widmen, und die häufig von der Bevölkerung als Heilige verehrt werden.

Im anderen Fall sind es Personen, die - sofern man ihre Angaben ernstnimmt - in unserer üblichen Alltagswelt unter heftigsten Beschwerden leiden und die um Gesundheit und Leben fürchten. Sie verzichten notgedrungen auf alle Bequemlichkeiten der modernen Zivilisation und fliehen in eine abgeschiedene Gegend. Dort fühlen sie sich zwar rasch besser, verlieren aber ihre normalen mitmenschlichen Kontakte, ihre Arbeit, ihr Vermögen und werden von der Gesellschaft nicht verstanden, teilweise sogar verachtet. Motive und Lebenssituation sind also ganz gegensätzlich.

In dieser Arbeit findet sich eine erstaunliche und für Forscher nicht zulässige Voreingenommenheit: Die Selbstaussagen der Betroffenen werden nicht in ihrer Bedeutung gewürdigt und ernsthaft behandelt. Statt sich mit der vorliegenden wissenschaftlichen Literatur zu Multipler Chemikaliensensibilität und Elektro(hyper)sensibilität zu beschäftigen, gaben die Autoren eine psychologische Interpretation zu deren Verhalten.

Das ist ähnlich, wie wenn der Patient zum Arzt sagt, er habe immer noch Schmerzen, und dieser antwortet ihm, das könne nicht sein, er habe schon genug Medikamente eingenommen, und die Schmerzen seien eingebildet und kämen von seinen psychischen Problemen. (Über diese Zeiten sind wir ja hoffentlich hinaus!?)

Mit dieser Untersuchung wird, so ist zu befürchten, das in der Öffentlichkeit (und bei den Autoren?) herrschende Vorurteil bedient, dass es sich bei Menschen, die angeben, an Multipler Chemikaliensensibilität oder Elektro(hyper)sensibilität zu leiden, um Sonderlinge handele, um eine Art Sekte. Oder um psychisch Kranke, wie man aus der Wortwahl der Autoren schließen könnte, die von Verfolgungsängsten und Zwängen sprechen.

Mainzer Studie zu warnenden Medienberichten

Bei der nächsten Arbeit, die hier etwas ausführlicher diskutiert werden soll, geht es um die Untersuchung von **Witthöft und Rubin 2013** (s. dazu **Aschermann 2014**[195]**).** Für die Studie wurden die Teilnehmer anhand von Fragebögen zu psychischen und körperlichen Beschwerden befragt, nach Besorgnissen bezüglich EMF und ob sie ihre Beschwerden auf EMF zurückführten.

Der Versuchsgruppe wurde ein drastisches Video über die Gefährlichkeit von WLAN gezeigt, der Kontrollgruppe ein Film über Datensicherheit bei Mobiltelefonen. Danach wurden beide Gruppen informiert, dass sie nun einem sehr wirksamen neuen WLAN ausgesetzt würden - es handelte sich aber um eine Scheinbestrahlung.

Die anschließende Befragung ergab, dass etwa die Hälfte der Studienteilnehmer, sowohl aus der Versuchs- als auch aus der Kontrollgruppe jetzt vermehrt Symptome nannte, d. h. unabhängig von dem Video, das sie gesehen hatte.

Nur bei der vermutlich kleinen Untergruppe der (laut Fragebogenauswertung) besonders Ängstlichen fand man einen statistisch signifikanten Zusammenhang mit dem WLAN-Film.

Weshalb die Zahl der Teilnehmer mit Beschwerden in beiden Gruppen so hoch war, wurde nicht begründet bzw. erforscht. Lag es, wie die Verfasserin erwog, möglicherweise an der Hintergrundbelastung im Labor durch die Notebooks für die Teilnehmer oder einer von außen einfallenden Funkstrahlung? Da beide Autoren die Existenz von Elektro(hyper) sensibilität bestreiten, ziehen sie eine eventuell vor Ort vorhandene starke elektromagnetische Belastung gar nicht in Betracht.

Oder lag es daran, dass der Versuchsleiter vor der Scheinbestrahlung eine regelrechte Show veranstaltete, wie Witthöft es im Bericht der Uni-Pressestelle schilderte? Eine Show jedoch hat einen suggestiven *(stark* be*einflussenden)* Effekt auf die Probanden und widerspricht der Forderung, dass ein Versuchsleiter sich neutral verhalten solle.

Das Echo in den Medien war jedenfalls das gewünschte: „Schon die Angst macht Beschwerden“, so oder ähnlich titelten die Zeitungen.

Ein besonders eindrücklicher Missgriff wurde von einer Journalistin einer Schweizer Zeitung begangen: „Bei Anruf Hysterie. Studien zeigen, dass Beschwerden beim Telefonieren mit dem Handy reine Einbildung sind."

Sie hatte wohl übersehen, dass es in der Studie um WLAN ging, nicht ums Handy, und dass auch die Hälfte der Kontrollgruppenteilnehmer, die den WLAN-Film nicht gesehen hatten, betroffen war. Ihre Bemerkung zu einer gänzlich anderen Studie (aus dem DMF[196]), die angeblich die „Einbildung" bewies, ging ebenfalls fehl.

Aber das behauptete Ergebnis „Die Angst macht Beschwerden" taucht seitdem in unregelmäßigen Abständen in den Medien auf, ohne erneute Prüfung. Vermutlich soll damit belegt werden, dass Elektro(hyper) sensible aufgrund ihrer „Psyche" Symptome entwickeln, dass sie sich etwas „einbilden".

Damit werden die leidgeprüften Elektro(hyper)sensiblen herabgewürdigt. Sollen mit dem Mittel der Diffamierung die Betroffenen mundtot gemacht werden, um die Interessen der Industrie zu schützen?

Die Rolle des EMF-Projektes der WHO

Für dieses Vorgehen gibt es tatsächlich eine Art Handlungsanweisung. Sie wurde unter dem Vorsitz von Repacholi, der bekanntlich das EMF-Projekt bei der WHO leitete, bei einer Konferenz 2004 in Prag erstellt und in einem Merkblatt (Fact sheet 296[197]) der Behörde veröffentlicht.

Hier heißt es ausdrücklich, dass die Ursachen von Elektro(hyper) sensibilität nicht bekannt seien und ein Bezug zu EMF nicht nachgewiesen sei. Ärzte sollten sich auf die Symptome und das klinische Bild konzentrieren und nicht auf das Bedürfnis des Patienten eingehen, die EMF-Belastung zu verringern. Zudem solle eine medizinische und eine psychologische Untersuchung erfolgen.

Ohne dies direkt (und damit anfechtbar) auszudrücken, wird eine psychische Verursachung von Elektro(hyper)sensibilität nahegelegt.

Können auch Sie dies kaum glauben? Dann geht es Ihnen wie mir, als ich das erste Mal davon erfuhr.

Ganz im Sinne des Fact sheet 296 wurde am Schluss der genannten Untersuchung von **Eldridge-Thomas und Rubin** der Rat an die Journalisten erteilt, sie sollten sich stärker engagieren, die Bevölkerung über EMF aufzuklären - , vermutlich im Sinne der Industrie.

Die Zusammenfassung der Autoren: „Die weitverbreitete dürftige Berichterstattung ist enttäuschend und hat das Potenzial, noch mehr Menschen zu ermutigen, ihre Symptome fälschlicherweise elektromagnetischen Feldern zuzuschreiben. Wissenschaftler sollten weiterhin bemüht sein, dem entgegenzuwirken."

Haben die industrienahen Wissenschaftler inzwischen „Erfolg" mit dieser „Aufklärungsstrategie"?

Ähnlich auch **Witthöft und Rubin**, die in sehr gedrechseltem Stil den immer wieder erhobenen Vorwurf aufgreifen, dass diejenigen, die vor neuen Techniken warnen, erst recht Ängste schüren würden.[198]

Industriefreundlicher Artikel in der „ZEIT"

Die meisten in der Bevölkerung erkennen eine Verbindung ihrer Beschwerden mit Mobilfunk, WLAN u. ä. noch nicht, obwohl sie selbst leiden; ihre Begründung für die Symptome: Schuld seien „die Probleme, der Stress, das Alter!" Viele Menschen schätzen die bequeme Art des Kommunizierens und die stets verfügbare Unterhaltungsmöglichkeit über das Smartphone.

Die Medien nehmen ihren Auftrag in vielen Fällen nur ungenügend wahr, den Menschen die Ergebnisse unabhängiger wissenschaftlicher Studien nahezubringen und damit zu erhöhter Vorsicht aufzurufen. (Jedoch schlägt sich inzwischen bereits in den objektiven Daten der Krankenkassenberichte nieder, dass die Erkrankungen zunehmen.)

So wurde in einem umfangreichen Artikel in der ZEIT vom August 2013 (im Internet unter dem Titel „Verstrahlt") eine große Anzahl von Studien zu mobilfunkbedingten Schäden unterschlagen, obwohl die Journalisten sie nachweislich kannten.

Stattdessen wurde Professor Alexander Lerchl, einem prominenten Vertreter derjenigen Wissenschaftler, die athermische Schäden abstreiten, viel Raum gegeben, seine Meinung darzustellen. Er behauptete, dass Studien, die Schäden durch oxidativen Stress nachwiesen, „Mumpitz" seien. Die Einstufung der Handystrahlung als „möglicherweise krebserregend" durch die Internationale Krebsagentur im Jahre 2011 spielte er herunter und forderte eine Rücknahme der Einstufung. Die ZEIT-Autoren zitierten amtliche Stellungnahmen, ohne sie zu hinterfragen.

Die Rolle der Politik - auf nationaler und auf EU-Ebene

Wie verhält es sich nun mit der Politik, die verantwortlich ist für die Einführung der geltenden Grenzwerte?

Die Bundesregierung beruft sich auf die Beratung durch ihre untergeordneten Behörden, das Bundesamt für Strahlenschutz (BfS) und die Strahlenschutzkommission (SSK). Beide haben eine enge Verbindung zur ICNIRP. Die Münchner Abteilung des BfS ist sogar im selben Gebäude wie die ICNIRP untergebracht und teilt sich eine Sekretärin mit ihr(!). Eine staatliche Behörde bzw. umgekehrt eine Mitarbeiterin in einem Interessenkonflikt?

Die ICNIRP lieferte bekanntlich die Empfehlungen für die Grenzwerte, BfS und Umweltministerium übernahmen sie. Einzelne Personen dieser Institutionen waren eine Zeitlang Mitglieder bei der ICNIRP, dann beim BfS, bei der SSK oder in anderer zeitlicher Reihenfolge.

Die ICNIRP bezeichnet sich selbst als einen unabhängigen Verein. Der Blick auf die exklusive Liste von maximal 14 Mitgliedern, teilweise der Elektroindustrie nahestehend, könnte nach Ansicht der Verfasserin an der Unabhängigkeit zweifeln lassen. Die Mitglieder werden auserwählt, und zwar in der Regel, nachdem sie vorher zum Kreis der ICNIRP-Berater gehörten. So ist Kontinuität gewährleistet.

Die Abhängigkeit der Politik

Die deutsche Regierung nahm durch die Lizenzverkäufe von Frequenzen viel Geld ein, allein für UMTS 50 Mrd. Euro. Würde sie vertragsbrüchig, kämen riesige Schadenersatzforderungen der Mobilfunkfirmen auf sie zu.

Nicht zu vergessen sind Tausende von Lobbyisten, die im Bundestag und ebenso bei den europäischen Institutionen aus- und eingehen. Dabei sind oft gar nicht so sehr direkte Bezahlung oder Geschenke an die Politiker entscheidend, sondern die Möglichkeit der Einflussnahme sowie die Vergabe von Posten.

Bei den beratenden Institutionen auf europäischer Ebene wie z. B. der beratenden Gruppe SCENIHR (Scientific Committee on Emerging and Newly Identified Health Risks)[199] spielte sich Ähnliches ab.

Hier wurden - scheinbar demokratisch - Befragungen von Fachleuten und interessierten Organisationen (u. a. Selbsthilfegruppen) durchgeführt nach Hinweisen auf Schäden (hier durch Mobilfunk), ohne dass die Antworten im Ergebnis Berücksichtigung fanden. Das könnte eventuell daran liegen, dass die SCENIHR-Arbeitsgruppe durch die beratenden Experten, von denen die meisten der ICNIRP angehörten, dominiert wurde. ICNIRP-Mitglieder hatten die Möglichkeit, die Studien zu bestimmen, die die Grundlage für die Entscheidungen bildeten, und die ihnen nicht genehmen unter den Tisch fallen zu lassen.

Immerhin gelang es in den letzten Jahren zweimal, die Europäische Bürgerbeauftragte (Ombudsman Emily O'Reilly) für Stellungnahmen[200] zu gewinnen, die die Macht der industrienahen Wissenschaftler und Industrievertreter eingrenzen könnten.

Die Zukunft wird zeigen, ob die Vorschläge der Bürgerbeauftragten etwas bewirken.

Sucht und Energielosigkeit bei der Bevölkerung

Die beschriebenen engen Verflechtungen zwischen Staat, Industrie und WHO, industrienahen Wissenschaftlern und einem großen Teil der Medien dürften der Grund dafür sein, dass die Bürger über die Risiken der Mobilfunktechnik nicht unmissverständlich aufgeklärt werden. Dies bleibt wenigen Umweltverbänden überlassen.

In den letzten Jahren hat sich ein weiterer Faktor herauskristallisiert. Nach allem, was seither bekannt wurde, können Smartphones, Internet und soziale Medien offenbar bei den Nutzern zu süchtigem Verhalten führen. Dadurch sinkt deren Motivation, sich mit den Risiken der Technik zu befassen, noch weiter ab. Die typischen Folgen einer anhaltenden Sucht (Vernachlässigung anderer Interessen und lebensnotwendiger Tätigkeiten, Umgang mit Handy und ähnlichen Geräten bis zur Erschöpfung, Selbstgefährdung) sind schon bei manchen jungen Leuten zu erkennen.

Unzureichend aufgeklärt, glauben tatsächlich die meisten Menschen, dass sie ihre Handys, Tablets u. a. weiterhin gefahrlos nutzen können. Diejenigen, die schon funkbedingt erkrankt sind, fühlen sich unter Umständen zu schwach, um bei der Aufklärung mitzuwirken, oder sie haben resigniert.

Gesellschaftliche Risiken

Aber es sind nicht nur die Risiken für die körperliche und geistig-seelische Gesundheit, die von den zahlreichen Strahlenquellen unseres Alltags ausgehen. Es gibt auch soziale Bedrohungen, die allmählich einer noch kleinen Minderheit bewusst werden: Dass die erwünschten Erleichterungen des Alltagslebens mit immer stärkerer Überwachung des Einzelnen und der gesellschaftlichen Gruppen durch die multinationalen Konzerne einhergehen.

Damit geraten unser soziales Leben und unsere Freiheit in Gefahr.

Auf der einen Seite ist die gesundheitliche Katastrophe aufgrund der Dauerbestrahlung der gesamten Bevölkerung absehbar. Sie wird unser

Gesundheitswesen überfordern und unsere Gesellschaft als Ganzes in der Zukunft in kaum vorstellbaren Maße prägen - wenn nicht jetzt noch, buchstäblich in letzter Minute, gegengesteuert wird.

Auf der anderen Seite wird unsere Demokratie gefährdet, wenn die Konzerne durch Speicherung und Auswertung der Daten der Bürger immer mehr Macht gewinnen und aus den freiwillig oder zwangsweise erhobenen Angaben (Gesundheitsdaten!) Kapital schlagen. Menschen werden nur noch als Konsumenten begriffen; die Grenzen zwischen kommerzieller Werbung und totaler Kontrolle sind fließend.

Um diese gesellschaftliche Entwicklungen kritisch zu begleiten und, wenn irgend möglich, noch abzuwenden, benötigen wir dringend gewissenhaft forschende und aufrechte, mutige Journalisten, Redakteure und Filmemacher.

Neuropsychiatrische Störungen und ihre Folgen für die Gesellschaft - Ein Überblick über die Entwicklung der letzten zwanzig Jahre

Erste Beobachtungen zu neuropsychiatrischen Störungen

1996/97 stellte Frau Dr. A., niedergelassene Nervenärztin und Psychotherapeutin, ein neuartiges Krankheitsbild bei manchen ihrer Patienten fest.

Diese wurden wie üblich vom Hausarzt zur Psychotherapie überwiesen. Jedoch befanden sie sich nach dem Eindruck der Therapeutin in einem Zustand, in dem tiefer gehende Gespräche kaum möglich waren. Sie wirkten auf sie, als seien sie körperlich krank, mit einem geröteten, geschwollenen Gesicht und fiebrigen Glanz in den Augen.

Zu Beginn der Sitzung überfielen einige die Ärztin regelrecht mit einem Redeschwall, waren hektisch und unkonzentriert und nahmen Fragen oder Überlegungen nur unzureichend auf. Andere jammerten darüber, dass sie nicht wüssten, was mit ihnen los sei. Nach kurzer Zeit, unter Umständen nach nur einer halben Stunde, waren sie sichtlich erschöpft. Das war keine gute Voraussetzung dafür, sich über das eigene Verhalten und die damit verbundenen Gefühle Gedanken zu machen!

Die meisten dieser Patienten klagten über heftige Körperbeschwerden, Kopf-, Muskel- und Gelenkschmerzen, Schlafstörungen und Unruhe.

„Ich kenne mich selbst nicht mehr", „Ich bin wirr im Kopf", „Ich raste dauernd aus", waren Klagen, die die Medizinerin immer wieder zu hören bekam.

Mehrere berichteten auch über Gedächtnisstörungen - vor allem das Kurzzeitgedächtnis war betroffen - , über Konzentrationsstörungen und Fehlhandlungen: „Ich mache eben so viel Unsinn", z. B. habe er oder sie die Zigaretten in den Kühlschrank gelegt, auf den Toilettendeckel uriniert oder die volle Teekanne in den Ausguss geleert. Oder sie nannten Wortfindungsstörungen („Ich sage ein falsches Wort, obwohl ich genau weiß, dass es falsch ist“).

Auch die Stimmung war verändert: depressiv, ängstlich oder, selten, hypomanisch[201].

Im Vordergrund standen allerdings die zahlreichen neuaufgetretenen und von den Patienten als schwerwiegend empfundenen körperlichen Symptome.

Frau Dr. A. listete auf: Schlafstörungen, Kopfdruck, rheumaartige Schmerzen. Einer hatte eine Venenthrombose am linken Auge (d. h. er war halbblind), ein anderer an den Beinen. Außerdem wurden Gallenblasen- und Verdauungsbeschwerden genannt. Zwei jüngere Frauen hatten aus heiterem Himmel einen Schlaganfall erlitten. Eine Frau klagte über extreme Schwäche mit Unfähigkeit zu normalen Aktivitäten. Manche hatten Fieber.

Frau Dr. A. hatte, im Gegensatz zu den überweisenden Ärzten, ihre Zweifel, dass diese geistig-seelischen Beschwerden in Kombination mit den auffälligen körperlichen Störungen psychisch verursacht waren.

Anfragen bei den Gesundheitsämtern - ob vielleicht eine neuartige Virusepidemie in der Region ausgebrochen sei? - führten nicht zu einer Klärung.

Kollegen, mit denen sie darüber diskutierte, hatten nichts Ähnliches bei ihrer Klientel gesehen.

Auch beim Robert-Koch-Institut in Berlin, das für die Gesundheitsüberwachung in Deutschland zuständig ist, war nichts bekannt.

Im Laufe der Monate kristallisierte sich für Frau Dr. A. das Gemeinsame bei diesen Patienten heraus: Alle wiesen sie auffällige **neuropsychiatrische Störungen** auf, oder, wie man es früher nannte, hirnorganische Symptome. Es handelt sich dabei um Funktionseinschränkungen des Gehirns aufgrund irgendeiner organischen *(körperlichen)* Ursache, sie sind nicht durch seelische Erlebnisse bedingt.

Dazu gehören die kognitiven Störungen (Störungen der Informationsverarbeitung wie z. B. Erinnern, Aufmerksamkeit und Konzentration, Zuhören, Lernen und weitere Denkvorgänge) und Veränderungen im emotionalen Bereich.

Von den Neurologen werden akute und chronische Hirnfunktionsstörungen unterschieden.

Als Beispiel sei die Alkoholvergiftung unterschiedlicher Schweregrade angeführt: erstens die leichte Form, der allen bekannte Schwips, eine akute und vorübergehende Beeinträchtigung des Gehirns mit mehr oder weniger unkontrolliertem Verhalten und häufig Lustigkeit, zweitens die schwere Form, das Koma, das z. B. als Folge des zeitweise bei Jugendlichen beliebten Wetttrinkens (sogenanntes „Komasaufen“) auftrat.

Zu den chronischen Formen neuropsychiatrischer Krankheitsbilder gehören die Demenz und die Wesens- oder Persönlichkeitsveränderungen.

Worum handelt es sich dabei?

Ein an **Demenz** Erkrankter erleidet nach und nach einen Verlust seines Gedächtnisses, beginnend mit dem Kurzzeitgedächtnis, und seines Orientierungsvermögens. Später gehen andere Fähigkeiten ebenfalls verloren.

Demgegenüber sind **Persönlichkeitsveränderungen** lediglich durch eine Abnahme der feineren geistig-seelischen Regungen gekennzeichnet. Das Resultat sind mangelnde Flexibilität, Starrsinn, fehlendes Urteilsvermögen, Entscheidungsschwierigkeiten.

Antriebsstörungen können ebenfalls vorliegen, was nach außen wie Langsamkeit aussieht oder als „Faulheit“ interpretiert wird. Herabgesetzte Leistungsfähigkeit und rasche Erschöpfbarkeit sind ebenfalls typisch.

Bei den Schwankungen der Stimmung und der Emotionen wird von der Umgebung üblicherweise nicht erkannt, dass sie hirnorganisch bedingt sind. Nur die sehr massiven und unkontrollierten Affektausbrüche, die aus geringstem Anlass stattfinden, werden als krankhaft wahrgenommen.

Mit Reizbarkeit wird ein Dauerzustand bezeichnet: Jemand geht „leicht in die Luft“.

Betroffene sind z. B. depressiv verstimmt, unruhig-ängstlich, manche heiter und „aufgedreht". Bemerkenswert ist, dass Hypomanie von der Umgebung nicht selten als normal oder sogar als besonders gesund und kraftvoll eingeschätzt und das „Aufgeputschtsein" nicht als solches wahrgenommen wird.

Aggressivität und Selbstmord

Patienten, die sich in psychotherapeutische Behandlung begeben, berichten eher selten darüber, dass sie aggressiv geworden seien. Sie wenden sich an die Praxis, weil sie depressiv, ängstlich, missgestimmt oder traurig sind.

Aus Zeitungsmeldungen ist jedoch zu entnehmen, dass aggressive Handlungen heute viel häufiger vorkommen. Beschrieben werden Attacken gegenüber wildfremden Personen auf der Straße, gegenüber Polizisten, sogar gegenüber Krankenhauspersonal.

Beispielsweise gingen zwei alte Damen zwischen 70 und 80 Jahren beim Schneeräumen mit Schaufeln aufeinander los, 15-jährige Mädchen verletzten sich krankenhausreif bei einer Schlägerei, junge Männer pöbelten erst ihnen unbekannte Menschen an und schlugen und traten sie dann.

Bei Selbstmord richtet sich die Aggressivität gegen die eigene Person. Verschiedene Studien ergaben eine Zunahme von Selbstmordfällen.

In den Zeitungen wurde vor ca. acht Jahren über eine Suizidhäufung bei Telefonkonzernen in Frankreich, China und Deutschland berichtet. Für diese Firmen ist es selbstverständlich, ihre Grundstücke und Dächer für Mobilfunksendeanlagen zur Verfügung zu stellen. Ob nun schlechte Arbeitsbedingungen (wie die Presse meldete) oder eventuell ein funkbedingter Verwirrtheitszustand zu den autoaggressiven Handlungen beitrugen, müsste genauer untersucht werden.

Nachdem in Israel TETRA[202] in Betrieb genommen worden war, begingen junge wehrdienstpflichtige Soldaten vermehrt Selbstmord. Die Serie wurde mit dem Drill und der Abwesenheit von zu Hause erklärt.

Die sehr durchdringende TETRA-Strahlung wurde in den offiziellen Stellungnahmen nicht als mögliche Ursache berücksichtigt.

Vor einigen Jahren lief in Japan ein junger Mann über eine belebte Geschäftsstraße und stach mit dem Messer wahllos auf Passanten ein. Dabei rief er: „Ich hasse euch alle!“

Wie kam es dazu? Spielte die elektromagnetische Belastung mit hinein? Japanische Städte waren schon vor Jahren in elektronischer Hinsicht extrem hoch aufgerüstet. War es dort ähnlich wie jetzt auch in deutschen Einkaufszentren: Elektronikläden und Telefonshops dicht nebeneinander, WLAN-Hotspots, die überall das Surfen im Internet ermöglichen sollen, mit entsprechender Strahlenbelastung?

Eine interessante Frage, Beweise kann ich nicht erbringen, aber die Überlegungen sind es wert, sie weiterzuverfolgen.

Andere Verhaltensstörungen

Hikikomori

Ebenfalls in Japan leiden Heranwachsende an einer neuartigen Entwicklungsstörung, man nennt sie Hikikomori („die, die sich einschließen“). Es sind fast immer junge Männer, geschätzt ein Prozent der Bevölkerung, die sich völlig von der Familie und Umwelt abkapseln. Sie scheinen über Jahre hinweg nur noch in der virtuellen Welt zu leben und besuchen weder die Schule noch absolvieren sie eine Ausbildung. Stattdessen sitzen sie die ganze Nacht vor dem Computer, dem Videogerät oder der Musikanlage und schlafen tagsüber - d. h. es besteht eine Umkehr des Schlafrhythmus, wie man sie auch bei Elektrosensiblen findet.

Die Eltern haben keinen Einfluss. Manchmal begegnen sie nachts ihrem Sprössling, der sich gerade heimlich und ohne ein Wort zu sagen, aus dem Kühlschrank etwas zu essen holt.

Inzwischen versuchen Sozialarbeiter in staatlichen Hilfsprogrammen, die jungen Leute zu motivieren, wieder einmal, als ersten Schritt, außer Haus zu gehen.

Dieses ungewöhnliche Verhalten tritt während der Adoleszenz auf, einer Zeit, in der üblicherweise junge Menschen, hormonell gesteuert, aus dem Schutz der Familie in die Welt hinaustreten, sexuelle Beziehungen eingehen, Verpflichtungen übernehmen. Es ist noch nicht absehbar, ob diese Reifungsschritte später in angemessener Form nachgeholt werden können.

Paul Doyon, Professor für Psychologie und Linguistik an einer japanischen Universität und selbst elektrosensibel, schreibt in seinem Forum darüber, wie sehr sich die japanische Gesellschaft in den letzten Jahren verändert hat. Die strengen gesellschaftlichen Regeln, die auf Konformität und auf die „Wahrung des Gesichts" angelegt waren, sind aufgeweicht. Während früher Familienzusammenhalt und Respekt vor den Eltern allgemein anerkannte Werte waren, vernachlässigten jetzt Eltern ihre Kinder, und umgekehrt attackierten Kinder die Eltern bis hin zur Tötung.

Handysucht

Sowohl in Südkorea, dessen Elektronikindustrie weltweit eine führende Rolle innehat, als auch in China wurden Entziehungskliniken für Handysüchtige eingerichtet.

In China erfolgt eine zwangsweise Einlieferung. Das Mobiltelefon müssen die Kinder oder jungen Leute abgeben. Aus Wut und Fassungslosigkeit über das, was ihnen widerfährt, zertrümmern manche sogar die Einrichtung ihrer Krankenhausstation.

Amoklauf

Eine Extremform aggressiver Ausbrüche sind die Amokläufe, die in den letzten Jahren von jungen Männern in Japan, Deutschland, Finnland und USA verübt wurden.

In einer Erhebung stellte man fest, dass die jugendlichen Amokläufer vorher durch exzessives Spielen sogenannter „Killerspiele" an ihrem Computer auffielen. Dabei handelt es sich um sehr realitätsnahe Spiele, die Schusswaffe scheint in der Hand des Spielers zu liegen.

An dem verrohenden Effekt solcher „Games" besteht wohl kein Zweifel.

Bemerkenswert fand Frau Dr. A., dass in Medienschilderungen immer wieder darauf abgehoben wurde, dass diese jungen Menschen sich als Außenseiter fühlten oder gemobbt worden seien.

Ist das eine Begründung für einen Amoklauf? Gerade in der Pubertät, in einer Zeit, in der sich das Selbstbild stark verändert, sind junge Menschen leichter kränkbar und empfinden sich nicht selten als ausgeschlossen von ihrer sozialen Gruppe. Aber nach Ansicht der Ärztin müssten zusätzliche Faktoren hinzukommen, um einen Amoklauf auszulösen.

Auf neurologischem Fachgebiet ist seit über 100 Jahren bekannt, welche Zentren im Gehirn für soziales Verhalten und Mitgefühl gegenüber anderen Menschen verantwortlich sind. Es liegen Untersuchungen an jungen inhaftierten Straftätern vor, die eine Schädigung dieser Hirnareale (im Stirnhirnbereich) aufzeigen.[203]

Ist es möglich, dass, unabhängig von den individuellen Voraussetzungen, die hochfrequenten elektromagnetischen Wellen einen irritierenden und schädigenden Einfluss auf das Gehirn ausüben?

Wie stark dieser Einfluss direkt auf der biologischen Ebene sein kann, zeigen Salfords Befunde von zerstörten Nervenzellen und Eiweißveränderungen im Gehirn (*s. Kapitel „Was sagt die Wissenschaft?“*).

Nach zwanzig Jahren: Hohe elektromagnetische Belastung ist fast überall vorhanden

Vor 30, 40 Jahren war die Allgemeinbevölkerung nicht kontinuierlich einer solch hohen künstlichen elektromagnetischen Strahlung ausgesetzt, wie wir sie jetzt in den Häusern und Städten vorfinden.

Zwei Jahrzehnte sind vergangen, nachdem Frau Dr. A. - außerhalb ihrer neurologischen Klinikabteilung - zum ersten Mal einer Häufung auffallender neuropsychiatrischer Symptome bei ihren Patienten begegnete.

Seit zehn Jahren verfügt der größte Teil der deutschen Bevölkerung über ein Mobiltelefon, und inzwischen besitzen die Jugendlichen fast zu 100 % ein Smartphone.

Am Anfang der Mobilfunkära wurden die Zusatzfunktionen des heutigen Smartphones (Fotografieren, Anschauen von Videos oder Selber-Filmen) nicht für notwendig gehalten. Man fand es nicht attraktiv, unterwegs winzige Bilder hochzuladen und zu betrachten, wenn sie zu Hause am großen Rechner oder Fernseher besser dargestellt wurden.

Weshalb haben sich die Bildtelefone trotzdem durchgesetzt? Mögliche Erklärungen wären: Die Menschen können keinen Aufschub mehr ertragen und nicht warten, bis sie am Abend zu Hause sind. Sie müssen jeden Impuls unmittelbar ausführen, jede E-Mail oder SMS sofort beantworten! Oder liegt es auch daran, dass ihnen die virtuelle Welt, die sie mit dem Smartphone bei sich tragen, verlockender erscheint als die reale, die anstrengende Auseinandersetzung erfordert?

Welchen anderen belastenden Strahlenquellen neben dem Smartphone ist die Bevölkerung, sind vor allem die heutigen Jugendlichen ausgesetzt?

Es sind Bildschirme[204], Computer und Tablets, die im Betriebszustand sogar bei Kabelverbindung hochfrequente Strahlung (vom Kilo- bis in den Mega- und Gigahertz-Bereich) aussenden; je nach Modell können auch die modernen TV-Flachbildschirme sehr strahlungsintensiv sein.

Man trifft fast in jedem Haushalt auf die beliebten weitreichenden WLAN-Netze und Bluetooth, die Funkverbindung in der Nähe, für Maus, CD-Player, Headsets usw. Die beim Großteil der Bevölkerung selbstverständlichen DECT-Telefone werden - im Sinne des Multitasking[205] – zwischendurch ebenfalls benutzt, oder sie strahlen, ohne gebraucht zu werden. Darüberhinaus sind Mobilfunk-, Richtfunk[206]-, Rundfunk- und Fernsehsender in geringerer oder größerer Entfernung installiert.

Zuletzt sei erwähnt, dass der Organismus in der nächtlichen Schlafenszeit viel sensibler reagiert als im Wachzustand, und dass sich deshalb angeschaltete Smartphones und WLAN-Router besonders stark auswirken.

Man weiß seit Jahrzehnten, z. B. aus der Wetterforschung, dass es vorwiegend der niederfrequente Anteil der Funkwellen ist, der den Organismus in seiner Funktion beeinträchtigt. Denn dieser verwendet selber bevorzugt die Frequenzen bis 1000 Hertz. So liegt z. B. die 8,3 Hertz-Taktung von GSM genau im Bereich der Alphawellen der Gehirnströme und wirkt wegen ihrer strengen Regelmäßigkeit als Störfaktor. Die 10-Hertz-Pulsung von WLAN wurde in einzelnen Fällen nach längerer WLAN-Exposition sogar neurographisch an Hautnerven nachgewiesen (**von Klitzing 2016**[207]).

Was ist aktuell in der Bevölkerung zu beobachten?

Die in normalen Alltagssituationen Überforderten

Nach Frau Dr. A.s Einschätzung ist der Gesundheitszustand der Bevölkerung in Deutschland besorgniserregend. Über die Hälfte der Einwohner fühle sich erschöpft oder depressiv, heißt es in Presseberichten.

Die Symptome, die die Ärztin vor zwanzig Jahren an manchen ihrer Patienten erlebt hatte, sind inzwischen überall mehr oder weniger deutlich zu beobachten: Unkonzentriertsein, Vergesslichkeit, Wortfindungsstörungen, Neigung zu Fehlhandlungen, Depressivität, Ängstlichkeit, gereizte Stimmung und Unruhe.

Häufig fühlen sich die Menschen sehr müde, können aber nicht schlafen, oder wenn, dann träumen sie nicht mehr. Damit fällt eine wichtige Funktion des Schlafes aus.

Als Erklärung werden „der Stress" oder „das Alter" für das mangelnde Wohlbefinden angegeben. Genügt diese Erklärung? Der Vergleich mit der Situation im Nachkriegsdeutschland sei gestattet: Trotz vorhandener Traumatisierungen – Todesfälle in fast jeder Familie, zerbombte Städte, Hunger und Kälte - wurden die Lebensaufgaben gemeistert; die Menschen waren zu einem Wiederaufbau in der Lage, es gab einen starken Überlebenswillen.

Und heute? Schon normale alltagspraktische Kompetenzen sind im Schwinden begriffen.

Viele haben Schwierigkeiten bei Entscheidungen.

Ein klassisches Beispiel für eine Situation, in der fortlaufend Entscheidungen getroffen werden müssen, ist das Aufräumen: Soll ich dies behalten - oder wegwerfen? Wenn ich beschließe, es aufzubewahren – wo soll ich es verstauen? Im Schrank oder im Regal?

Diese Fragen sich selber zu beantworten und konsequent zu handeln, erfordert Energie und klares Denken.

Man erkennt bei vielen Gelegenheiten, dass die Menschen sich nicht mehr aufraffen können, Ordnung zu schaffen.

Andere wirken gleichgültig, auch gegenüber ihrer Familie und Freunden. Können sie nicht mehr mit anderen mitfühlen? Kämpfen sie mit eigenen Problemen? Mit ihrer lähmenden Erschöpfung?

Ein Übermaß an Informationen dringt täglich durch die Medien, hauptsächlich Fernsehen und Internet, auf die Nutzer ein, überall wird eine Stellungnahme erwartet, und sei es nur ein „Gefällt-mir"-Klick bei Facebook, eine Unterschrift unter eine Petition. **Der Blick für das Wesentliche droht verlorenzugehen.**

Menschen in leitenden Positionen bemängeln, dass bei ihren Mitarbeitern oder Studenten vermehrt Fehler aufträten, dass diese kaum eine halbe Stunde konzentriert arbeiten könnten und z. B. in Mathematik bei simpelsten Aufgaben auf den Taschenrechner angewiesen seien.

Frau Dr. A., einer interessierten Zeitungsleserin, ist das tägliche „Fehlermenü" in der gedruckten Ausgabe ihres Heimatblattes aufgefallen. Sie wundert sich sehr – es sind ja nicht nur Flüchtigkeits-Schreibfehler, sondern auch Grammatikfehler (z. B. scheint das korrekte besitzanzeigende Fürwort bei der dritten Person manchen Schreibern nicht mehr geläufig zu sein, eigentlich Grundschulwissen!). Ganze Zeilen fehlen, weil der Platz falsch berechnet wird, die Namen berühmter städtischer Sehenswürdigkeiten sind unrichtig wiedergegeben.

Die Kommunikation hat sich durch E-Mails und SMS beschleunigt, ist aber nicht unbedingt effizienter geworden. Oft gibt es Missverständnisse, Nachfragen werden notwendig. Manche Mailversender fühlen sich gekränkt, wenn nicht innerhalb weniger Stunden geantwortet wird, und äußern Vorwürfe. So entstehen leicht Streitigkeiten.

Ein Bankmitarbeiter klagte, dass sein Chef die Anweisung gegeben habe, die interne Kommunikation elektronisch abzuwickeln. Dies führe zu dem unerträglichen Zustand, dass manchmal zehn E-Mails gewechselt werden müssten, um einen einzigen Sachverhalt zu klären. Früher hätte er das Telefon benutzt.

Man sah und sieht die Überforderung im Straßenverkehr, bei Autofahrern und bei Fußgängern. Zu der Zeit, als „Pokemon-go“ aktuell war, berichteten die Medien besonders häufig über Unfallereignisse. Bei diesem Spiel - ursprünglich ein Computerspiel - mussten virtuelle kleine Monster mit einem navigationsfähigen Smartphone in der Stadt „gefangen“ werden.

Abgelenkt durch ihr Smartphone, rannten Kinder und Jugendliche wie besinnungslos über die Straße, vor Autos, fielen auf U-Bahn-Gleise. In Augsburg beabsichtigte die Stadtverwaltung, Fußgängerampeln am Boden anzubringen, damit die jungen Leute auch bei gesenktem Blick erkennen sollten, wann die Ampel Rot zeigte.

In den Augen der Ärztin ist das ein Irrsinn! Und sie begreift nicht, dass sogar einige ihrer Kollegen das Pokemon-Spiel empfahlen, da „die Kinder dadurch an die frische Luft“ kämen. Statt laut und deutlich zu warnen!

Ein Kinderspiel hält groteskerweise Einzug in den Straßenverkehr. Wie sehr haben sich Generationen von Müttern bemüht, ihre Kinder zu erziehen, dass sie nicht blindlings auf die Straße laufen!

An solchen zugegebenermaßen extremen Fällen kann man erkennen, wie sehr sich unsere Gesellschaft verändert hat.

Wiederum in der Zeitung liest Frau Dr. A. von einer erschreckenden Zahl von Autounfällen, bei denen nach Aussagen der Polizei die Ursache ungeklärt ist. „Typisch“ bei dem „unverständlichen“ Unfall ist, dass er sich tagsüber bei bestem Wetter und auf gerader Straße ereignet - und dann landet das Auto auf dem Acker oder an einem Baum...

War der Fahrer damit beschäftigt, eine SMS in sein Smartphone einzutippen? Manche Polizeistationen beschlagnahmen in Verdachtsfällen das Handy. Dass die Nutzung eines Mobiltelefons ohne Freisprecheinrichtung während des Fahrens verboten ist, scheint viele Autolenker nicht zu interessieren.

Sogar bei zwei Zugunglücken der letzten Jahre stellte sich im Nachhinein heraus, dass die Fahrdienstleiter an ihrem Handy zu Gange waren. Der eine hätte die Situation noch retten können, als er sie erkannte, aber er handelte falsch.

Unglaubliche Fehler treten bei Benutzung eines Navigationsgerätes im Auto auf. Diese haben heute durchaus Funkkontakt zu Mobilfunksendern, nicht nur zu den GPS-Satelliten.

Hier eine kleine Auswahl aus Zeitungsmeldungen über beängstigende Fehlhandlungen mit „Navi“:

In Bayern gerät eine Frau mit dem Auto auf einen Schulhof und verletzt ein Kind, eine andere rollt eine Steintreppe im Stadtzentrum hinunter. Ein LKW-Fahrer landet statt im Industriegebiet im Schlamm eines Waldwegs und muss sich herausschleppen lassen, ein Weiterer fährt mit dem PKW in die Elbe, die an dieser Stelle ein sehr breiter Strom ist.

Wo hatten diese Menschen ihre Augen? Sie haben sich vollständig auf das „Navi“ verlassen und die Umgebung nicht mehr wahrgenommen.

Eine Kollegin berichtet, dass sie immer wieder in der Weltkulturerbe-Stadt verzweifelten Touristen begegne, die, auf ihr Smartphone stierend, sich im Zentrum mit den Sehenswürdigkeiten nicht zurechtfänden.

Viele Menschen klagen darüber, dass sie im (vielleicht mit WLAN ausgestatteten) Supermarkt nicht mehr wüssten, was sie einkaufen wollten. Manche äußern direkt die Befürchtung, dass sie an „Alzheimer“[208] erkranken könnten.

Die Vorgealterten

Andere Menschen wirken so, wie man es seit langem von Gefäßprozessen[209] des Gehirns kennt – von der sogenannten Zerebralsklerose, nur eben um Jahre oder gar Jahrzehnte in jüngeres Alter vorverlegt. Sie werden geistig unflexibel bis zum „(Alters-)Starrsinn“, ichbezogen, unfähig, Neues aufzunehmen. Feinere Empfindungen und differenziertes Denkvermögen können schwinden. Auch die Urteilsfähigkeit lässt nach. Unangemessene Gefühlsausbrüche, Jähzornanfälle und Reizbarkeit können auftreten, ebenso Umständlichkeit, Verlangsamung und Antriebsmangel.

Menschen mit den beschriebenen geistig-seelischen Störungen sind meist auch körperlich nicht mehr gut beweglich, dadurch verlassen sie seltener das Haus und haben weniger soziale Kontakte und Anregungen. So entwickelt sich unter Umständen ein Teufelskreis. Die betroffenen Menschen neigen aufgrund des Kontaktmangels dazu, alles, was passiert, auf sich zu beziehen, vermuten rasch, der andere habe dies und jenes absichtlich getan, um sie zu ärgern. Sie werden misstrauisch und unleidlich gegenüber der Umwelt. Dies Verhalten verschlechtert die Beziehungen zu anderen Menschen weiter.

Schon immer vorhandene Persönlichkeitszüge spitzen sich zu, z. B. wird der sehr ordentliche Mensch pedantisch und schikaniert damit seine Umgebung.

In diesem Stadium ist kaum noch zu unterscheiden, was durch die Einwirkung von Mobilfunk und was durch andere Einflüsse hervorgerufen wurde (z. B. durch Gifte, die eine Schädigung der Gehirngefäße bewirkten). Nur durch Herausnehmen aus dem schädlichen funkbelasteten Umfeld ließe sich klären, was sich zurückbilden könnte.[210]

Die Studienlage zu Hirnfunktionen und EEG

Studien zu Kognition

Eine Reihe von Studien weist Veränderungen bei kognitiven Fähigkeiten nach, z. B. die der Wissenschaftler Hutter 2006[211] und Abdel-Rassoul 2007[212].

Rüdiger Maier[213], damals an der Universität Mainz, zeigte 2001 in einer Arbeit auf, dass gesunde junge Versuchspersonen nach Exposition mit einem GSM-Handy Diskriminationsstörungen (Störungen der Unterscheidungsfähigkeit) hatten. Diskrimination ist eine Grundlage der Kognition. Maier durfte seine Ergebnisse nicht veröffentlichen.

In dem neuesten Bericht der AUVA[214], der Allgemeinen Unfallversicherungsanstalt Österreichs, wird beschrieben, dass Denkaufgaben unter Funkexposition teilweise schneller gelöst wurden, aber auf Kosten der Genauigkeit. Je länger die Testung dauerte, desto langsamer wurde die Arbeitsgeschwindigkeit, und die Fehler nahmen zu.

Henry Lai[215], ein berühmter Mobilfunkforscher, berichtete auf einer Arbeitstagung 1998 in Wien über frühere Studien. Er wies schon 1986 nach, dass Hochfrequenzbelastung im Megahertz-Bereich eine Stressreaktion im Organismus auslöse. Außerdem würden endogene Opioide[216] aktiviert.

EEG-Studien

Untersuchungen zu Hirnstromkurven unter Funkbelastung liegen seit mehr als 40 Jahren vor.

Beim gesunden Erwachsenen herrscht im entspannten Wachzustand mit geschlossenen Augen der sogenannte Alpharhythmus vor mit Frequenzen zwischen 8 und 12 Hertz, bei offenen Augen der Betarhythmus zwischen 13 und 30 Hertz. Im Schlaf treten anfangs niedrigere Frequenzen (Theta- und Deltawellen) auf, später schlaftypische schnellere Wellen.

Die Hirnwellen entsprechen in der Frequenz ungefähr den Schumann-Resonanzen, und das ist nicht zufällig so.

Die zwischen 1960 und 1970 entdeckten Schumann-Resonanzen sind sehr langsame stehende Wellen mit der Frequenz von 7,8 Hertz (bzw. deren Vielfachen um 14, 21 Hertz usw.), die den Erdball umspannen. Sie entstehen natürlicherweise zusammen mit hochfrequenten Wellen zwischen 10 und 100 Kilohertz durch die Gewitter der Atmosphäre. Das Gehirn koppelt besonders in der Nacht an sie an. Ohne sie - das weiß man aus der Raumfahrtforschung – gäbe es beim Menschen den 24-stündigen Tag-Nacht-Rhythmus nicht, der alle Organfunktionen steuert!

Wenn solche Basisfunktionen wie der Schlaf und sein Rhythmus geschädigt werden, wird das Leben geschädigt!

Von Klitzing, Huber[217], Achermann und weitere Forscher fanden in Untersuchungen, dass durch Funkexposition Veränderungen im Wach- und Schlaf-EEG ausgelöst wurden. Dies dürfte vermutlich für die Mobilfunkbranche höchst unangenehm gewesen sein. Von Klitzing berichtete, dass die Abweichungen bis zu einer Woche anhielten.

Eine Studie, die diese Ergebnisse widerlegen sollte, ließ nicht auf sich warten. Diese neue Arbeit, von der Strahlenschutzkommission und dem bayerischen Umweltministerium gefördert, basierte allerdings auf anderen Untersuchungsbedingungen, mit dem Resultat, dass Entwarnung gegeben wurde! *(Genaueres dazu in der Zusammenfassung bei Maes 2013[218])*

Während der zahlreichen EEG-Untersuchungen unter Mobilfunkeinfluss traten bei Teilnehmern Beschwerden auf, wie sie von Elektrosensiblen genannt werden. Die EEG-Veränderungen wurden nicht sofort nach Expositionsende sichtbar, sondern erst nach einigen Minuten.

Auch die Hirndurchblutung war verstärkt gegenüber vorher, und im anschließenden Schlaf erschien die Aktivität der schlaftypischen Wellenformen vermehrt. Was bedeutet das für die Leistungsfähigkeit des Gehirns?

Die Forscher und Ärzte wissen, wie wichtig ein guter Schlaf mit Traumphasen für die Verarbeitung des Tagesgeschehens, für das Lernen und für die Erinnerungsfähigkeit ist. Im Schlaf wird das, was später aus dem Gedächtnis abgerufen werden kann, von dem Kurzzeitspeicher in das Langzeitgedächtnis verschoben.

Man geht wohl nicht fehl in der Annahme, dass die verstärkte Aktivität im EEG ein Zeichen für die Auseinandersetzung des Gehirns mit einem ungewohnten Reiz ist. Was geschieht, wenn die Belastung jahrelang anhält?

„In 20 Jahren sind wir ein Volk von Demenz-Kranken," so äußerte sich Dr. Brigitte Lange, Physikerin und Wissenschaftlerin in der Hirnwellenforschung, zum Thema Mobilfunkwellen und Öffnung der Blut-Hirn-Schranke *(Januar 2001, zitiert nach Maes*[219]*).*

Veränderungen im mitmenschlichen Umgang

Wir sind eine Gesellschaft der Quasselstrippen und Simser geworden.

Das Handy wird als Kommunikationsgerät bezeichnet, aber wird damit wirklich „kommuniziert", d. h. etwas Wichtiges mitgeteilt und Gemeinschaft hergestellt?

Die Gespräche, deren unfreiwillige Zeugin die Ärztin in der U-Bahn wurde, beschränkten sich meist auf: „Ich bin jetzt am ...-Platz und fahre nach ..."

Ob dies den Angerufenen interessiert?

Eher peinlich sind private Selbstentblößungen mit intimen Details vor den Ohren der Mitreisenden.

Der Umgang von Müttern mit ihren kleinen Kindern hat sich in einem hohem Maße verändert. Immer öfter sieht Frau Dr. A. auf der Straße Frauen, die ihr Baby auf dem Arm oder im Kinderwagen gar nicht beachten, weil sie ihr Handy vor die Augen halten. Sollten die Mütter dies Verhalten durchgängig an den Tag legen, hätte dies schwerwiegende Konsequenzen für die seelische Entwicklung des Kindes (zusätzlich zu der Strahlenbelastung)!

Die sogenannten „Sozialen Medien“ sind in Wahrheit sehr unsozial. Der Einzelne - hauptsächlich betrifft es junge Leute - sitzt isoliert vor seinem Computer oder wandert auf der Straße mit dem Smartphone in der Hand und „postet“ Bilder von sich und Texte von seinen Unternehmungen im Netz. Damit versucht er in vielen Fällen, sich als großartiger oder witziger Typ darzustellen. Dann empfängt er ebensolche Bilder und Texte von den sogenannten „Freunden“, die in die Tausende gehen können, wenn er auch die meisten von ihnen noch nie persönlich kennengelernt hat. Jeder Leser oder Betrachter hat nun die Möglichkeit, „Likes“ zu vergeben (d .h. den „Gefällt-mir“-Knopf anzuklicken) und, wenn die Nachricht ihm gefällt, sie selber weiterzuleiten.

Wenn sich die Jugendlichen mit Bekannten und Freunden in einem Café treffen, unterhalten sie sich oft nicht mehr mit den anderen, sondern „chatten“ in Internetforen. Bestenfalls zeigen sie sich gegenseitig die neuesten Apps[220] und lustige Videos oder, weniger schön, Sex- und Gewaltfilme, die sie vor Lehrern und Eltern verbergen möchten.

Da die Nachrichten auf dem Computer oder Smartphone vielfach sehr hastig bearbeitet werden, kann es passieren, dass wegen eines falschen Klicks plötzlich Hunderte von Personen bei der Gartenparty eines Jugendlichen auftauchen statt der vorgesehenen zwanzig oder dreißig echten Freunde. Das kann sogar ein Grund sein, die Polizei um Hilfe zu bitten, wenn die Besucher sich nicht heimschicken lassen.

Das Cybermobbing, die Beleidigung und Verächtlichmachung im Internet, ist die Kehrseite der geschönten oder witzigen Selbstdarstellung in den Sozialen Netzwerken. Wenn etwas Derartiges passiert, müssen oft die Eltern eingreifen, über die rechtliche Situation aufklären, notfalls einen Rechtsanwalt einschalten, weil die betroffenen Jugendlichen dem nicht gewachsen sind.

Welche unbezweifelbaren Vorzüge bietet das Arbeiten am Computer nach Frau Dr. A.s Ansicht? Selbstverständlich nutzt sie ihn nur mit kabelgebundenem Internet.

Vorausgesetzt, dass es gut funktioniert, sieht sie es als eine große Arbeitserleichterung an, sich über E-Mails auszutauschen. Der Angeschriebene kann die elektronische Post zu einer ihm genehmen Zeit abrufen und beantworten. Allerdings erkennt sie bald auch die Grenzen dieser Kommunikationsform: Längere Sätze, detaillierte Überlegungen mit mehreren Unterpunkten, ironische Bemerkungen werden teilweise von den Empfängern nicht verstanden.

Auch ist sie fasziniert davon, dass Informationen zu allen möglichen Themen rasch verfügbar sind, und empfindet dies als Gewinn für ihre Tätigkeit. Nachteile sind, dass die Informationen oft nur oberflächlich gehalten sind oder sogar verfälscht.

In der Anfangsphase des „World-wide Web" waren offensichtlich Idealisten am Werke. Sie hatten die Vorstellung, dass alle Menschen gleichermaßen durch das globale Netzwerk eine bessere Bildung erwerben könnten, und opferten viel Zeit, um das gesamte „Wissen der Welt" (wie sie es bezeichneten) als kostenlose Enzyklopädie herauszugeben. Sie glaubten an die Internet-Community und sahen sich als Wohltäter der Menschheit. Das war der Grundgedanke z. B. von Wikipedia - mit den demokratischen Zielen von Freiheit, Gleichheit, Brüderlichkeit.

Inzwischen hat Frau Dr. A. erlebt, wie viel Täuschung und Manipulation im Internet möglich sind. Profitdenken kann hinter einem angeblich kostenlosen Angebot stehen. Daten der Facebook-Nutzer werden gesammelt und zu Geld gemacht, daraus werden Algorithmen[221] erstellt, aus denen sich Vorhersagen errechnen lassen, zu den nächsten Entscheidungen der Nutzer bei Einkäufen oder bei Präsidentschaftswahlen usw.

Der Internet-Buchhandel hat schon mit großer Genauigkeit ausgetüftelt, welche Bücher die Kundin Frau Dr. A. als Nächstes bestellen könnte! Sie hält es eigentlich für eine wunderbare Möglichkeit, aus einem umfangreichen, exakt ihren Geschmack treffenden Buchangebot auszuwählen. Doch die Übergänge zur Manipulation sind fließend.

Veränderungen in der Arbeitswelt

Überall werden Zeitdruck und Überbelastung bei der Arbeit beklagt. Die eingehenden Informationen müssen ständig in einzelnen Entscheidungen verarbeitet werden. Nicht selten erwarten Chefs von ihren Angestellten, dass sie auch zu Hause für dienstliche Anweisungen zur Verfügung stehen. Die Arbeitszeit greift ins Privatleben ein, und erstaunlicherweise protestieren nur wenige!

Weil deutlich mehr Menschen Computer und Mobiltelefone nutzen als in der Frühphase der Digitalisierung und sich die Arbeitsgeschwindigkeit stark erhöht hat, steigt die Zahl der Fehler und Irrtümer.

Viele Angestellte betreiben Multitasking, d. h. sie lesen gleichzeitig E-Mails, nehmen Telefonanrufe entgegen, bearbeiten schriftliche Vorlagen und neben allem noch ihr privates Smartphone. Sie glauben, dadurch seien sie besonders tüchtig und erfolgreich, aber sie täuschen sich. Durch die ständigen Unterbrechungen leidet die Konzentration und, wie wissenschaftlich nachgewiesen wurde, fällt am Ende das Ergebnis schlechter aus, als wenn sie eins nach dem anderen erledigt und sich störungsfreie Zeiten verschafft hätten.[222]

Mehrere Beispiele der jüngsten Zeit seien als Beleg dafür genannt, dass in Geschäften und Behörden die Fehlerrate bei der Arbeit ansteigt:

Eine Dame bestellt ein Holzbett in heller Eiche. Die Lieferung soll sechs Wochen später erfolgen. Zwei Tage vor dem Termin wird ihr telefonisch mitgeteilt, dass das Bett mit schwarzen Füßen zu ihr nach Hause gebracht werde, weil man zur Zeit keine hellen Füße vorrätig habe.

Abgesehen von dem Umstand, die hellen Füße später nachzuliefern, zog diese Fehlhandlung keine weiteren Konsequenzen nach sich. Aber die Dame fragt sich, wie der Fehler passieren konnte. War der zuständige Sachbearbeiter während der Auftragsbearbeitung unkonzentriert, mit dem eigenen Handy beschäftigt? Oder waren die Aufgaben in der Firma nicht klar verteilt?

Schwerwiegender ist es, wenn Bescheide öffentlicher Institutionen, z. B. der Krankenkasse, fehlerhaft sind: Eine Kasse verrechnet sich bei dem neuen Monatsbeitrag, bei den Hilfsmitteln. Ein Bescheid einer Pflichtversicherung betrifft eine längst Verstorbene usw.

Wie viele dauerfunkende Geräte mag es jetzt in den Behörden und Dienststellen geben, wie viele auf deren Dächern? Rathäuser und Landratsämter werden gern genutzt, um Mobilfunkantennen zu platzieren. Zu bedenken ist außerdem, dass die Mitarbeiter nicht nur im Beruf, sondern auch zu Hause und nachts immer mehr der Strahlung von kabellosen Apparaten ausgesetzt sind.

Ständige Smartphone-Nutzung - eine Sucht?

Wenn Frau Dr. A. so viele junge Leute unentwegt auf ihr Smartphone starren und tippen und wischen sieht, ohne dass sie auf die Umgebung achten, dann verfestigt sich bei ihr der Eindruck, dass es sich hier um eine Sucht handelt.

Menschen können alles Mögliche suchtartig betreiben, Motorradfahren, Klettern oder Bungee-Jumping - es sind nicht nur die klassischen Suchtmittel wie Heroin, Alkohol und Nikotin, die mit chemischen Substanzen auf das Gehirn einwirken.

Bei den suchtartig ausgeübten Aktivitäten wird der „Kick" angestrebt, der ein „gutes Gefühl" gibt und durch aktivierende Botenstoffe im Gehirn entsteht.

Ist möglicherweise in der Strahlung von Computern und Smartphones etwas enthalten, das eine Sucht verursacht oder fördert, so dass das Gehirn erregende oder euphorisierende *(positive Stimmung erzeugende)* Botenstoffe produziert?

In den EEG-Studien wird deutlich, dass eine Gehirn-Wirkung existiert, aber eine suchterzeugende?

Henry Lai hat, wie oben beschrieben, herausgefunden, dass die Hochfrequenzstrahlung Stress verursacht und dass die endogenen Opioide aktiviert werden, die unangenehme, schmerzhafte Empfindungen unterdrücken – sind sie verantwortlich?

Für die mobilfunkkritischen Ärzte kommt unverhoffte Unterstützung durch Alexander Markowetz, einen Informatiker, der zur Erforschung der Smartphone-Nutzung in einer Gruppe mit Psychologen zusammenarbeitet. In „Focus online“[223] und „Wirtschaftswoche“[224] wurde er ausführlich zitiert.

Er sagte kein Wort darüber, dass die Strahlung selbst eine schädliche Wirkung habe. *S*eine Theorie ist dennoch hochinteressant.

Er sieht das Hauptproblem darin, dass das Smartphone ständig andere Tätigkeiten unterbreche. Die Nutzer erreichten nicht mehr den Zustand, in dem sie ganz in ihrem Tun aufgehen. Dieses Zerhacken von Denk- und Handlungsvorgängen führe zu einer Lähmung jeder geistigen Arbeit.

Deshalb hat Markowetz eine App entwickelt, mit der die Menschen kontrollieren können, wie oft und wozu sie ihr Smartphone gebrauchen. Wenn jemand 96-mal am Tag auf das Display schaut, bedeutet dies nach Abzug von acht Stunden Schlaf, dass in 16 Stunden alle zehn Minuten das Smartphone entsperrt und eine Aktion durchgeführt wird. Immer gibt es etwas Neues, eine neue E-Mail oder SMS, einen Eintrag auf Facebook, WhatsApp, Twitter...

Die Suche nach Neuigkeiten, die Ungewissheit, was ihn erwartet, erzeugt beim Nutzer eine Spannung, die schlagartig in sich zusammenfällt, wenn er das Ergebnis auf dem Display liest. Diese Vorgänge verursachen bei ihm einen Ausstoß von Dopamin, einem Nervenbotenstoff, mit dem er sich gut fühlt, aktiv, schwungvoll und erfolgreich.

„Es ist maximale Belohnung für einen minimalen Aufwand“, äußert Michael Knothe vom Verband für Medienabhängigkeit gegenüber dem „Focus“.

Damit könnte sich die Entstehung einer Sucht erklären lassen.

Auch ein erhöhtes Selbstwertgefühl mag eine Rolle spielen, wenn der Nutzer über seine zahlreichen Kontakte in Facebook usw. den Eindruck gewinnt, dass er für andere Menschen eine wichtige Bedeutung hat.

Frau Dr. A. hat jedoch beobachtet, dass das Hochgefühl typischerweise nicht lange anhält. Zum einen, weil das Anschauen des Displays kaum Anstrengung erfordert – die Freude über die eigene Leistung entfällt - , zum anderen, weil ein Facebook-Kontakt einen realen Menschen im

Gegenüber, einen, den man mit allen Sinnen wahrnimmt, nicht ersetzen kann. Daher werden ständig neue Reize gesucht.

Eine echte Sucht (Mediziner sprechen heute von Abhängigkeit) nimmt man dann an, wenn lebenswichtige Bedürfnisse und soziale Kontakte vernachlässigt werden (wie bei den Hikikomori), wenn Entzugserscheinungen auftreten oder massive unbeherrschte Reaktionen. Bekannt wurde der Fall eines Schülers, der seinen Lehrer strangulierte, weil dieser sein Handy eingezogen hatte[225].

Allgemeine Überlegungen zu Leistung und Stress

Die Medien berichteten wiederholt darüber, dass Menschen nicht mehr fähig seien, Leistungen zu erbringen, die in unserer Kultur bisher selbstverständlich waren. Früher sei z. B. erwartet worden, dass Kinder bei Eintritt in den Kindergarten ihren Stuhlgang kontrollieren konnten. Das sei längst nicht mehr so. Auch in der Schule seien die Anforderungen in vielen Bereichen heruntergeschraubt worden, so bei der Rechtschreibung; Handwerker klagten darüber, dass ihre Lehrlinge nicht mehr zu einer Dreisatzrechnung fähig seien. Gleichzeitig aber würden in anderen Bereichen immer höhere Anforderungen (bezüglich Kreativität, Arbeitsgeschwindigkeit, Flexibilität o. a.) an die Menschen gestellt. Hilfsarbeitertätigkeiten, mit denen früher Minderbegabte in das Arbeitsleben hätten integriert werden können, seien komplett weggefallen.

Könnte es nicht gerade die ständige Übererregung (der „Stress“) durch die Funkwellen sein, die die Menschen zu immer noch mehr Hektik antreibt und schließlich zu geistigen Defiziten führt? Auch wenn sie (anscheinend) „in Ruhe“ sind, können sie sich nicht mehr erholen, weil im Hintergrund der Funkbetrieb durch WLAN und des nach neuen Apps suchenden Mobiltelefons weitergeht.

Aus der Medizin ist seit langem bekannt: **Akuter Stress führt zur Stimulierung des Organismus, anhaltender Stress zu Erschöpfung und zu Versagen.**[226]

Soziokulturelle Überlegungen zu Regeln und Vertrauen

Unsere heutige westliche Kultur beruht auf den Regeln der christlich-jüdischen Tradition, die die Mitglieder dieser Gesellschaft mehr oder weniger verinnerlicht haben, und auf dem Vertrauen, das sich dadurch entwickelt hat.

Im Straßenverkehr vertrauen alle darauf, dass sie als Fußgänger, wenn die Ampelanlage für sie „Grün" zeigt, die Straße queren können, ohne überfahren zu werden. Sie vertrauen darauf, dass die Post werktäglich die Briefe bringt, dass die Bank die Zinsen korrekt berechnet usw. Sie setzen als selbstverständlich voraus, dass Eltern sich um ihre Kinder kümmern und Ärzte ihre Patienten richtig behandeln.

Dieses Vertrauen beruht auf der Grundregel für soziales Verhalten, die in Kurzfassung in dem bekannten Sprichwort ausgedrückt wird:

„Was du nicht willst, dass man dir tu, das füg auch keinem anderen zu."

Doch durch die moderne Funktechnik zeichnet sich sowohl bei der Einhaltung der gesellschaftlichen Regeln als auch beim Vertrauen ein Wandel ab.

Die vorliegenden Studien zum Funkeinfluss auf das Gehirn erhalten für Frau Dr. A. aufgrund der eigenen Beobachtungen eine hohe Brisanz, und sie zieht den Schluss: **Das menschliche Gehirn ist nicht für diese unnatürlichen elektromagnetischen Dauerreize der Funktechnik geschaffen.**

Folgende Langzeitwirkungen der Funktechnik auf das Gehirn stellt sie bei sich und anderen fest *(hier in stark vereinfachender Zusammenfassung):*

Der Mensch macht mehr Fehler.

Er verliert sein sprachliches und gefühlsmäßiges Ausdrucksvermögen, das sich zunehmend beschränkt auf Smilies, SMS-Abkürzungen, unvollständige Sätze.

Aufgrund der Informationsflut kann er nicht mehr beurteilen, was richtig, was falsch ist und was für ihn persönlich von Bedeutung sein könnte. Er häuft Wissen an, das er nicht brauchen kann, weil er den Überblick verliert.

Er entwickelt unrealistische Wünsche (in Bezug auf Besitz, Partner, Anerkennung durch andere) und neue Bedürfnisse, die künstlich von der Industrie geschaffen werden. Er erlebt dadurch stimmungsmäßig Hochphasen und tiefe Abstürze.

Er verliert den Kontakt zur Natur und zum naturgemäßen Leben.

Er wird vergesslich, sein Gedächtnis und damit auch sein Denkvermögen lassen immer mehr nach.

Er hält häufig Vereinbarungen nicht ein - aus Vergesslichkeit oder aus mangelnder Übung und Gewohnheit, da über das Smartphone bis zur letzten Minute alles wieder rückgängig gemacht werden kann - oder weil er getroffene Vereinbarungen gar nicht mehr als bindend erlebt. Damit wird er unzuverlässig.

Ihm geht das Gefühl von Kontinuität verloren, da seine Handlungen und sein Erleben ständig durch neue Informationsreize unterbrochen werden.

Er wird gereizt und aggressiv.

Er gerät in einen Erschöpfungszustand und kann nicht mehr die gewohnten Leistungen erbringen.

Er verliert seine moralischen Wertvorstellungen, die in dem Zustand dauernder Überreiztheit keinen Platz mehr haben. In fortgeschrittenen Stadien geht es für ihn nur noch um das Bewältigen der Stress-Situation oder das Ertragen der Erschöpfung.

Er ist in Gefahr, sich durch Preisgabe seiner Daten der Überwachung und Kontrolle durch andere zu unterwerfen.

Menschen, die wegen Elektrosensibilität oder aus anderen Gründen nicht an der mobilen Kommunikation teilnehmen, sind von der Sache her Außenseiter und werden unter Umständen von den Nichtbetroffenen bewusst ausgegrenzt.

Da die Strahlung die Hormonproduktion im Organismus direkt beeinflusst, werden auch die stark instinktgesteuerten Verhaltensweisen beim Menschen in Mitleidenschaft gezogen: Schlaf und Nahrungsaufnahme, Pflege der Nachkommen, Sexualität, „Kuschelhormon"-Zusammenhalt[227] usw.

Die zunehmenden gesundheitlichen Beeinträchtigungen seines Körpers zwingen ihn schließlich zu einem mehr oder weniger eingeschränkten Leben.

Tragischerweise erkennt er die Zusammenhänge mit der Funkbelastung umso weniger, je stärker er im Denken und Fühlen geschädigt ist.

Wie kann eine hochentwickelte Gesellschaft funktionieren, wenn man sich nicht mehr auf die anderen verlassen kann?

Zuverlässigkeit ist die Grundlage jeder dauerhaften zwischenmenschlichen Beziehung. Als Konsequenz mangelnder Verlässlichkeit wird die Beziehung leiden, gleichgültig, ob die Fehler durch Flüchtigkeit, schlichtes Vergessen oder mit Absicht passieren.

Hallberg und Oberfeld[228] hatten 2006 die Zahl der Elektrosensiblen auf das Jahr 2017 hochgerechnet. Sie unterschieden dabei nicht zwischen Menschen, die Symptome entwickelten, ohne den Zusammenhang zu kennen, und den Elektro(hyper)sensiblen. Nach ihrer Berechnung sollte 2017 ein Bevölkerungsanteil von 50 % elektrosensibel sein.

Wenn man sich umhört, sind inzwischen tatsächlich die meisten Menschen von irgendwelchen Beschwerden geplagt. Die Arztpraxen sind überlaufen, die Fehltage bei der Arbeit nehmen zu. Allerdings wird der Zusammenhang mit Mobilfunk und anderen Funktechniken in aller Regel nicht hergestellt, weder von den Menschen selber noch von ihren Ärzten oder den Medien.

Wie wirkt es sich gesellschaftlich aus, wenn viele Berufstätige elektrosensibel und damit anfälliger für Aufmerksamkeitsstörungen, Fehlhandlungen und Krankheiten sind?

Einen kleinen Vorgeschmack davon, wie sich Unkonzentriertheit, Erkrankungen und Ausfälle auf die Arbeitswelt auswirken könnten, bekam Frau Dr. A. vor einigen Jahren, als sie die Medienberichte über Probleme bei Bahnmitarbeitern verfolgte. Diese sind durch ihren Beruf wegen der Magnetfelder des Bahnstroms und der Funkbelastungen besonders gefährdet. Wenn dann z. B. eine Grippewelle herrscht und viele ohnehin geschwächte Bahnbeamte und -angestellte gleichzeitig ausfallen, müssen ihre Kollegen bei hochkomplexen Aufgaben einspringen, für die sie nicht ausgebildet wurden. Fehler und falsche Entscheidungen sind die logische Folge.

Im Unterschied zu Tieren haben die Menschen die Gabe, sich die Zukunft vorzustellen. Wie schaffen sie es, sich aus dieser selbstverschuldeten und vorhersehbaren Situation wieder befreien?

Zum Schluss ein Appell

Die hier beschriebenen Hirnfunktionsstörungen sind aus der Sicht einer Nervenärztin und Psychotherapeutin ein sehr alarmierendes Signal.

Das Gehirn ist als übergeordnetes Steuerungsorgan für die körperlichen und geistig-seelischen Vorgänge im Menschen verantwortlich. Störungen des Gehirns werden sich daher nicht nur beim Einzelnen, sondern auch gesellschaftlich in besonderer Weise auswirken.

Es gibt genug Anlass zu der Befürchtung, dass das, was zunächst bloße Funktionsänderungen auslöst, schließlich zu dauerhaften Schäden am Gehirn führt.

Diese Entwicklung ist, wie oben anhand zahlreicher Details beschrieben (wenn auch noch der letzte Beweis fehlt), bereits in vollem Gange. Die Folgen sind verheerend, für alle Menschen auf der Welt, die heutzutage dieser Technik ausgesetzt sind, und für die nachfolgenden Generationen.

Deshalb nun der dringliche Appell: Wir sollten uns alle ab sofort dafür einsetzen, Mensch und Umwelt vor weiteren Schäden durch die Funktechnik zu bewahren!

Welche Sofortmaßnahmen sollten durchgeführt werden?

1. Im privaten Rahmen:

- **a) Mobile Telefonate und Datenübertragungen der Nutzer nur im Notfall, d. h. Verzicht - zugunsten eines glücklicheren, stressärmeren Lebens**
- **b) konsequente Umstellung auf Kabelverbindungen im häuslichen Bereich**

2. auf politischer Ebene:

- **a) sofortige Anordnung eines Ausbaustopps für Mobilfunksendeanlagen,**
- **b) drastische Leistungsverringerung für die Basisstationen und Ausbaustopp bzw. Einschränkung der übrigen Funkanwendungen wie öffentliches WLAN, Stromzähler, Radar im Straßenverkehr u. a.**
- **c) Kurskorrektur in der Informationspolitik der Behörden - hin zu einer umfassenden Aufklärung der Bevölkerung über die schädigenden Wirkungen der Funktechniken und die Notwendigkeit von Schutz- und Vorsorgemaßnahmen, unter Berücksichtigung der industrie-unabhängigen wissenschaftlichen Literatur[229].**

Glossar

BfS: Bundesamt für Strahlenschutz. Mit Abteilungen für z. B. ionisierende (Atom- und Röntgenstrahlung), für optische (Infrarot, Ultraviolett) und nicht-ionisierende Strahlung (Elektromagnetische Felder, EMF)

BMU: Bundesumweltministerium, oder ausführlich: Bundesministerium für Umwelt, Naturschutz, Bau und Reaktorsicherheit (BMUB)

Breitbandtechnik: Für die Nachrichtenübermittlung wird ein breites Frequenzband genutzt, besonders breitbandig ist z. B. LTE

Das **C-Netz** gehörte zur 1. Mobilfunkgeneration und war bereits ein teilweise digitales Mobilfunknetz, während die Vorgänger des A- und B-Netzes noch mit analoger Technik arbeiteten.

D1-, D2- und E-Netz: 2. Mobilfunkstandard, mit digitaler Technik, mit 900 und 1800 Megahertz

DAB: Digital Audio Broadcasting, Digitalradio, für terrestrischen Rundfunk und auch für Verbreitung über Kabel und Satellit geeignet; nach und nach Umstellung auf DAB+ mit besserer Tonqualität und begleitende Zusatzinformationen wie Verkehrsfunk, Wetterkarten u. a.

DECT-Telefon: Digital Enhanced Cordless Telecommunications, Telefon für den Festnetzanschluss, mit digitaler Funktechnik betrieben, Pulsung mit 100 Hertz

Digitale Technik: arbeitet mit digitalen Signalen, d. h. nicht-kontinuierlichen, in Paketen erfolgenden Signalen

DMF: Deutsches Mobilfunkforschungsprogramm zwischen 2002 und 2008 (bzw. 2011), zur Hälfte von der Mobilfunkindustrie finanziert

DNA: im Deutschen früher DNS genannt für Desoxyribonucleinsäure (Säure: Englisch „acid“), Grundbestandteil der als Paare vorliegenden Chromosomen, die das Erbgut bilden

DVBT: Digital Video Broadcasting – Terrestrial, auf Deutsch „Digitale Videoübertragung – terrestrisches Antennenfernsehen“, derzeit laufende Umstellung auf DVB-T2 HD mit besserer Bildqualität. Empfänger, die Kabel oder Satellitenschüssel nutzen, sind nicht von der neuen Technik betroffen.

ELF: Extremely Low Frequencies, extrem niedrige Frequenzen, 3-30 Hertz. Dazu gehören z. B. die Schumann-Wellen (s. Kapitel „Neuropsychiatrische Störungen“). Frequenzen zwischen 3 und 30 Kilohertz werden allgemein als Niederfrequenz bezeichnet (gemäß IEEE).

EMF: Elektromagnetische Felder. Der Begriff wird sowohl für niederfrequenten Strom als auch für hochfrequente Wellen verwendet. Die Feldstärke des elektrischen Feldes von Strom und hochfrequenter Strahlung wird in Volt pro Meter, V/m, gemessen, die Leistungsflussdichte von hochfrequenter Strahlung in Watt pro Quadratmeter, W/m^2

> bzw. Milliwatt pro Quadratmeter, mW/m^2,
> oder Mikrowatt pro Quadratmeter, $\mu W/m^2$ oder,
> von Baubiologen häufig verwendet,
> Nanowatt pro Quadratzentimeter, nW/cm^2.
> Maßeinheiten für das magnetische Feld sind Ampère pro
> Meter (A/m), für die magnetische Flussdichte Tesla (T) (früher Gauss).

Die Frequenz bezeichnet die Zahl der Schwingungen pro Sekunde und wird in Hertz (Hz) angegeben.

> 1 Hertz bedeutet 1-mal pro Sekunde,
> 1000 Hertz 1000-mal pro Sekunde = 1 Kilohertz,
> 1 Million Male pro Sekunde = 1 Megahertz (MHz),
> 1 Milliarde Male pro Sekunde = 1 Gigahertz (GHz).

Bei hohen Frequenzen lösen sich die (Funk-)Wellen vom Sender ab und strahlen mit Lichtgeschwindigkeit geradlinig durch den Raum bis zu einem geeigneten Empfänger. Hochfrequente Wellen können mit sehr kurzen Stummelantennen empfangen werden, da die Wellenlängen sehr kurz sind.

5G: Künftige Mobilfunkgeneration mit Frequenzen bis zu 90 Gigahertz und hundertmal höherer Datenübertragungsrate

GSM: Global System for Mobile Communications, 2. Mobilfunkgeneration mit D1- und D2-Technik, unter Nutzung der Frequenzen von 900 bzw. 1800 Megahertz. Die Strahlung ist nicht kontinuierlich, sondern wird gepulst, d. h. zerhackt z. B. mit einer Frequenz von 217 Hertz. Die biologische Wirksamkeit ist bei gepulster Strahlung wesentlich höher durch die steil ansteigenden hohen Spitzen. Bei Messungen wird jedoch in der Regel nur der Mittelwert aus Welle und Pulsung berücksichtigt.

Hochfrequente Wellen, Hochfrequenz (HF): In der Elektrotechnik werden Wellen mit Frequenzen ab 9 Kilohertz als Hochfrequenz bezeichnet. (Im englischsprachigen Ausland wurden früher Hochfrequenzen für Radio und Fernsehen - als grobe Einteilung – in die sog. „Radiofrequencies“ im Megahertzbereich und „Microwaves - Mikrowellen“ im höheren Megahertz- und Gigahertzbereich unterteilt.)

IARC: International Agency for Research on Cancer, Internationale Krebsforschungsagentur. 2011 stufte sie die Mobilfunkstrahlung als potenziell krebserregend ein.

ICNIRP: International Commission on Non-Ionizing Radiation Protection, Internationale Kommission für den Schutz vor nicht-ionisierender Strahlung. Privater, industrienaher Verein mit Sitz in München, der Empfehlungen für die Grenzwerte des Mobilfunks herausgab.

In den eigenen Worten der ICNIRP:

Zweck der Kommission ist es, den Schutz vor nichtionisierenden Strahlen zum Nutzen von Mensch und Umwelt auf Basis der wissenschaftlichen Erkenntnisse weiterzuentwickeln.

Ziele und Aufgabe

Die Kommission verfolgt insbesondere folgende Ziele:

- Wissenschaftliche Schutzkriterien zu entwickeln,
- Leitlinien und Empfehlungen zum Schutz vor der Exposition mit nichtionisierenden Strahlen zu erarbeiten,
- wissenschaftliche Vortrags- und Lehrveranstaltungen durchzuführen,
- wissenschaftlich begründete Strahlenschutzwerke herauszugeben,
- Fachkreise und Öffentlichkeit über den Schutz vor nichtionisierenden Strahlen aufzuklären.

(nach http://www.hese-project.org/de/emf/Institutions/ICNIRP/index.php?lang=de)

Dies ist prinzipiell zu begrüßen. Dabei ist Sorge zu tragen, dass nicht Interessen der Industrie höher bewertet werden als der Schutz des Menschen.

Idiopathisch bedeutet, dass eine Erkrankung ohne erkennbare äußere Ursache entstanden ist.

IEI: Idiopathic Environmental Intolerance - idiopathische umweltbedingte Intoleranz.

Interferenzen: Überlagerung verschiedener Frequenzen. Wenig erforscht sind die gesundheitlichen Folgen dieser Frequenzgemische, die heute überall vorherrschen. Beim Aufeinandertreffen entstehen Überlagerungen, bei denen sich die Amplituden addieren oder auslöschen können. Auch neue Frequenzen können daraus hervorgehen. Reflexionen (Brechungen) und Beugungen an Kanten können ebenso Wirkungen hervorrufen.

LTE: 4. Mobilfunkgeneration (4G), Long Term Evolution, sehr breitbandig, gepulst, auch bei sehr niedrigen Leistungen biologisch sehr wirksam.

LTE sendet mit Frequenzen von 800 (in ländlichen Gebieten), 1800 und 2600 Megahertz (in Städten und Ballungsgebieten).

MCS: Multiple Chemikaliensensibilität, meist primär ausgelöst durch toxisch wirkende Substanzen wie Lösemittel, Holzschutzmittel u. a.

Modulation: Begriff aus der Nachrichtentechnik. Um eine Nachricht zu übermitteln, wird die hochfrequente Trägerwelle moduliert. Entweder wird die Amplitude (AM) der Trägerwelle, z. B. bei Mittelwellen-, Kurz- und Langwellenradio, oder die Frequenz (FM), z. B. bei UKW, verändert.

NIR: Non-ionizing Radiation, deutsch „nicht-ionisierende Strahlung". Im vorliegenden Buch wird die Bezeichnung Funkstrahlung oder elektromagnetische Felder (EMF) verwendet. Nach allgemeiner Ansicht ist die Leistung der NIR zu schwach, um Molekülbindungen aufzubrechen. Ihre biologische (s. u. nicht-thermische/athermische) Wirkung muss also auf anderen Mechanismen beruhen.

Oxidativer Stress: Die sehr reaktionsfreudigen Teile (sog. freie Radikale) von Molekülen, die natürlicherweise im Stoffwechsel entstehen, und andere hochreaktive Verbindungen sind eine Belastung für den Organismus und müssen durch Antioxidantien unschädlich gemacht werden. Dabei handelt es sich um Sauerstoffverbindungen (oder, **bei nitrosativem Stress,** um Sauerstoff-Stickstoff-Moleküle). Die Radikale sind z. B. in der Lage, Zellmembranen zu zerstören. Unter Mobilfunkstrahlung ist ihre Produktion gesteigert.

Pulsung: regelmäßige Unterbrechung einer hochfrequenten Strahlung durch eine Pause, z. B. 10- oder 100-mal pro Sekunde.

Radar (Abkürzung für Radio Detection and Ranging): Funk mit meist sehr hohen Frequenzen (z. B. 10, 27 , 60 Gigahertz, u. a. von Satelliten) und hoher Leistung (Kilo- bis Megawatt) für die Ortung von Gegenständen, an Flughäfen, Radarmessgeräten, Abstandswarnern bei Kraftfahrzeugen usw.

SAR: Spezifische Absorptionsrate. Sie bezieht sich auf die im Körpergewebe absorbierte Strahlenenergie, die in Wärme umgewandelt wird. Der Grenzwert für Handys und andere Endgeräte wurde in Deutschland auf 2 Watt pro Kilogramm Körpermasse festgelegt. Die SAR spiegelt nicht die realen Verhältnisse in den unterschiedlichen Geweben des menschlichen Kopfes wider. Sie wurde berechnet anhand eines künstlichen Kopfmodells.

Sferics: wetterabhängige Frequenzmuster äußerst niedriger Leistung in der Atmosphäre mit niederfrequenten Anteilen, die sich biologisch auswirken.

SSK: Strahlenschutzkommission, beratende Behörde des Bundesumweltministeriums in allen Angelegenheiten des Schutzes vor ionisierenden und nicht-ionisierenden Strahlen.

TETRA: Terrestrial Trunked Radio, international gebräuchlicher Standard für den Bündelfunk der Behörden, in Deutschland „Digitalfunk für Behörden und Organisationen mit Sicherheitsaufgaben (BOS)" mit Frequenzen um 400 Megahertz, auch für Rettungsdienste, Polizei, Flughäfen und Verkehrsbetriebe.

Thermische Schwelle: Die ICNIRP legte als Grenzwert für Mobilfunkbasisstationen diejenige Leistungsflussdichte fest, mit Sicherheitsfaktor 50, bei der ein künstlicher Körper innerhalb von 6 Minuten um 1 Grad C erwärmt wird, nach dieser Zeit soll die Temperaturregelung einsetzen. Mikrowellenhören und andere biologische Wirkungen beruhten auf anderen Mechanismen. Die ICNIRP behauptet, dass unterhalb der Erwärmungsschwelle keine gesundheitlichen Effekte auftreten.

UMTS: Universal Mobile Telecommunications System (3G), Vorläufer von LTE

UN: United Nations, deutsch: Vereinte Nationen, in New York

WHO: World Health Organization, Weltgesundheitsorganisation, mit Sitz in Genf. Hier wurde das Arbeitsprojekt „Elektromagnetische Felder" von Michael Repacholi aufgebaut. Seine Nachfolgerin wurde die Elektroingenieurin Emilie van Deventer. Aus dem EMF-Projekt ist u. a. das Fact sheet (Merkblatt) zu Elektrosensibilität, Nr. 296, hervorgegangen, in dem es heißt, dass ein Zusammenhang von Elektrosensibilität mit elektromagnetischen Feldern wissenschaftlich nicht nachgewiesen sei.

WLAN: Wireless Local Area Network (Drahtloses lokales Netzwerk), im Englischen Wi-Fi. Router, Computer und Geräte wie Drucker, Scanner sind hierbei nur durch Funk miteinander verbunden. WLAN sendet mit einer Frequenz von 2,4 Gigahertz oder, bei neueren Routermodellen, oberhalb von 5 Gigahertz, gepulst mit einer Frequenz von 10 Hertz. Die hohe Leistungsflussdichte der Strahlung am Router in nahem Abstand (30 Zentimeter) entspricht der eines nahen Mobilfunksenders. (Maes fand bis zu 100.000 Mikrowatt pro Quadratmeter.) WLAN ist für den Gebrauch für unterwegs auch in Notebooks aktiv. Auf den Straßen angebrachte WLAN-Router werden häufig als Hotspots bezeichnet. Als Ersatz für das funkende WLAN wird mancherorts das angeblich besser verträgliche dLAN (direct LAN) oder PowerLAN verwendet. Hier dient das Stromnetz als Medium für die Datenübertragung zwischen dem Router und angeschlossenene Geräten. Die Stromleitungen geben dabei neben den üblichen 50-Hertz-Wechselfeldern auch gepulste Hochfrequenz zwischen 2 und 30 Megahertz ab. Die Reichweite dieser Strahlung beträgt ein paar Dezimeter im Umkreis aller verlegten Kabel und Elektrogeräte des Hauses. Deshalb kann Power-LAN nicht empfohlen werden *(nach **Maes** 2013)*.

Erläuterungen und Literaturhinweise

Einleitung

1 Im Auftrag der Bundesregierung zuständig für die Gesundheitsüberwachung
2 Digital Enhanced Cordless Telecommunications, mit gepulster Technik
3 Universal Mobile Telecommunications System, besonders geeignet für mobile Datenübertragung
4 Wissenschaftliches Projekt zur Erforschung der Auswirkungen elektromagnetischer Felder, geleitet von M. Repacholi, der jahrelang der ICNIRP (s. Glossar) vorstand

Anfälle durch Mobilfunk

5 Global System for Mobile Communications, mit 900 und 1800 Megahertz, die 2. Mobilfunkgeneration
6 Wireless Local Area Network: drahtlose Verbindung zwischen elektronischen Geräten
7 Petit-Mal (frz.): sog. ‚kleiner' Anfall ohne Bewusstseinsverlust, die Zuckungen sind begrenzt auf bestimmte Körperregionen
8 Grand-mal-Anfall (frz.): sog. ‚großer' Anfall mit Bewusstseinsverlust und tonisch-klonischem Krampf des ganzen Körpers
9 Eine überwiegend bei Frauen auftretende Stoffwechselstörung, bei der ein Mangel an Vitamin B6, Zink und Mangan besteht
10 Amalgam besteht zu mindestesn 50 % aus dem hochgiftigen Schwermetall Quecksilber

11 Worldwide Interoperability for Microwave Access, Hochgeschwindigkeitsübertragungssystem mit Frequenzen oberhalb 2 Gigahertz für stationäre und mobile Funkanwendungen, z. B. Fernsehturm zu Mobiltelefon
12 TETRA: Terrestrial Enhanced Trunked Radio, digitales Funksystem für Behörden, Polizei und Rettungsdienste im Frequenzbereich um 400 Megahertz
13 LTE: Long Term Evolution, 4 G, Mobilfunkstandard der 4. Generation mit, regional unterschiedlich, Frequenzen zwischen 700 und 2600 Megahertz, eine Weiterentwicklung von UMTS
14 Eco: Abkürzung für ökologisch, Digital Enhanced Cordless Telecommunications. Während des Telefonierens strahlt das Telefon weiterhin, kaum abgeschwächt
15 Mit Gleichspannungsimpulsen zwischen zwei und zehn Kilovolt
16 http://www.ncbi.nlm.nih.gov/pubmed/16448750?dopt=Abstract
17 https://www.emfportal.org/de/article/25681
18 Electromagn Biol Med. 2013 Sep;32(3):281-90

Wachstumsstörung und ADHS

19 Aufmerksamkeitsdefizit-Hyperaktivitätsstörung. Es wird über ein vervielfachtes Auftreten dieses Krankheitsbildes bei Kindern gegenüber den neunziger Jahren berichtet (Eger 2006).
20 26. Bundesimmissionsschutzverordnung (Immission: Eintrag von umweltbedingten Störfaktoren, z. B. Funkwellen): Verordnung, die die Höhe der Grenzwerte festlegt
21 S. Glossar
22 Verglichen mit GSM, hat UMTS eine zehnfach höhere genschädigende Wirkung. Entsprechend können auch wesentlich geringere Leistungen bei UMTS, LTE u. a. schaden, es kommt nicht nur auf die Höhe der gemessenen Werte an, sondern auf die biologische Wirksamkeit. S. z. B. Schwarz C, Kratochvil E, Pilger A, Kuster N, Adlkofer F, Rudiger HW Radiofrequency electromagnetic fields

(UMTS, 1,950 MHz) induce genotoxic effects in vitro in human fibroblasts but not in lymphocytes, in: Int Arch Occup Environ Health 2008; 81 (6): 755-76

23 Neil Cherry: s. Kapitel „Was sagt die Wissenschaft?"

24 Fähigkeit zur Gegenregulation: Fähigkeit des Organismus, nach Störungen aus eigener Kraft wieder in den Gleichgewichtszustand zurückzukehren, nur bei ausreichend gutem Energiezustand möglich

25 Merkblatt zu Elektrosensibilität, Näheres s. Kapitel „Die Verflechtungen von Industrie, Wissenschaft, Politik und Medien"

Depression – wie lebendig begraben

26 Nach Wikipedia ist eine überwertige Idee ein dauerhaft lebensbestimmender Leitgedanke, der Motivation, Antrieb und Willensbildung beeinflusst und mit intensiver Emotionalität besetzt ist

Eine kranke Familie

27 GPRS-EDGE (engl.), eine verbesserte Mobilfunktechnik, die das stets vorhandene 8,3-Hertz-Signal der Basisstationen verstärkt

Brummton, Vibrieren und brennende Schmerzen

28 Sog. Glückshormon, das für positive Stimmung verantwortlich ist

29 Schlafhormon, das zusätzlich das Immunsystem schützt

30 Merkblatt der WHO zum Thema „Electromagnetic Fields and Public Health – Electromagnetic Hypersensitivity", s. auch weiter unten im selben Kapitel

31 GPRS-EDGE von T-Mobile. Die Folgen der Einführung in Oberammergau wurden über Zeitung und Fernsehen bundesweit bekannt

32 DMF: Forschungsprogramm der Bundesamtes für Strahlenschutz für 17 Millionen Euro, zur Hälfte von der Mobilfunkindustrie bezahlt, mit über 50 Studien, durchgeführt zwischen 2002 und 2008.

33 Defi: Abkürzung für Defibrillator, Gerät zur Behandlung eines Herzstillstandes

34 Megahertz

35 Eger, Horst et al 2004, in Umwelt·Medizin·Gesellschaft 17, 4/2004

36 Förderung der Krebsentstehung

37 http://www.bfs.de/DE/themen/emf/mobilfunk/schutz/vorsorge/smartphone-tablet.html

38 Was im Kindesalter aufgrund der Unreife des Gehirns nicht möglich ist

Blutdruckkrisen als Beweis für biologische Wirkung

39 Wetterabhängige Frequenzmuster der elektromagnetischen Wellen in der Atmosphäre, s. dazu z. B. die neuere Arbeit von Baumer, Sönning 2002: Das natürliche Impuls-Frequenzspektrum der Atmosphäre (*CD*-Sferics *a.t.B.*) und seine biologische Wirksamkeit.

40 Klinik, in der die Folgen von Gifteinwirkungen (Toxinen) auf den menschlichen Körper therapiert werden

41 Am 19.10.1999 fand in Bonn das Bürgerforum Elektrosmog des Bundesumweltministeriums statt. In einer Resolution wurden **für die Dauereinwirkung gepulster Strahlung im Wachbereich 20 mV/m** bzw. **1 µW/m² und** im **Ruhebereich 2 mV/m** bzw. **0,01 µ/m²** vorgeschlagen (Herv. d. Verf.). Die Resolution wurde von namhaften Wissenschaftlern, Baubiologen und Umweltverbänden unterstützt. Zusfassg. nach Bürgerwelle e.V. Infopaket 10/2000

42 Pulsung: Die Strahlung wird nicht kontinuierlich gesendet, sondern wird regelmäßig zerhackt in kurze, sehr scharfe Impulse

43 Reflexion: die Brechung der Strahlung an Oberflächen

44 Beugung: die Ablenkung der Strahlung an Hindernissen

45 Interferenzen: Überlagerung von zwei oder mehr Frequenzen

46 Zerstörung von weißer Hirnsubstanz
47 Labil in Bezug auf das vegetative, unwillkürliche Nervensystem
48 Durch die Wechseljahre der Frau bedingte Symptomatik
49 Hypochonder: jemand, der übertriebene Befürchtungen hat, an einer Krankheit zu leiden, trotz wiederholt negativer Befunde
50 In der seelischen Reaktionsweise gestört
51 In der Persönlichkeit gestört
52 „Wenn man die Grenzwerte reduziert, dann macht man die Wirtschaft kaputt, dann wird der Standort Deutschland gefährdet." Bernhardt, 29.01.1997 in 3sat, Risiko Mobilfunk, zit. nach www.maes.de ZITATE SENDER.
53 Die Grenzwerte sind definiert als diejenige Leistungsflussdichte, die den Körper bei kurzdauernder Exposition nicht stärker als 1 Grad Celsius erwärmt.
54 Die Strahlung einer Sektorantenne breitet sich keulenförmig aus mit einer Hauptkeule und kleineren Nebenkeulen.

Chronische Erschöpfung

55 Broschüre der „Kompetenzinitiative zum Schutz von Mensch, Umwelt und Demokratie e.V."
56 Den vollständigen Bericht mit Quellenangaben finden Sie unter http://www.initiative.cc/Artikel/2014_02_02_elektrosensibel.htm
57 Chronic fatigue syndrome, CFS, im englischen Sprachraum auch: **Myalgic encephalitis, ME**, in ICD 10 (Internationale Klassifikation der Krankheiten, aktuell gültiges Manual zur Verschlüsselung von Diagnosen, erstellt durch ein internationales Ärztegremium unter Verantwortung der Weltgesundheitsorganisation, WHO), deutsche Modifikation: G93.3, Postvirales Müdigkeitssyndrom
58 Hecht, Karl 2001, Auszüge: http://www.aerzte-und-mobilfunk.eu/mobilfunk-auswirkungen-elektromagnetischer-felder-gesundheit-russische-studienergebnisse-karl-hecht/, und in Umwelt·Medizin·Gesellschaft 14, 3/2001:221-231

Entzündungen und Autoimmunstörungen

59 „Unruhige Beine“, ein heute verbreitetes Krankheitsbild, damals noch ziemlich unbekannt
60 Störung des Immunsystems mit Muskelschmerzen und körperlicher Schwäche
61 Es besteht eine enge Verknüpfung zwischen Zentralnervensystem und Hormondrüsen (neuroendokrines System)
62 Moderner nicht-metallischer keramischer Werkstoff für Zahnkronen
63 Analoges Schnurlostelefon, inzwischen aus dem Verkehr gezogen
64 Bakterielle Infektionskrankheit, ausgelöst durch Borrelien, die i. a. durch Zecken übertragen werden
65 Karde: distelartiger Korbblütler
66 Sog. “intelligente Zähler“, die überwiegend mit Funk arbeiten und alle paar Sekunden oder nur einige Male im Jahr den Zählerstand an das Energieunternehmen oder an den vor dem Haus vorbeifahrenden Mitarbeiter senden sollen. Angeblich soll dies dazu dienen, den aktuellen Verbrauch genauer einzuschätzen und auf diese Weise Energie zu sparen.

Schmerzen überall oder: Die Kunst im Leben ist eben - leben

67 Die Störspannung wird in Volt angegeben, die magnetische Flussdichte in Tesla, 1 PicoTesla ist 1 Billionstel Tesla
68 Begriff aus der Nachrichtentechnik: Beeinflussung einer Frequenz für die Nachrichtenübermittlung
69 Bericht darüber, wie Hengstenberg als Rutengänger einer Stadt zu einer stark sprudelnden Quelle verhalf, nachdem mehrere Ingenieure sich vergeblich bemüht hatten, Wasser zu finden

Von Chemikaliensensibilität zu Elektrosensibilität

Was sagt die Wissenschaft?

70 S. Glossar

71 Leistungsflussdichte, meist angegeben in Watt bzw. Mikrowatt pro Quadratmeter, W/m^2 oder $\mu W/m^2$. Oder als Feldstärke, gemessen in Volt pro Meter, V/m. In Deutschland, Frankreich und vielen anderen Ländern beträgt der entsprechende Grenzwert 61 Volt pro Meter

72 Wenn die Wahrscheinlichkeit eines Zusammenhangs 95 % beträgt (also hoch ist), oder anders ausgedrückt, die Wahrscheinlichkeit, dass der Zusammenhang durch einen Zufall zustandegekommen ist, nur bei 5 % (5 von 100 oder 0,05) oder 1 % (0,01) liegt, spricht man von hoher Signifikanz – auf dem 0,05 oder 0,01-Signifikanzniveau. Dass ein Zusammenhang festgestellt wird, heißt aber noch nicht, dass es sich um einen ursächlichen Zusammenhang handelt. Dies wäre durch logische Überlegungen, Tests o. a. zu klären.

73 Neil Cherry 2000: Kritik der Einschätzungen der Auswirkungen auf die Gesundheit in den ICNIRP-Richtlinien für Hochfrequenz- und Mikrowellenstrahlung (100 KHz-300 GHz)

74 Wolf Bergmann/Horst Eger: Mobilfunk – Einwirkungen auf die menschliche Gesundheit aus ärztlicher Sicht, 2007, Hrg. Verein zum Schutz der Bevölkerung vor Elektrosmog, Stuttgart, und Kompetenzinitiative e.V.

75 Robert O. Becker: Der Funke des Lebens 1990, dt. Übersetzung 1991, Scherz-Verlag, S. 379f

76 Bioinitiative-Report 2007 und 2012, Hrg. Sage, Cindy, Carpenter, David, http://www.bioinitiative.org/

77 Belyaev et al, 2016, EUROPEAM EMF-Leitlinie 2016 zur Prävention, Diagnostik und Therapie EMF-bedingter Beschwerden und Krankheiten, Reveh 2016,11, de Gruyter

78 Bundesanzeiger, Nr. 43, 03.03.1992, zit. nach Bergmann/Eger a. a. O.

79 Modulationen (Veränderungen) der Hochfrequenz-Strahlung werden zur Informationsübertragung eingesetzt, sowohl die Höhe (Amplitude) als auch die Frequenz der elektromagnetischen Wellen können verändert werden.

80 Es werden von der SSK sog. Fenstereffekte beschrieben, d. h. nur bestimmte Frequenzen oder Intensitäten sind wirksam.

81 SAR-Wert: Wert der spezifischen Absorptionsrate, angegeben in Watt pro Kilogramm Körpermasse (W/kg), er wird errechnet für die Belastung des gesamten Körpers bzw. von Teilen (z. B. Kopf). Das Konzept ist umstritten, denn der Wert wird z. B. für Handymodelle an einem Kunstkörper oder- kopf ermittelt und bezieht sich nur auf eine Wärmewirkung. In Kopf und Gehirn eines Menschen verhält sich die Strahlung aufgrund der unterschiedlichen Gewebearten mit Sicherheit anders.

82 Zit. nach Bergmann/Eger a. a. O.

83 Adey, Bawin 1980, Frequency and power windowing in tissue interactions with weak electromagnetic fields, Proceedings of the IEEE, Vol. 68, No.1, Jan. 1980

84 Nervenbotenstoffe

85 Die Ionen (elektrísch geladene Teilchen) werden durch komplizierte Mechanismen in die Körperzellen hinein- und aus ihnen herausbefördert, Kalzium spielt dabei meist eine Rolle

86 Schliephake 1932: Arbeitsergebnisse auf dem Kurzwellengebiet, Dt. Med. Wochenschrift 1932, Nr.32

87 Goldsmith, J. R. 1995: Epidemiologic Evidence of Radiofrequency Radiation (Microwave) Effects on Health in Military, Broadcasting, and Occupational Studies. International Journal of Occupational and Environmental Health,1995,1:47-57 https://www.ncbi.nlm.nih.gov/pubmed/9990158

88 Goldsmith, J. R. 1997b: Epidemiologic evidence relevant to radar (microwave) effects, in Environ Health Perspect 105 (Suppl 6)1997 Dec, https://www.ncbi.nlm.nih.gov/pmc/articles/PMC1469943/

89 Becker, R. O.: a. a. O. S. 379f

90 Dasdag et al 1999: Whole body microwave exposure emitted by cellular phones and testicular function of rats, Urol Res 1999; 27 (3): 219-223

91 Davoudi et al 2002: Der Einfluss elektromagnetischer Wellen auf die Spermienmotilität. J. Urol. Urogynäkol. 9(3): 18-22

92 Wdowiak et al 2007: Evaluation of the effect of using mobile phones on male fertility. Ann. Agric. Environ. Med. 14(1): 169-172

93 Hecht, Karl 2001, in Umwelt·Medizin·Gesellschaft 14, 3/2001:221-231

94 Salford et al 1994: Permeability of the blood-brain barrier induced by 915 MHz electromagnetic radiation, continuous wave and modulated at 8, 16, 50, and 200 Hz. Microsc Res Tech 1994; 27 (6): 535-542

95 Salford et al. 2003: Nerve Cell Damage in Mammalian Brain after Exposure to Microwaves from GSM Mobile https://www.emf-portal.org/de/article/83Phones. Environmental health perspectives 111, no. 7, 2003 https://www.ncbi.nlm.nih.gov/pmc/articles/PMC1241519/

96 Repacholi et al 1997: Lymphomas in E-μ-Pim1 transgenic mice exposed to pulsed 900 MHz electromagnetic fields.Radiat Res 1997; 147 (5): 631-640 https://www.emf-portal.org/de/article/1406

97 Utteridge et al 2002: Long-term exposure of E-μ-Pim1 transgenic mice to 898.4 MHz microwaves does not increase lymphoma incidence. Radiat Res 2002; 158 (3): 357-364 https://www.emf-portal.org/de/article/9121

98 Cherry, a. a. O.

99 Magras, I.N., Xenos, T. 1997: RF-induced changes in the prenatal development of mice, Bioelectromagnetics, 1997/18, 455-461 https://www.ncbi.nlm.nih.gov/pubmed/9261543

100 Hardell, Mild 1999: Use of cellular telephones and the risk for brain tumours: A case-control study. Int J Oncol 1999; 15 (1): 113-116 https://www.emf-portal.org/de/article/1015, Hardell, Mild 2000 [Mobile telephones and the risk of brain tumor - the principle of precaution should be practiced]. Swedish. Lakartidningen 2000; 97 (36): 3908-3909 https://www.ncbi.nlm.nih.gov/pubmed/11036342

101 Johansson, O. 1995: Electrosensitivity and screen dermatitis. Preliminary observations from on-going studies in the human skin, in: Proceedings of the COST 244, Biomedical Effects of EMF-Workshop on electromagnetic hypersensitivity, Brussels, Graz.

102 J., O. 2001 et al: Cutaneous mast cells are altered in normal healthy volunteers sitting in front of ordinary TVs/PC- Results from open- fields provocation experiments, J. Cutan. Pathol. 28, 513-519

103 Diem E., Schwarz C., Adlkofer F., Jahn O., Rüdiger H. 2005:Non-thermal DNA breakage by mobile-phone radiation (1800 MHz) in human fibroblasts and in transformed GFSH-R17 rat granulosa cells in vitro. in Mutat Res Genet Toxicol Environ Mutagen 2005; 583 (2): 178-183 https://www.emf-portal.org/de/article/11910

104 Eger, H. et al. 2004: Einfluss der räumlichen Nähe von Mobilfunksendeanlagen auf die Krebsinzidenz. Umwelt·Medizin·Gesellschaft 17, 2004/4: 326-332 https://www.emf-portal.org/de/article/11420

105 http://www.bfs.de/DE/themen/emf/mobilfunk/berichte/krebs-basisstationen/krebs-basisstationen_node.html

106 S. u. a. emf-portal.de.

107 http://www.bioinitiative.org/

108 Deutsches Mobilfunkforschungsprogramm 2002-2008, http://www.emf-forschungsprogramm.de/

109 IARC: International Agency for Research on Cancer (Int. Agentur zur Erforschung von Krebs), Einrichtung der WHO. Sie stuft Chemikalien in 5 Kategorien ein: von „sicher krebserregend“ (Stufe 1) bis „wahrscheinlich nicht krebserregend“ (4), Stufe 2 b bedeutet: möglicherweise krebserregend.

110 Tillmann et al: 2010 Indication of cocarcinogenic potential of chronic UMTS-modulated radiofrequency exposure in an ethylnitrosourea mouse model. Int J Radiat Biol 2010; 86 (7): 529-541 https://www.emf-portal.org/de/article/18344 und https://www.ncbi.nlm.nih.gov/pubmed/20545575

111 Lerchl et al 2015: Tumor promotion by exposure to radiofrequency electromagnetic fields below exposure limits for humans. Biochem Biophys Res Commun 2015; 459 (4): 585-590 https://www.emf-portal.org/de/article/26622 und https://www.ncbi.nlm.nih.gov/pubmed/25749340

112 Wyde et al 2016: Report of Partial findings from the National Toxicology Program Carcinogenesis Studies of Cell Phone Radiofrequency Radiation in Hsd: Sprague Dawley SD rats (Whole Body Exposure): Research Report 2016: 1-87, https://www.emf-portal.org/de/article/29761

113 http://biorxiv.org/content/early/2016/06/23/055699

114 Belyaev et al 2016: a. a. O.

115 Amyotrophe Lateralsklerose (ALS): Erkrankung mit Untergang der motorischen Nervenzellen in Rückenmark und Gehirn. Dabei kommt es zu schlaffen und spastischen Lähmungen

116 Diese, in der Leitlinie „Elektrohypersensitivität" genannt in Anlehnung an den englischen Begriff, wird mit der Zunahme von oxidativem und nitrosativem Stress - s. u. - erklärt. Dies stimmt überein mit Martin Palls Theorie, dass unter EMF die spannungsabhängigen Kalziumkanäle sich für den Kalziumeinstrom öffnen. Die kalziumabhängigen Enzyme produzieren nun mehr Stickstofffmonoxid, und dadurch steigt der nitrosative Stress an. In der Folge werden gehäuft freie Radikale des Sauerstoffs – oxidative – und des Stickstoffmonoxids – nitrosative - mit ihren toxischen Verbindungen, Peroxinitrit u. a., gebildet.

117 Fähigkeit des Organismus, oxidativen und nitrosativen Stress auszugleichen, durch energieabhängige, d. h. ATP-abhängige Stoffwechselvorgänge, Verfügbarkeit von antioxidativen Substanzen, Entgiftungsenzymen u. a.

118 Warnke/Hensinger 2013: Steigende „Burn-out"-Inzidenz durch technisch erzeugte magnetische und elektromagnetische Felder des Mobil- und Kommunikationsfunks Umwelt·Medizin·Gesellschaft,26,1/2013

119 Warnke 2007: Bienen, Vögel und Menschen http://kompetenzinitiative.net/KIT/KIT/broschuerenreihe/

120 Belpomme 2015: Reliable disease biomarkers characterizing and identifying electrohypersensitivity and multiple chemical sensitivity as two etiopathogenetic aspects of a unique pathological disorder in Reveh 2015,30(4):251-271

121 Folgende Blut-Parameter waren teilweise verändert: hochsensitives CRP, Histamin, S100B, Hitzeschockproteine, Nitrotyrosin, Melatonin, Antikörper auf O-Myelin (Bestandteil der Nervenumhüllung). Für betroffene Elektrosensible dies als Hinweis, welche Laborparameter für die Diagnosestellung von Nutzen sind.

122 Modellvorstellung zum Entstehen der neurodegenerativen Schädigung: Unterbrechung der Blut-Hirn-Schranke durch EMF oder toxische Chemikalien, Entwicklung von Entzündungen im Gliagewebe (es dient u. a. der Ernährung und elektrischen Isolierung der Nervenzellen), Vermehrung des oxidativen und nitrosativen Stresses, Entstehen eines Teufelskreises mit Hitzeschockproteinen, Antikörpern, Verringerung von Melatonin.

Therapeutische Ansätze bei Elektrosensibilität

123 Niederfrequenz: z. B. Netzstrom mit 50 Hertz, Bahnstrom mit 16,7 Hertz

124 WLAN ausschalten: Bei einigen Geräten ist dies heute nicht mehr über Abschaltknopf am Router möglich, sondern nur über die Software von Router und Computer

125 Mutter, Joachim 2002: Amalgam, Risiko für die Menschheit, Verlag Fit fürs Leben

126 Multiple Chemikaliensensibilität

127 GST: in der deutschen Bevölkerung haben ca. 50 % eine Schwäche dieses Enzyms, was praktisch bedeutet, dass die eine Hälfte der Deutschen Umweltgifte schlechter verträgt als die andere

128 Müller, Kurt E. 2007: Genetische Polymorphismen der Catechol-O-Methyltransferase (COMT), in: Umwelt·Medizin·Gesellschaft 20,4/2007

129 Sanazon: eingetragenes Warenzeichen

130 Belpomme, Dominique, 2015, a. a. O.

131 Hopf-Seidel, Petra, 2008: Krank nach Zeckenstich, Knaur

132 Hämopyrrollaktamurie oder Kryptopyrrolurie. Dabei ist der Stoffwechsel des roten Blutfarbstoffs Häm gestört, und die Entgiftung z. B. von Schwermetallen ist behindert. Überwiegend sind Frauen betroffen. Mit der vermehrten Ausscheidung von Pyrrolen im Urin gehen große Mengen an Vitamin B6, Zink und Mangan verloren. HPU/KPU-Störungen werden durch eine spezielle Urinuntersuchung nachgewiesen.

133 Dimaval, eigetragenes Warenzeichen

134 Dimercaptobernsteinsäure gibt es als Kapseln oder Ampullen

135 nicht zu verwechseln mit MMS, Abkürzung für Miracle Mineral Supplement, chemisch Chlordioxid, einem Desinfektionsmittel

136 Glutathion: schwefelhaltige, im Organismus vorkommende stark entgiftende Substanz

137 http://www.dr-kersten.com/?Praxis-Schwerpunkte:Umweltgifte_und_deren_Langzeitwirkungen

138 St. Amand, R. Paul, 2009: Fibromyalgie, deutsche Ausgabe bei Books on Demand, Norderstedt

139 Blätter und Stiele enthalten Salicylate, die verantwortlich sind für eine Blockierung des Guaifenesin

140 Details siehe www.guaifenesin.de und www.contra-dem-schmerz.de

141 Strienz, Joachim, 2014: Leben mit KPU - Kryptopyrrolurie. Ein Ratgeber für Patienten, Zuckschwerdt-Verlag

142 Mutter, Joachim, 2012: Grün essen, VAK-Verlags-GmbH, Kirchzarten

143 Gluten, das Klebereiweiß in Weizen u. a. Getreide, ist heute ein häufiges Allergen

144 Glaesel, Karl O., 1998: Heilung ohne Wunder und Nebenwirkungen, Labor-Glaesel-Verlag Konstanz

145 Vitamin B12 Depot Hevert, eingetragenes Warenzeichen

146 Dr. Max Gerson wies darauf hin, dass die elektromagnetischen Vorgänge in einem elektrischen Mixgerät die Mineralien der Rohkost verändern, deshalb empfahl er eine handbetriebene Presse, siehe Max Gerson 2016: Eine Krebstherapie - 50 Fälle, AKSE-Verlag

147 Selen bindet z. B. Quecksilber

148 Lechner, Johann, Autor mehrerer Bücher zu diesem Thema, u. a. 1993: Herd, Regulation und Information, Hüthig-Verlag

Was ist bei Abschirmungen zu beachten?

149 Maes 2013, Stress durch Strom und Strahlung, Hrg. IBN Neubeuern

150 Schwingungen, die ein Vielfaches der Netzfrequenz von 50 Hertz betragen und durch elektrische Geräte verursacht werden, die die Spannung vermindern, z. B. an einem Dimmer, oder durch Datenübertragungen im Stromnetz.

151 Pauli und Moldan: Reduzierung hochfrequenter Strahlung - Baustoffe und Abschirmmaterialien, 3. Auflage, VDB

152 Verband der Elektrotechnik, Elektronik und Informationstechnik

153 Für die technisch Interessierten: Der Erdungswiderstand sollte nicht mehr als 0,3 Ohm betragen.

154 www.buergerwelle-schweiz.org 21.04.13 / 02.04.15

„Weiße Zonen"

155 Ladberg: Ein schönes Gefängnis, deutsch 2008, Bürgerwelle e.V.

156 Informationen über die „Weißen Zonen" z. B. bei www.Next-up.org

157 Im Ausland wird die Leistung meist in Feldstärke angegeben, ausgedrückt in Volt pro Meter (V/m). Grenzwert in Frankreich: 61 V/m.

158 www.who.int/peh-emf/project/mapnatreps/RUSSIA%20report%20 2008.pdf

159 https://www.eea.europa.eu/de/publications/late-lessons-2-de

160 https://www.diagnose-funk.org/publikationen/dokumente-downloads/dokumentationen-parlamente Dokument P6_TA(2009) 0216, Thema: Entschließung des Europäischen Parlaments vom 2. April 2009 zu der Gesundheitsproblematik in Zusammenhang mit elektromagnetischen Feldern (2008/2211(INI)) Auszug: „Das Europäische Parlament (…) Punkt 28: fordert die Mitgliedstaatenauf, dem Beispiel Schwedens zu folgen und Menschen, die an Elektrosensibilität leiden, als behindert anzuerkennen, um ihnen einen angemessenen Schutz und Chancengleichheit zu bieten.“

161 Resolution 1815, verabschiedet am 27.05.2011 https://www.diagnose-funk.org/publikationen/artikel/detail?newsid=352

162 17.09.2009, Drucksache 14/5113

163 Bad. Zeitung 16.10.2009

164 Wissenschaftler-Appell 2015, https://www.diagnose-funk.org/publikationen/artikel/detail&newsid=497

165 EMF: Radiofrequencies – RF - und Extremely Low Frequencies – ELF - siehe Glossar

166 Budzinski, Kühling, NVwZ 2015, siehe: https://www.diagnose-funk.org/publikationen/artikel/detail&newsid=1051

167 Pölzl-Viol, Bundesamt für Strahlenschutz, 22.03.2012

168 In „General Approach“, 2002

169 „Ausgebrannt-Sein“, häufig nach vorherigem großen Engagement

170 Sogar bis 10 Kanäle, abzüglich eines Verlusts durch die Kabeldämpfung, Erg. d. Verf.

171 EIRP: Durch die Bündelung der Strahlung ergibt sich der sogenannte Antennengewinn, d. h. die Strahlung wird in der Hauptkeule scheinwerferartig verstärkt. Dabei sagt die reine Leistungsangabe noch nichts über die biologische Wirkung aus, die auch bei äußerst niedrigen Leistungsflussdichten, z. B. bei LTE, hoch sein kann. Gepulste Strahlung ist biologisch wirksamer als ungepulste. Anm. d. Verf

172 Z. B. Studie zu Radio Vatikan, von Michelozzi et al, 1998. Erg. d. Verf.: Damals handelte es sich um analoge Technik, mit gepulster Funktechnik dürfte das Schädigungspotenzial wesentlich höher sein

173 Zit. nach Diagnose-Funk, Ratgeber Mobilfunk Nr. 5 für Gemeinden, 2. Aufl. 2015, 45

174 S. Glossar

175 Erbsubstanz

176 EMRK 8, Art. (1) Jede Person hat das Recht auf Achtung ihres Privat- und Familienlebens, ihrer Wohnung und ihrer Korrespondenz.

177 Anm. d. Verf. zum St. Galler Kleinzellenprojekt: Allerdings trifft dies nicht in der Weise zu wie hier angenommen. Mit WLAN (und ähnlich UMTS, LTE) lässt sich zwar bei gleicher Strahlungsbelastung eine größere Menge Daten übertragen als mit GSM. Weil nun eine WLAN-Nutzung überall in den städtischen Zentren möglich ist, können Elektrosensible sich kaum mehr längere Zeit in diesen Bereichen aufhalten. Näheres unter www.diagnose-funk.org/assets/df_229_bp_stgallen_150114.pdf und Verf. in www.gigaherz.ch, Forum 09.09.2016, Flächendeckendes WLAN-Netz.

Smart Home

Die Verflechtungen von Industrie, Wissenschaft, Politik und Medien

178 John le Carré, englischer Schriftsteller, schreibt Spionageromane mit aktuellen Bezügen. Dieses Zitat wird dem zwielichtigen, ein Doppelspiel treibenden Geschäftsmann Dimitri in den Mund gelegt. Deutsche Ausgabe im List-Verlag 2004.

179 Cherry 1999: Criticism of the Proposal to adopt the ICNIRP Guidelines for Cellsites in New Zealand

180 ICNIRP: Verein aus industrienahen Wissenschaftlern, der die Grenzwerte für elektromagnetische Felder (EMF) empfohlen hat, Näheres s. Glossar

181 IRPA: International Radiation Protection Association (Internationale Strahlenschutzorganisation)

182 WHO: World Health Organization mit Sitz in Genf

183 Repacholi, australischer Physiker und Biologe, war jahrelang Vorsitzender der ICNIRP, jetzt ihr Ehrenvorsitzender. Bis 2006 leitete er das EMF-Projekt der WHO. Es wird nun von der Elektroingenieurin Emilie van Deventer fortgeführt.

184 Ursprünglich wurden damit nur Funkwellen im Megahertz-Bereich (z. B. für Radio) bezeichnet, heute allgemein Hochfrequenzen

185 Witthöft und Rubin 2013: „Are media warnings about the adverse health effects of modern life self-fulfilling? An experimental study on idiopathic environmental intolerance attributed to electromagnetic fields (IEI-EMF).“ („Sind warnende Medienberichte über negative Wirkungen des modernen Lebens auf die Gesundheit eine selbsterfüllende Prophezeiung? Eine experimentelle Studie über Idiopathische umweltbedingte Intoleranz, die den elektromagnetischen Feldern zugeschrieben wird, IEI-EMF“). Wegen des Untertitels könnte man meinen, es handele sich um eine Untersuchung zu Elektrosensibilität. Tatsächlich wurden keine elektrosensiblen Personen für die Studie ausgewählt.

186 Placebo/Nocebo-Effekt: Begriffe aus der pharmakologischen Forschung. Sie bezeichnen den Effekt, dass eine Versuchsperson/ Patient nach der Einnahme eines Medikaments eine Wirkung zu spüren vermeint - eine positive (Placebo) oder negative (Nocebo) - , obwohl es sich um ein Scheinmedikament handelt, z. B. eine rosa gefärbte Milchzuckertablette. In Versuchsgruppen trat bei ca. 30 % der Teilnehmer ein Placebo-Effekt auf. Über die Ursachen wurde viel spekuliert. Ob dieses Konzept aus der speziellen Arzt-Patient-Beziehung auf Alltagssituationen übertragen werden kann, ist m. E. nicht geklärt.

187 Nicht-ionisierende Strahlung (NIR) im Unterschied zu radioaktiver und Röntgenstrahlung, im vorliegenden Buch mit Funkstrahlung oder elektromagnetischer Strahlung bezeichnet

188 Nach Ansicht von Umweltmedizinern entsteht es sehr wahrscheinlich durch Zusammenwirken von toxischen Chemikalien z. B. Flugzeugtreibstoff, Agent Orange und/oder einer großen Zahl von Impfungen und/oder Funk-/Mikrowellen/radioaktiver Belastung. Agent orange: dioxinhaltiges Entlaubungsmittel, das im Vietnamkrieg 1964-1975 von den US-Amerikanern eingesetzt wurde; die Folgen sind heute noch in Form von Missbildungen bei Mensch und Tier sichtbar.

189 „Idiopathic environmental intolerance attributed to electromagnetic fields: a content analysis of British newspaper reports" („Idiopathische- d. h. ohne erkennbare Ursache entstandene - umweltbezogene Intoleranz, die elektromagnetischen Feldern zugeschrieben wird: eine Inhaltsanalyse britischer Zeitungsberichte"). Auf Anraten der WHO soll statt Elektrosensibilität der Begriff IEI-EMF verwendet werden; dadurch wird ein Zusammenhang mit EMF vernebelt.

190 Kritik dieser Methode s. „Kompetenzinitiative" www.kompetenzinitiative.net, Broschürenreihe, EHS Elektrohypersensibilität

191 Rea, W. et al 1991: Electromagnetic Field Sensitivity, Journal of Bioelectricity 10(1&2): 241-256

192 Leitgeb, N. 2007: „Untersuchung zur Schlafqualität bei elektrosensiblen Anwohnern von Basisstationen unter häuslichen Bedingungen", Endbericht im Rahmen des Deutschen Mobilfunkforschungsprogramms

193 Müller, C. H. 2000: Projekt NEMESIS, Inauguraldissertation

194 Boyd, Rubin, Wessely 2012: „Taking refuge from modernity. 21st century hermits" („Flucht aus der Modernität. Eremiten des 21. Jahrhunderts")

195 Aschermann 2014: „Wie die öffentliche Meinung über Elektrosensibilität geprägt wird in Wissenschaft und Presse", in Umwelt·Medizin·Gesellschaft, 27, 3/2014

196 DMF: Deutsches Mobilfunkforschungsprogramm. Die erwähnte Studie: Frick, Hauser et al, „Untersuchung des Phänomens „Elektrosensibilität“ mittels einer epidemiologischen Studie an ‚elektrosensiblen‘ Patienten einschließlich der Erfassung klinischer Parameter“. Neben vielen anderen Ergebnissen fand man - bei Testung einer kleinen Gruppe im Kernspintomographen – tendenziell, dass Gehirnabschnitte aktiviert wurden, die für das Vorstellungsvermögen zuständig sind, nach der (nicht zutreffenden) Ankündigung, dass ein Handy eingeschaltet würde. Es verwundert nicht, dass darauf manche der Elektrosensiblen mit Hirnaktivität reagierten – eine durchaus übliche Reaktion des Gehirns, wenn Vorerfahrungen zu Handy vorliegen! Daraus allerdings den Schluss zu ziehen, dass sie sich ihre Beschwerden „einbildeten“, ist falsch.

197 Fact sheet 296: Details in dem o. g. Artikel aus Umwelt·Medizin·Gesellschaft

198 Zitat Witthöft, Rubin: „Wenn unzutreffende Darstellungen von neuen Technologien oder Substanzen in den Medien nachteilige Wirkungen auf das Wohlbefinden von schutzbedürftigen Mitgliedern des Publikums haben können, dann ist die nächstliegende Folgerung, dass Journalisten sich um bessere Berichterstattung bemühen sollten. (…) Wir können Wissenschaftler nur dringend bitten, (…) dass sie mit den Medien in Kontakt bleiben, damit sichergestellt ist, dass die Berichte über mögliche Gesundheitsrisiken neuer Technologien mit dem besten erhältlichen Beweismaterial versehen werden.“

199 auf Deutsch: Wissenschaftliches Komitee zu auftauchenden und neu identifizierten Gesundheitsrisiken

200 So wurden Eingaben, die im einen Falle die Zusammensetzung der SCENIHR-Gruppen (2014-2015) betrafen und im anderen eine Abstimmung im Europäischen Wirtschafts- und Sozialausschuss (EESC) (2015-2016), an die Bürgerbeauftragte gerichtet; Urheber waren ca. 40 europäische Elektrosensiblen- und andere Umweltverbände.

201 Leicht gehobene Stimmung
202 Funk für Behörden und Rettungsdienste, in Deutschland mit Frequenzen um 400 Megahertz
203 S. z. B. Faust, Volker, Arbeitsgemeinschaft Psychosoziale Gesundheit: Gewalt durch Gehirnschädigung, in „Psychiatrie heute"
204 Für Bildschirme wird von der Industrie auf freiwilliger Basis bei elektrischen und magnetischen Feldern und Frequenzen bis 400 Kilohertz die sogenannte Schwedennorm TCO eingehalten. Die EU lehnt ihre Empfehlungen daran an. Die Bestimmungen in Deutschland lassen wesentlich höhere Werte zu (Maes 2013, Stress durch Strom und Strahlung, S. 28ff)
205 Verschiedene Aufgaben gleichzeitig erledigen
206 Richtfunk erspart z. B. bei Telefonie, Rund- und Fernsehfunk die Verkabelung. Seit dem Mobilfunkausbau wurde die Zahl der Richtfunkstrecken massiv gesteigert
207 Von Klitzing 2016: Artifizielles EMG nach WLAN-Langzeitexposition, Umwelt·Medizin·Gesellschaft 29, 4/2016
208 Alzheimer-Demenz. Diese Demenz-Form zeigt typische Veränderungen im Gehirn, sie tritt relativ selten und in jüngeren Jahren auf. Umgangssprachlich ist mit dem Begriff Alzheimer meist die häufigere gemischte Demenzform gemeint, bei der zusätzlich Gefäßveränderungen vorliegen.
209 Alterungsprozesse werden heute als Folge der Erhöhung von freien Radikalen angesehen
210 Mir wurden mehrere Befunde von Kernspintomogrammen des Gehirns zugänglich gemacht: winzige Gefäßläsionen (Mikroangiopathie), die in ihrer Ausbreitung an die Bilder von Nervenzelluntergängen aus Salfords Studien erinnerten, die jüngste untersuchte Person war 43 Jahre alt (Kosmetikerin). Zur Abklärung dieses Falles wurde empfohlen, auf eine Autoimmunerkrankung zu testen

211 Hutter et al. 2006: Subjective symptoms, sleeping problems, and cognitive performance in subjects living near mobile phone base stations, Occup Environ Med. 2006 May;63(5):307-13. https://www.ncbi.nlm.nih.gov/pubmed/16621850

212 Abdel-Rassoul et al 2007: Neurobehavioral effects among inhabitants around mobile phone base stations, Neurotoxicology 2007 Mar;28(2):434-40. https://www.ncbi.nlm.nih.gov/pubmed/16962663

213 Maier, Rüdiger 2001: Mobilfunk-Emissionen und Gedächtnisleistungen http://www.elektrosmognews.de/Studien/inhalt.html

214 AUVA-ATHEM-Report 2011 und 2016

215 Lai 1998, Vortrag beim „Workshop on Possible Biological and Health Effects of RF Electromagnetic Fields“, Vienna, https://www.salzburg.gv.at/gesundheit_/Documents/neurological_effects_of_rfr-2.doc

216 Körpereigene Opioide haben eine morphinähnliche Wirkung

217 Huber et al 2002: Electromagnetic fields, such as those from mobile phones, alter regional cerebral blood flow and sleep and waking EEG, J. Sleep Res 2002 Dec;11(4):289-95. https://www.ncbi.nlm.nih.gov/pubmed/12464096

218 Maes, Wolfgang, 2013: Stress durch Strom und Strahlung, S. 204ff

219 www.maes.de, Zitate Sender

220 App: kleines Anwendungsprogramm für Computer, häufig für mobile Telefone und Tablet

221 Algorithmus nach wiktionary: eine mathematisch beschreibbare exakte Vorgehensweise zum Lösen eines Problems

222 Siehe Spitzer, Manfred: Digitale Demenz, 2012, und zahlreiche Artikel in der „Zeitschrift für Nervenheilkunde“

223 Focus online, 24.04.2016

224 Wirtschaftswoche, 20.11.2014

225 14.10.2014 http://www.spiegel.de/lebenundlernen/schule/lehrer-mit-schnuersenkel-gewuergt-schueler-aus-bad-pyrmont-fliegt-a-997098.html

226 Stressreaktion: Alarmreaktion nach Selye. Angesichts einer Gefahr werden Stresshormone ausgeschüttet (Adrenalin, Noradrenalin und verzögert das Nebennierenrindenhormon Cortisol nach Stimulierung durch die Hirnanhangdrüse), um den Organismus zum Kampf oder zur Flucht zu befähigen. Danach folgt die Widerstandsphase, in der versucht wird, den Stressreiz zu beseitigen und die Stresshormone abzubauen. Bei Dauerbelastung kann die Nebennierenrinde ihre Aufgabe, Cortisol zu produzieren, nicht mehr erfüllen. Dieses archaische Überlebensprogramm ist für die heutige Arbeitswelt als Verhaltensmuster ungeeignet. Auch Mobilfunkstrahlung kann sie auslösen, was bei längerer Belastung zu einer Chronifizierung der Stressreaktion führen kann.

227 Das Hormon Oxytocin, das im Hypothalamus gebildet und in der Hirnanhangdrüse gespeichert wird, bewirkt eine Beschleunigung des Gebärvorgangs bei der Frau und die Bindung an das Kind und sorgt auch sonst in einer Gemeinschaft für den Zusammenhalt. Dieser drückt sich u. a. im körperlichen Verhalten, z. B. Umarmungen, Zusammenrücken aus, deshalb im Volksmund „Kuschelhormon“ genannt.

228 Hallberg, Ö., Oberfeld, G. 2006: Letter to the Editor: Will We All Become Electrosensitive? (Brief an den Herausgeber: Werden wir alle elektrosensitiv?) In: Electromagnetic Biology and Medicine, 25: 189–191, 2006, Internetquelle: Informa Healthcare

229 Hervorzuheben ist die neuere russische Literatur zum Thema, z. B. Pjotr Gariaev, die sich dem feldstärkeunabhängigen, quantenphysikalisch begründeten Informationsgehalt der an lebende Organismen übersandten Nachrichten widmet, leider bisher nur auf Russisch erhältlich (pers. Mitteilung Claus Scheingraber).